마음이 몸을 치료한다

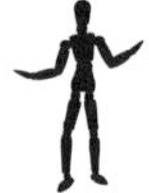

HOW YOUR MIND CAN HEAL YOUR BODY by Dr. David R. Hamilton

마음이 몸을 치료한다

2012년 7월 25일 초판 1쇄 발행
2019년 12월 10일 초판 6쇄 발행

지은이 데이비드 해밀턴 • 옮긴이 장현갑, 김미옥
발행인 박상근(至弘) • 편집인 류지호 • 편집이사 김선경 • 편집 이상근, 양동민, 주성원, 김재호 김소영
디자인 백지원 • 제작 김명환 • 마케팅 허성국, 김대현, 최창호, 정승채, 이선호 • 관리 윤정안

펴낸 곳 불광출판사 110-140 서울시 종로구 우정국로 45-13, 3층
　　　대표전화 02) 420-3200 편집부 02) 420-3300 팩시밀리 02) 420-3400
　　　출판등록 제300-2009-130호(1979. 10. 10)
　　　ISBN 978-89-7479-208-4 13510 값 18,000원
　　　잘못된 책은 구입하신 서점에서 바꾸어드립니다.

　　　독자의 의견을 기다립니다. www.bulkwang.co.kr
　　　불광출판사는 (주)불광미디어의 단행본 브랜드입니다.

치유의 기적을
만드는

과학적
이미지힐링
요법

마음이 몸을 치료한다

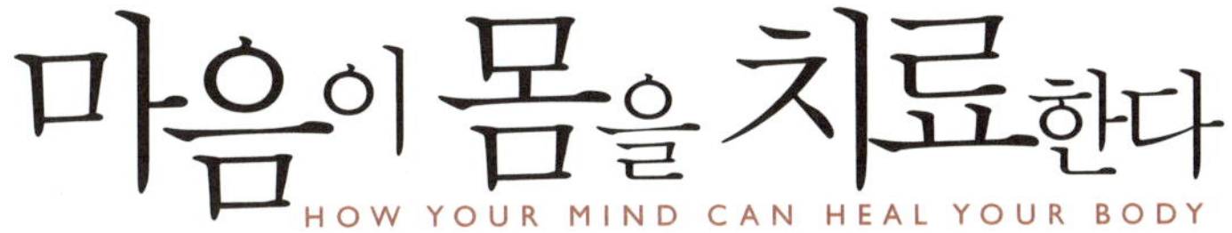

HOW YOUR MIND CAN HEAL YOUR BODY

데이비드 해밀턴 지음 | 장현갑·김미옥 옮김

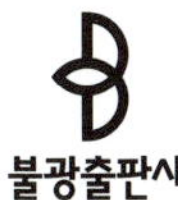

불광출판사

심신의학 권위자가 밝히는 마음의 놀라운 치유력

역자는 지난 10여 년간 명상법이나 심상법과 같은 심신 치료법을 심리학이나 의학을 전공하는 학생들, 그리고 의료 전문가들에게 강의해 왔고, 또 각종 만성병 환자들의 치료에 활용해 왔다. 이런 경험 속에서 많은 사람들로부터 심신의학 치료의 의학적, 과학적 근거에 관해 많은 질문을 받아 왔는데, 그럴 때마다 적절한 과학적 근거를 제시하는 데 어려움을 느꼈다. 그러던 차에 이런 갈증을 속 시원하게 해결해 줄 반가운 책이 출간되었다.

생화학자로서 세계 굴지의 제약 회사에서 연구원 생활을 하고, 저명한 육상팀의 코치와 매니저로서 마음의 힘을 신체의 힘으로 활용하는 심상법을 지도한 경험이 있는, 데이비드 해밀턴 박사의 『마음이 몸을 치료한다』가 바로 그것이다. 저자인 해밀턴 박사는 대학에서 화학과 생화학을 강의하고, TV와 라디오에도 출연하고 있으며, 신문에도 자주 기고하면서 각종 질병의 치료를 위한 워크숍을 개최하는 등 다양한 분야에서 왕성한 활동을 하는 심신의학 분야의 세계적인 권위자이다.

잘 알려진 것처럼 현대 과학의 3대 주제는 '무엇이 빅뱅을 일으켰는가?', '양자역학과 일반상대성이론을 통합시킬 대통일장 이론은 무엇인가?' 그리고 '마음과 몸, 또는 마음과 뇌는 어떤 관계가 있는가?'이다. 이 책은 이 3대 주제 가운데 '어떻게 마음이 몸에 영향을 주어 몸의 병을 치료할 수 있을까?'라는 흥미로운 문제에 대한 해답을 최신 연구 자료를 바탕으로 설득력 있게 전해 주고 있다.

21세기에 들어와 해밀턴 박사의 주장처럼 마음을 훈련하면 뇌가 바뀐다는, 이른바 신경 가소성neuroplasticity의 문제가 크게 주목을 받고 있다. 다시 말해 뇌는 불변한다는 종래의 견해와는 다르게, 성인의 뇌도 명상이나 학습 또는 심리 치료 등의 후천적 경험을 통해 뇌의 기능과 구조 그리고 생화학적 바탕이 바뀔 수 있다는 증거들이 MRI나 fMRI 등의 뇌 영상 기록 장치 등에 의해 속속 드러나고 있다. 그러므로 명상과 같은 마음 수련, 또는 태도, 동기, 정서를 다루는 심리적 훈련이나 심리 치료, 심리 상담을 받게 되면 뇌의 기능과 구조가 바뀔 수 있고, 또 뇌가 바뀜에 따라 뇌의 지배를 받고 있는 신체 부위의 기능도 바뀌고 질병도 치유될 수 있다는 증거가 늘고 있는 것이다. 그렇다면 인간은 스스로의 힘으로 뇌를 개선하고 새롭게 할 능력이 있다는 얘기다. 이건 참으로 놀라운 발상의 전환이다.

이 책은 바로 이런 뇌 과학 분야의 최신 연구 결과들을 바탕으로 해서 마음 훈련으로 몸의 병을 고칠 수 있다는 점을 역설하고 있다. 이 책은 심신 치료, 특히 플라세보 치유 효과라 부르는 믿음의 치유 효과를 최신 과학적 증거를 중심으로 보여 주고 있고, 또 양자장 치유라는 에너지 치유 분야를 알기 쉽게 소개하고 있다.

이 책은 플라세보 과학과 양자장 치유를 결합하여 마음속에 치유 장면의 모습을 떠올려 실제 치유가 일어나도록 하는 심상화^{visualization} ('심상화'라는 말이 정확한 번역어이지만 이 책에서는 '이미지화' 또는 '이미지힐링'으로 번역했음을 알려 드립니다) 요법으로 온갖 종류의 질병을 치유할 수 있는 지침을 제시하고 있다.

'이미지힐링'이란 환자 자신이 영화의 주인공처럼 질병의 치유 과정에 능동적으로 참여함으로써 질병을 이기는 힘을 느끼는 것이다. 예를 들어, 손가락이 칼에 베어 상처가 났다면 내 마음을 상처 난 곳에 집중해서 그 부위를 명주실 같은 것으로 꿰매는 장면을 상상함으로써 상처를 훨씬 더 빨리 아물게 한다는 것이다. 암이나 종양을 치유하는 경우, 암이나 종양 덩어리를 마치 얼음덩어리처럼 생각하고 얼음덩이가 열을 받아 저절로 녹아내리는 모습을 이미지화하는 것이다. 그 밖에 흔히 걸리기 쉬운 수십 가지의 고질병들을 마음의 상으로 떠올려 치유하려 할 때 어떻게 이미지의 힘을 적용할 수 있는가를 친절하게 안내하고 있다.

오늘날 마음의 힘을 이용해 신체의 질병을 치유하는 심신의학 분야는 통합 의학의 꽃으로 떠오르고 있다. 그래서 명상이나 이완과 같은 고대의 마음 수련법에서 비롯한 치유 방법에서부터 이 책에서 제안한 이미지힐링에 이르기까지 각종 심리적 요법이 실제 질병 치료에 널리 활용되고 있다. 그동안 명상법이나 심상법(이미지힐링)을 의료에 적용할 때 임상적 가이드라인의 불충분성, 임상적 증거의 부족, 치유의 과학적 메커니즘에 대한 설명 부족 등이 문제점으로 제기되었다. 해밀턴 박사는 이런 논란에 대해 이 책에서 최신의 과학적 자료로 설득력 있게 답하고 있다. 그리고 이런 연구 결과를 보건대 멀지 않은 장래에 명상법과 이미지힐링 등의 심신 치유법이 뇌 과학적 증거와 표준적 임상 가이드라인에 따라 통합 의학의 핵심으로 등장할 것으로 본다.

사실 이 책을 번역하는 데는 어려움이 많았다. 다루는 내용이 전문성을 띤 과학적 내용이 워낙 많은 데다가 심리학, 생리학, 해부학, 생화학, 양자역학, 임상의학 등 다양한 생물과학 분야가 망라되어 있어 역자들의 능력을 벗어난 부분도 적지 않았다. 따라서 잘못된 번역이 적지 않을까 몹시 걱정하면서 독자들의 질책 또한 겸허하게 받으려고 한다. 그럼에도 우리나라 독자들의 높은 과학 수준을 믿고 이 좋은 정보를 담은 소중한 책을 번역하여 세상에 소개할 용기를 감히 내어 본다. 그래서 이 책이 질병으로 고통받는 많은 사람들, 그리고 이 분야에 관심 있는 분들에게 도움이 된다면 역자에게는 매우 큰 보상이 되겠다.

끝으로 오랜 시간 인내심을 가지고 지켜봐 준 불광출판사 류지호 주간, 이상근 부장, 오재헌 팀장 등 관계자 여러분께 감사의 말을 전한다.

옮긴이 장현갑·김미옥

병은
약이 아니라
마음이 치료한다

이 책은 마음으로 몸을 치유하는 데 관한 책이다. 몸과 마음의 연관에 대해 설명한 나의 첫 번째 저서『중요한 것은 마음이다It's the Thought that Counts』를 출판한 후 사람들은 어떻게 마음으로 몸을 치유할 수 있는지를 물어 왔다.

사람들과 대화를 나누면서 마음으로 몸을 치료하는 방법을 설명해 주었고, 워크숍에서는 그 방법을 가르쳐 주었다. 어떤 워크숍에서 한 여성이 나에게 책을 저술할 계획이 있는지를 물어 왔고, 그 다음 날부터 바로 책을 쓰기 시작했다.

이 책은 다양한 질병을 치유하는 데 쓸 수 있는 실용적인 조언을 담고 있다. 10년 전쯤에도 마음이 몸을 치유할 수 있다는 주장을 뒷받침하는 증거는 많았지만 의학적 증거는 거의 없었다. 하지만 지금은 격주로 꾸준히 연구 결과가 발표되면서, 마음이 몸을 치료할 수 있다는 주장에 대한 설득력 있는 사례들이 계속 쌓이고 있다.

2006년 이래로 이미지힐링이 뇌졸중과 척추 손상 환자의 재활이나 파킨슨병 환자들의 움직임을 수월하게 하는 데 긍정적인 효과가 있는 것으로 나타났다. 환자들은 단지 마음으로 자신이 정상적으로 움직이는 모습을 상상한다. 상상하는 순간 그들이 움직인다고 상상하는 팔다리가 아주 미세하게 자극을 받게 되고, 팔다리의 동작을 관장하는 뇌의 영역 또한 자극을 받게 된다. 결국 시간이 지나면서 환자의 움직임이 한결 수월해진다. 뇌졸중 환자의 경우, 심지어 뇌의 손상된 부분이 재생되기 시작하는 예도 있다.

플라세보 효과^{placebo effect}에 대한 다년간의 연구 결과, 믿음의 힘이 실제로 광범위한 질병의 경과에 영향을 미칠 수 있다는 사실이 밝혀졌다. 즉 천식, 꽃가루 알레르기, 감염, 통증, 파킨슨병, 우울증, 울혈성 심부전, 협심증, 콜레스테롤 수치, 혈압, 관절염, 만성피로증후군, 운동 능력, 체중 감량, 위궤양, 불면증 등 수많은 질병에 영향을 미치고, 심지어 면역 수준과 성장호르몬 수준에도 영향을 미칠 수 있다는 것이다. 또한 최근 연구에서 환자가 플라세보를 진짜 약이라고 믿고 복용할 때 환자의 믿음 때문에 뇌에서 화학 작용이 일어나는 것으로 밝혀졌다. 이제 우리는 사고와 감정, 믿음이 단지 마음의 주관적인 생각에 불과한 것이 아니라, 뇌와 몸 전체에 실제적인 화학 반응과 물리적 변화를 일으킨다는 사실을 확신하게 되었다.

이 책에서 나는 거의 모든 질병을 치유할 수 있거나 적어도 호전시킬 수 있다는 다소 비약적인 주장을 했다. 이런 주장이 다소 무리일 수도 있지만, 건강이 위태로운 상황에서 실제로 생명이 경각에 달린 환자로서는 언젠가 과학이 발전하여 연구 결과가 나오기만을 마냥 기다릴 수는 없을 것이다. 마음으로 몸을 치유할 수 있다는 많은 이들의 믿음이 실제로 특정 질병 치료에 적용될 수 있다는 사실이 어쩌면 10년 후에나 과학적으로 판명될 수도 있는데, 치명적인 질병에 시달리는 환자들이 그렇게 오래 여유를 부릴 수는 없기 때문이다.

그러니 과학적으로 밝혀지기 전까지 마음이 몸을 치유할 수 없다고 말한다면, 그것은 오히려 더 잘못된 일일 것이다. 우리는 무한한 인간의 잠재 능력을 아주 조금밖에 이해하지 못하고 있다. 아인슈타인은 이렇게 말했다. "우리는 아직 자연이 우리에게 보여 준 것을 0.001퍼센트도 알지 못한다." 우리가 아직 밝혀내지 못한 인간의 잠재 능력에는 거의 모든 몸의 질병을 치유할 수 있는 마음의 힘이 포함되어 있을 것이다.

내가 사람들에게 헛된 희망을 주고 있다고 말하는 사람도 있겠지만, 나는 오히려 그 사람들이 상황을 너무 부정적으로 보는 것 같다. 시인 존 리드게이트John Lydgate는 이렇게 썼다. "우리는 몇 사람을 항상 만족시키거나 모든 사람을 가끔 만족시킬 수는 있지만, 모든 사람을 항상 만족시킬 수는 없다." 나는 기대하던 결과가 나오지 않을지도 모른다는 두려움 때문에 사람들에게 희망이 있다는 기대감을 주지 않는 것보다는 차라리 그들에게 희망을 주고 건강을 회복하는 과정을 지켜보는 편을 택하겠다.

제약 업계에서 연구자로 일할 당시에 약 20명의 다른 직원들과 함께 관상식물을 기르며 즐기던 기억이 난다. 사무실에는 서른 가지 정도의 다양한 식물이 있어서 쾌적한 분위기를 만드는 데 도움이 되었다. 대부분 작은 화분들로 창턱에 놓여 있어서, 아침에 사무실 안으로 들어서면 맨 처음 보이는 것이 그 식물이었다. 참으로 보기 좋은 풍경이었다.

그 사무실에서 근무한 지 1년이 지난 어느 날, 누군가 부주의하게 창턱에 놓여 있던 화분을 떨어뜨려서 거의 발에 맞을 뻔했다. 발등에 떨어지지는 않았지만 위기일발의 순간이었다. 다음 날 "창턱에 놓인 화분이 떨어져 부상을 당할 위험이 있으니 앞으로 창턱에 화분을 놓는 것을 금지합니다."라는 내용의 메모가 모든 부서에 전달되었다. 그 일이 있은 후로 내가 그 사무실에서 근무하는 동안 다시는 창턱에 화분이 놓이지 않았다.

굳이 창턱에 화분 놓는 것을 금지할 필요는 없었다. 그냥 사람들에게 조심하라고만 했어도 충분했을 것이다. 우리는 이따금 너무 부정적인 것에 초점을 맞추는 것 같다. 특히 목표를 세울 때, 이루어지지 않을 것을 염려하여 높은 목표를 세우지 않는 경우가 많다.

나는 높은 목표를 가지고 이 책을 썼다. 많은 사람들이 이 책에서 유익한 무언가를 찾을 수 있을 거라고 믿지만, 모든 사람들을 만족시킬 수는 없을 것이다. 당신이 이 책에서 도움을 얻지 못하더라도, 이 책을 쓴 나의 순수한 동기는 사람들을 돕는 데 있다는 것을 이해해 주길 바란다. 나는 우리가 모두 아직 발견되지 않은 무궁무진한 잠재 능력을 내면에 가지고 있다고 믿는다.

나는 언제나 사람들에게 동기부여를 하고 도와주기를 좋아하는 사람이었다. 자라면서 항상 목표를 달성하려고 애쓰는 사람들에게 용기를 주고 그들이 스스로를 믿도록 도와주었다. 20대에 나는 육상 코치가 되었다. 대부분은 좋은 결과가 있었고, 종종 굉장한 결과를 얻을 수 있었다. 하지만 때때로 내가 사람들에게 헛된 희망을 주고 있다면서, 그냥 목표를 낮추고 '현실을 직시하라'고 말해 주는 편이 나을 거라며 나를 비난하는 사람도 있었다. 하지만 도대체 무엇이 현실인가? 그건 단지 누군가의 의견일 뿐이지, 사실이 아니다.

나를 비난하는 사람들의 생각에 동의하는 것은 아니지만, 그런 비난을 하는 이유가 무엇인지는 항상 알고 있었다. 내가 지도했던 어린 세단뛰기 선수가 1999년 영국 주니어 리그 육상경기National Junior League Athletics 결승에서 기대했던 만큼 멀리 뛰지 못했을 때 너무나 슬퍼하는 것을 보고 가슴이 아팠다. 특히 내가 금메달을 딸 수 있을 것이라는 자신감을 심어 주었기 때문에 더욱 안타까웠다. 하지만 그런 믿음이 없었다면 금메달을 딸 가능성은 아예 없었을 것이다. 그런 믿음이 있었기 때문에 그 선수는 은메달이라도 딸 수 있었던 것이다.

사실 그 선수의 기록 중에 한번은 파울선 밖으로 발끝이 1밀리미터 넘어가서 실격된 적이 있었는데, 그렇지 않았더라면 거의 30센티미터를 경신한 기록으로 금메달을 땄을 것이다. 그 선수가 바라던 만큼 기록이 나오지 않아 몹시 실망하는 모습을 보자 내 마음도 좋지 않았다. 하지만 스스로에 대한 믿음이 없었더라면, 그 정도 수준의 멀리뛰기 선수가 되지 못했을 것은 물론이고 아예 결승전에 올라가지도 못했을 것이 분명하다.

그러니 마음으로 몸을 치유하는 것도 마찬가지다. 우리가 스스로를 완전히 치유할 수 있다는 희망을 품고 높은 목표를 가질 때 엄청난 일을 할 수 있다. 시도조차 하지 않는다면 무엇이 가능한지 결코 알 수 없을 것이다.

마크 트웨인Mark Twain은 이렇게 썼다. "아무도 보지 않는 것처럼 춤춰라. 한 번도 상처받아 본 적 없는 것처럼 사랑하라. 아무도 듣지 않는 것처럼 노래하라. 여기가 지상 천국인 것처럼 살아가라."

사실 마음으로 몸을 치유한다는 것은 새로운 아이디어는 아니다. 지난 수천 년간 사람들은 마음으로 스스로를 치유해 왔다. 3,000년 전 베다(고대 브라만교 경전 – 옮긴이)에는 명상을 통해 자신을 치유하기 위해 마음을 사용하라고 언급하고 있다.

이와 같이 마음이 거의 모든 질병에 영향을 줄 수 있다는 믿음을 가지고 이 책의 마지막 부분에 온갖 질병의 목록을 포함시켰다. 그리고 서로를 치유하거나 긍정적으로 영향을 줄 수 있는 몇 가지 이미지힐링도 제안했다.

지난 26년간 마음의 힘을 연구해 온 결과(처음 읽은 이 분야의 책은 월터 M. 제르맹Walter M. Germain의 『신기한 마음의 힘The Magic Power of the Mind』인데 내 나이 12살 때였다) 사람들은 직관적으로 스스로를 치유할 줄 안다는 사실을 발견했다. 우리는 마음을 차분히 가라앉히고 스트레스에서 벗어나야 한다는 사실을 알고 있다. 긍정적인 태도를 가져야 한다는 사실도 알고 있다. 하지만 그것과 더불어 우리는 올바른 이미지힐링의 원리를 알고 있어야 한다.

이것을 증명하는 예로, 세계 곳곳에서 암이나 당뇨병 같은 심각한 질병과 꽃가루 알레르기, 통증 같은 그다지 심각하지 않은 질병을 스스로 치유했다는 사람들의 이야기를 모았다. 나는 그 사례들 사이에서 너무나 두드러진 유사성을 발견하고는 무척 놀랐다. 사람들은 그냥 직관적으로 알고 있는 듯이 똑같은 원칙을 적용했는데, 이 원칙은 내가 사람들에게 가르치고 있는 내용으로 나도 직관적으로 알고 있었던 것 같다. 이 책의 Part 1에서는 이런 원칙을 설명하고, Part 2에서 그 원칙이 실제로 적용되는 것을 보기로 하겠다.

이 책은 세 부분으로 구성되어 있다. Part 1에서는 급부상하고 있는 심신 과학 분야의 연구 결과를 개략적으로 설명했다. 긍정적인 생각의 힘과 플라세보 효과의 증거, 우리의 생각과 감정이 어떻게 뇌에 미세한 변화를 불러일으키는지에 대한 최신 연구와 마음으로 몸을 치유하는 것에 대한 최첨단 연구도 함께 다루었다.

Part 2에서는 실제로 치유된 사람들의 사례를 소개하고 있다. 이 책에 소개된 분들은 친절하게도 다양한 질병을 치유하기 위해 마음을 어떻게 사용했는지를 이야기해 주었다. 그들이 사용한 이미지와 얼마나 자주 이미지힐링을 했는지도 설명해 주었다. 그들의 소망은 다른 사람들에게 스스로를 치유할 수 있다는 자신감을 북돋우고, 어떻게 마음을 사용해야 하는지에 대한 실용적인 정보를 제공하는 것이다.

Part 3는 가장 짧지만 여러모로 가장 설득력 있는 부분으로, 사랑의 힘에 대해서 이야기한다. 나는 항상 사랑이 치유력이 있다고 믿는다.

이 책에는 또한 세 가지 부록이 있다. 첫 번째는 내가 '양자장 치유 Quantum Field Healing, QFM'라고 부르는 치료 기법이고, 두 번째는 갖가지 질병

목록과 각각의 질병 치유를 위한 이미지힐링이며, 세 번째는 두 가지 DNA 이미지힐링이다.

이 책을 통해 당신도 이미지힐링을 하기로 했다면, 당신이 현재 받고 있는 치료도 계속 받기를 권한다. 말하자면 다른 치료와 더불어 이미지힐링을 병행해야 한다는 것이다. 이 책은 당신이 치료를 받으면서 빠르게 건강을 회복하기 위해 당신이 무엇을 생각해야 하며, 어떤 방향으로 생각해야 하는지에 대한 조언을 주고자 하는 것이다.

독자 여러분이 이 책을 즐겁게 읽고 긍정적인 것을 얻을 수 있기를 바란다. 여러분의 모든 소망이 이루어지길 기원한다.

데이비드 해밀턴

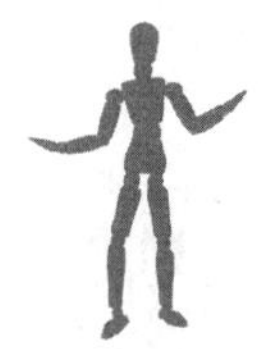

Part 1 마음이 몸을 치료한다

Part 1

마음이 몸을
치료한다

비관주의자들은 모든 기회에서 어려움을
찾아내고 낙관주의자들은 모든 어려움에서
기회를 찾아낸다.

- 윈스턴 처칠 Winston Churchill

01

긍정적인 생각의 힘

낙관주의자들은 비관주의자들보다 오래 산다! 메이오 클리닉^{Mayo Clinic}의 연구진이 30년간 447명을 대상으로 수행한 실험의 결론이다. 그들은 낙관론자들이 비관론자들보다 일찍 죽을 위험이 약 50퍼센트 정도 더 낮다는 사실을 알아내고 이렇게 기록했다. "마음과 몸은 연결되어 있으며 태도는 결과적으로 죽음에 영향을 미친다." 얼마나 놀라운 통계인가! 게다가 낙관론자들은 신체적으로나 정서적으로 건강 문제나 통증에 덜 시달리고 활력이 넘치며, 대체로 비관론자들보다 더 침착하고 평화로운 기분을 느끼며 더 행복하다.

2004년《일반 정신의학 회보^{Archives of General Psychiatry}》에도 유사한 연구 결과가 발표되었다. 결론은 '낙관주의와 노년층의 총 사망률 사이에는 보호적 관련성이 있다'는 것이었다. 말하자면 낙관주의가 우리를 질병으로부터 보호해 주는 것이다.

과학자들은 65세에서 85세 사이의 네덜란드인 남녀 999명에게서 받은 설문지 답변을 연구했다. 설문지 문항은 다음과 같았다.

"나는 자주 인생이 희망으로 가득 차 있다고 느낍니다."
"나는 아직도 미래에 대해 긍정적인 기대를 하고 있습니다."
"내 인생에는 행복한 순간이 많습니다."
"나는 더 이상 미래의 계획을 세우지 않습니다."
"진심으로 행복해서 웃는 일이 종종 있습니다."
"나는 아직도 이루고자 노력하는 목표가 많습니다."
"대체로 나는 기분이 좋습니다."

놀라운 결과였다. 높은 수준의 낙관주의를 보인 사람들, 즉 첫 번째 질문에 긍정적으로 응답한 사람들은 어떤 원인으로든 사망 위험이 45퍼센트 낮았고, 높은 수준의 비관주의를 보인 사람들에 비해 심장 질환으로 인한 사망 위험이 77퍼센트나 낮은 것으로 나타났다.

다른 연구에서는 180명의 가톨릭 수녀들이 수녀원에 처음 들어갔을 때 쓴 자서전을 분석했다. 60년 후에 과학자들이 그들의 자서전을 분석한 결과, 처음 수녀원에 들어왔을 때 더 긍정적으로 자서전을 쓴 수녀들이 부정적으로 쓴 동료들보다 더 오래 살았다는 사실이 밝혀졌다.

긍정적인 태도가 그토록 중요한 이유는 마음가짐이 우리의 면역 체계를 강화하고 궁극적으로 질병에 맞서 싸우는 능력을 길러 주기 때문이다. 2006년에 카네기 멜론 대학Carnegie Mellon University의 연구진이 감기와 독감 바이러스가 각기 다른 태도를 가진 사람들에게 미치는 영향을 비교했다. 과학자들은 건강한 193명의 자원봉사자를 대상으로 그들이 삶에 대해 느끼는 긍정적인 감정과 부정적인 감정의 정도를 분석하는 인터뷰를 했다. 그 후에 그 자원봉사자들은 점비액(點鼻液)으로 그 두 바이러스 중 한 가지에 노출되었다. 그 결과 긍정적인 태도를 가진 사람들이 부정적인 태도를 가진 사람들보다 바이러스에 대한 저항력이 훨씬 강한 것으로 나타났다.

삶에 대한 태도가 바이러스나 박테리아, 다른 병원균에 우리 몸이 어떻게 반응하는지에 영향을 미친다. 긍정적이고 낙관적인 인생관이 결국 우리의 전반적인 건강과 장수에 좋다.

또한 우리는 태도에 따라 중대한 삶의 상황에 다르게 대처한다. 긍정적인 태도는 우리가 힘든 일에 대처하고 심지어 그것을 기회로 삼는 데 도움이 된다. 결국 우리의 건강에 이롭다.

시카고 대학교University of Chicago는 기업의 구조조정으로 영향을 받은 200명의 전기통신 회사 중역들의 태도와 건강을 분석하는 연구를 수행했다. 구조조정을 성장을 위한 기회로 본 중역들은 그것을 위협으로 받아들인 중역들보다 더 건강하다는 사실이 밝혀졌다. 긍정적인 태도를 가진 사람 중 3분의 1 이하만이 구조조정 기간 또는 그 직후에 질병을 앓았다. 하지만 부정적인 태도를 가진 사람들은 90퍼센트 이상이 건강이 악화되었다. 말하자면 같은 상황을 두고 긍정적으로 보는지 부정적으로 보는지가 건강에 매우 큰 영향을 미친다는 것이다.

마음가짐의 효과에 대한 몇몇 탁월한 연구에 따르면, 마음가짐은 심장에 매우 큰 영향을 미친다. 존스 홉킨스 대학교Johns Hopkins University의 연구진이 586명을 대상으로 수행한 연구에서 긍정적인 태도가 심장 질환에 가장 좋은 예방책이라는 사실이 밝혀졌다.

2003년에 듀크 대학교 의료원Duke University Medical Center의 연구진은 심장 질환을 앓고 있는 866명의 환자를 분석한 후 주기적으로 긍정적인 감정(예를 들면 행복, 즐거움, 낙관적인 생각)을 느낀 환자들이 부정적인 감정을 더 많이 느낀 환자들에 비해 11년에 후에 살아 있을 확률이 20퍼센트 가량 높다는 사실을 발견했다.

또한 2007년에 하버드 대학교의 연구진은 '정서적 활력'의 효과에 대한 연구를 수행했는데, 정서적 활력은 '긍정적인 에너지, 감정과 행동을 통제하는 능력, 삶에 대한 애착'으로 정의되었다. 이 연구는 6,265명의 자원자를 대상으로 수행되었는데, 연구 결과 높은 수준의 정서적 활력을 가진 사람들이 낮은 수준의 정서적 활력을 가진 사람들에 비해 관상동맥 심장 질환을 앓을 확률이 19퍼센트나 낮은 것으로 밝혀졌다.

**결혼 생활이 힘들면
심장도 힘겨워한다**

이 제목은 한 학술 논문에서 따온 것이다. 유타 대학교University of Utah의 연구진이 2006년에 수행한 이 연구에서 결혼한 부부의 태도가 그들의 심장에 큰 영향을 미치는 것으로 밝혀졌다.

과학자들은 150쌍의 부부가 결혼 생활을 주제로 대화하는 내용을 비디오테이프에 녹화해서 부부 사이의 관계가 어떤지를 기준으로 분류했다. 연구 결과 서로를 지지하는 부부는 더 건강한 심장을 가지고 있으며, 서로에게 적대적인 부부는 동맥 경화를 더 많이 앓고 있는 것으로 나타났다. 결혼 생활이 힘들면 심장도 힘겨워하는 것이다!

상대방을 지지하는 것이 분노와 괴로움을 억누르면서 끊임없이 상대를 비난하는 것보다 훨씬 더 건강에 좋다.

연구자에 따라 적개심은 질문을 회피하는 것, 짜증, 질문하는 사람에 대한 직접적이거나 간접적인 도전으로 정의하기도 하며, 상대방에 대한 냉소적인 태도나 신뢰 부족으로 해석하기도 한다. 또 적개심을 공격적이고 도전적인 태도로 정의하는 사람도 있다. 이와 같은 정의를 적개심의 수준을 측정하는 기준으로 사용된 25년간의 연구에 따르면, 적대적인 사람이 덜 적대적이고 사람을 신뢰하고 수용적이며 친절한 사람에 비해 관상동맥 심장 질환을 앓게 될 확률이 다섯 배나 높았다.

마음가짐과 심장 사이의 상관관계는 매우 믿을 만한 것으로, 2003년 《미국 의학협회지 Journal of the American Medical Association》에 발표된 30년간의 연구 결과 이런 결론이 나왔다. "적개심은 관상동맥 심장 질환 위험과 가장 관련 있는 지표 중 하나다."

과학자들은 어떤 음식을 먹는지, 얼마나 운동을 하는지, 흡연을 하는지, 과음을 하는지 등의 식습관과 생활 습관을 분석함으로써 어떤 사람이 심장 질환을 겪게 될 위험성을 상당히 정확하게 예측할 수 있다. 고지방 고콜레스테롤 식사를 하고 운동을 거의 하지 않으며 흡연과 과음을 하는 사람들은 대부분 심장 질환을 겪을 확률이 높다. 하지만 과학자들은 사람들이 긍정적인지 부정적인지, 다른 사람들에게 얼마나 적대적인지 등의 마음가짐을 분석하는 것으로도 똑같이 정확하게 심장병의 위험을 예측할 수 있다. 좋은 소식은 당신이 자신의 식습관과 생활 습관을 바꿀 수 있고, 마음가짐도 바꿀 수 있다는 것이다. 모두 당신에게 달린 셈이다.

물론 삶의 상황이 너무 힘들어서 불가피하게 어느 정도 굳어질 수도 있지만, 그런 순간에도 우리에게는 선택권이 있다. 나는 나치의 아우슈비츠 강제수용소에서 살아남은 빅터 프랭클Viktor Frankl의 이야기에 깊은 감명을 받는다. 900만 부가 판매된 베스트셀러『죽음의 수용소에서Man's Search for Meaning』에서 그는 이렇게 썼다.

강제수용소에서 살았던 우리는 막사 앞을 지나며 마지막 남은 빵 조각을 나눠 주면서 다른 이를 격려했던 사람들을 기억한다. 비록 소수의 사람들이었지만 그들은 한 가지 사실을 명백하게 증명해 주었다. 사람에게서 모든 것을 빼앗을 수는 있지만, 마지막 남은 인간적인 선택을 할 자유만은 빼앗을 수 없다는 것이다. 어떤 경우든 주어진 상황에서 자신의 태도를 정하고 어떻게 살 것인지를 선택하는 것은 전적으로 한 사람의 자유에 달려 있다.

프랭클의 말은 어떤 상황에서든 우리의 태도는 우리의 선택이라는 희망의 메시지다. 우리 자신의 내면을 깊숙이 들여다보면, 우리는 언제나 가장 부드러운 마음에서 우러나온 선택, 다른 사람들에게 위안과 행복을 주는 최고의 선택을 할 수 있다. 그렇게 함으로써 우리 자신이 더 건강해지는 것이다.

만족

핀란드의 쿠오피오 대학교^{University of Kuopio}의 연구진이 2만 2,461명을 대상으로 한 연구에 따르면, 삶에 대한 만족도가 높은 사람들이 더 오래 살았다. 그들은 삶에 대한 만족도를 '삶의 재미, 행복, 안락한 생활'로 정의했다. 2000년《미국 전염병학 회지 American Journal of Epidemiology》에 발표한 연구 결과에 따르면, 삶에 대한 만족도가 낮은 사람들이 만족도가 높은 사람들보다 질병으로 죽을 확률이 세 배나 높았다.

우리의 건강과 행복을 결정하는 것은 우리 삶에 어떤 일이 일어나느냐가 아니다. 가장 중요한 것은 무슨 일이 일어나든 우리가 어떻게 대처하느냐에 달려 있다. 당신이 좋은 집에 살고 있지만 더 좋은 집에 사는 누군가를 봤다고 하자. 그때 당신은 자신이 살고 있는 집을 만족스럽지 못하게 느끼는가? 아니면 자신의 집과 그 집에서 같이 사는 가족들에 대한 자신의 애정에 대해 더 깊이 생각해 보는가?

남의 떡이 더 커 보인다고들 한다. 하지만 자신이 가지고 있는 것에 좀 더 감사하게 생각하고 남의 것을 탐하지 않는다면, 더 행복하고 건강한 삶을 누릴 수 있다. 당신이 무엇에 관심을 두느냐가 가장 중요하다. 중요한 것은 마음가짐이다.

불평할 것인가
불평하지 않을 것인가

당신은 얼마나 자주 불평하는가? 월 보웬 Will Bowen(미국 미주리 주 캔자스시티에서 목사로 활동하고 있다 – 옮긴이)은 그의 저서『불평 없이 살아보기 A Complaint Free World』에서 21일 동안 불평하지 않고 지내보라고 권하고 있다. 불평하거나 비난하지 않고 부당하게 판단하지 말라는 뜻이다. 그는 보라색 팔찌를 손목에 끼고 불평할 때마다 다른 손목으로 바꿔 낄 것을 제안한다.

그런 단순한 행동이 놀랍게도 새로운 시각을 갖게 해 주었다. 처음에는 대부분의 사람들이 하루에 20번 이상 팔찌를 옮겨 끼워야 했다. 자신이 어떻게 행동하는지를 깨닫는 것만으로도 대단한 일이다. 하지만 이내 사람들은 네댓새가 지나도록 한 번도 불평하지 않고 지내는 데 익숙해졌다. 그야말로 놀라운 변화였고 내 생각에는 그것이 건강에 매우 좋은 일인 것 같다.

대부분의 사람들은 불평하고 남을 비난하는 것이 생활 방식이 되어서 자신이 얼마나 자주 불평하는지도 알아차리지 못하고 있다. 이런 것이 습관이다. 그리고 우리는 어떤 일의 진실에 대해 불평하는 것이 아니라, 단지 그 일이 자신에게 어떻게 보이는가에 대해 불평한다. 똑같은 일이 다른 사람에게는 전혀 다른 의미로 해석될 수 있다. 예를 들어 당신이 기다리고 있던 배달이 오지 않았다고 하자. 당신은 이 일 때문에 당신의 스케줄이 전부 미뤄져 하루를 망쳤다고 불평한다. 당신은 자신의 몸에 엄청나게 부정적인 영향을 주면서 스스로에게 스트레스를 가한다. 반면 배달이 늦더라도 다른 할 일을 찾으며, 배달이 미뤄진 것이 불가피한 일이라고 생각하는 사람도 있을 것이다.

그러면 배달이 늦어진 것이 좋은 일인가, 나쁜 일인가? 그것은 당신에게 달려 있다. 하지만 당신이 어떻게 생각하느냐가 당신의 건강에 영향을 준다.

불평하는 것은 심지어 우리 주변에 있는 사람들에게도 영향을 준다. 거의 알아차리지 못하지만 우리는 소리굽쇠와 같다. 소리굽쇠를 치면 주변에 있는 것이 함께 공명한다. 우리가 주변 사람들에게 끊임없이 불평할 때도 똑같은 일이 일어난다. 우리는 또한 그들의 불평을 유도하게 되는 것이다. 어느 순간 갑자기 다른 사람들도 삶과 세상에 대해 불평거리를 찾고 싶어진다. 불평하는 것은 마치 우리가 가지고 다니는 박테리아와 같아서 우리가 만나는 사람들을 감염시킨다.

우리의 생각과 태도가 우리의 행동에 영향을 주며, 우리의 행동이 세계를 만든다. 결국 우리의 생각과 태도가 세상을 만드는 것이다. 당신은 어떤 세상을 고르겠는가? 이것이 윌 보웬이 그의 저서에서 나타내고자 하는 바이다. 불평하기를 멈춘다면 우리는 더 나은 세상을 만들 수 있을 것이며, 동시에 우리 몸의 건강에도 긍정적인 영향을 줄 수 있다.

불평하는 대신에 당신이 감사하는 것에 초점을 맞춰 보라. 감사가 감사를 낳는다. 당신이 감사하는 것에 더 많이 초점을 맞출수록, 당신이 감사할 일이 더 늘어나는 것을 깨닫고 경험하게 될 것이다. 그렇게 하는 것이 당신의 심장에도 좋다.

이것은 캐나다의 브리티시 컬럼비아 대학교University of British Columbia가 2008년 3월 20일에 발표한 보도 자료의 제목이다. 다른 이를 위해 돈을 쓴 사람이 자신만을 위해 돈을 쓴 사람보다 더 행복하다는 내용이다.

브리티시 컬럼비아 대학교의 연구진에 의해 수행된 이 연구는 2008년 《사이언스》지에 발표되었다. 연구 결과 '친사회적', 즉 다른 이를 위한 선물이나 자선 기부에 돈을 쓰는 사람이 자신을 위해 돈을 쓰는 사람보다 더 행복한 것으로 나타났다.

과학자들은 632명의 실험 대상자에게 전반적인 행복도를 매겨 달라고 요청하면서, 청구서와 다른 이를 위한 선물, 자기 자신을 위한 선물, 자선 기부 등 매달 수입과 지출 명세를 공개해 달라고 요구했다. 이 논문의 공동 저자들은 이렇게 밝혔다. "개인의 수입과 무관하게 다른 이를 위해 돈을 쓰는 사람들은 더 큰 행복을 느낀다고 응답했고, 자신을 위해 돈을 쓰는 사람들은 그렇지 않았다."

가장 행복한 사람은 그냥 돈을 줘 버리는 사람들이었다. 이런 결과는 '만일에 대비해 자기 돈을 지킬 필요가 있으며, 더 많이 가질수록 더 행복할 것이다'라는 통념과 상반되는 것이다. 하지만 줘 버리는 돈의 액수는 크지 않아도 상관없는 것으로 나타났다.

이 이론을 확인하기 위해 과학자들은 46명의 자원자에게 5달러 또는 20달러를 주고 그날 오후 다섯 시까지 그 돈을 써 달라고 요청했다.

자원자 중의 절반은 자신을 위해 쓰고 나머지 절반은 다른 이를 위해 써야 했다. 그날이 끝날 무렵에 다른 이를 위해 돈을 쓴 사람들은 자신을 위해 돈을 쓴 사람보다 더 행복하다고 응답했다. 따라서 과학자들은 이렇게 결론을 내렸다. "이 연구 결과는 5달러 정도의 사소한 지출 금액의 변화로도 더 큰 행복을 느끼게 하기에 충분하다는 것을 의미한다." 그러니 오늘 당신이 원하는 누구에게든, 어떤 방식으로든 무엇인가를 나눠 줘 보라.

다른 많은 연구에서도 50년 전 우리의 조부모님보다 우리의 소득이 증가했음에도 우리는 더 행복하지 않다는 사실이 밝혀졌다. 사실 일부 여론 조사에 따르면 요즘 사람들은 50년 전 사람들보다 덜 행복하다.

브리티시 컬럼비아 대학교의 연구에 의하면 우리가 소득을 어떻게 사용하느냐가 소득 수준보다 더 중요하다. 적은 소득일지라도 그것을 베풀 줄 아는 아량을 갖는 것이 수백만 달러를 벌어서 자신만을 위해 쓰는 것보다 더 큰 행복을 가져온다. 돈이 중요한 것이 아니다. 부자도 행복해질 수 있고 가난한 사람도 행복해질 수 있다. 행복은 당신이 가진 것을 어떻게 사용하느냐에 달려 있다. 모두 당신에게 달려 있다.

실제로 이 연구의 하나로 과학자들은 보스턴 컴퍼니Boston company의 직원 16명이 3,000~8,000달러의 이익 배분 보너스를 받은 후에 느낀 행복도를 측정했다. 연구 결과 그들이 느낀 행복도는 보너스의 액수와는 무관하며 각자가 보너스를 어떻게 사용했느냐에 달린 것으로 밝혀졌다. 다른 사람을 위한 선물이나 자선기금에 더 많은 돈을 쓴 직원들이 자신만을 위해 돈을 쓴 사람들보다 더 행복했다.

나이 드는 것을
긍정적으로 생각하기

마음가짐은 나이를 먹는 속도에도 영향을 미친다. 실제로 낙관적인 사람들이 더 오래 산다! 예일 대학교의 연구진은 660명을 대상으로 마음가짐에 대한 일련의 질문에 대한 응답을 연구한 결과, 다음과 같은 결론을 내렸다. 가령 "나이가 들수록 당신은 쓸모없는 존재가 됩니다. 동의합니까? 동의하지 않습니까?"와 같은 질문에 대해 동의하지 않은 사람들, 즉 나이 먹는 것에 대해 긍정적인 태도를 보인 사람들이 이 질문에 동의한 사람들, 즉 나이 먹는 것에 부정적으로 생각한 사람들보다 약 7년 반을 더 오래 살았다.

예일 대학교의 연구진은 마음가짐이 심장에 영향을 미치는 것과 마찬가지로, 사람이 오래 사는 데에 마음가짐이 혈압이나 콜레스테롤 수치, 흡연 여부, 체중, 운동량보다 더 많은 영향을 미친다는 결론을 내렸다.

또한 2006년에 텍사스 대학교University of Texas의 연구진은 2,564명의 65세 이상 멕시코계 미국인들을 대상으로 연구한 결과, 긍정적인 감정이 혈압을 낮추는 것으로 밝혀졌다.

2004년에 텍사스 대학교의 연구진은 심지어 노쇠함도 마음가짐과 연관이 있다는 사실을 알아냈다. 그들은 멕시코계 미국인 사회의 노인 1,558명을 대상으로 연구를 수행했는데, 노쇠한 정도를 판단하기 위해 체중 감소, 체력 소진, 걷는 속도, 악력 등을 측정했다. 시간이 지남에 따라 과학자들은 긍정적인 태도를 가진 사람들이 덜 쇠약해진다는 사실을 발견했다.

2006년에 수행된 만족도 연구에서도 이전에 발표된 만족도 연구와 유사한 결과가 나타났는데, 연구 결과 자신의 삶에 만족하는 80세 이상 노인들이 그렇지 않은 노인들보다 더 오래 사는 것으로 밝혀졌다. 《노인학 회지Journal of Gerontology》에 실린 한 연구에 따르면, 핀란드 이위베스퀼레 대학교University of Jyvaskyla의 연구진은 320명의 자원자를 대상으로 '삶 만족도' 설문지를 작성해 달라고 요청해서 그 결과를 발표했다. 연구 결과, 자신의 삶에 가장 만족했던 사람의 이후 10년 이내 사망 위험이 가장 불만족했던 사람의 절반밖에 되지 않는 것으로 나타났다.

근본적으로 당신이 긍정적인 태도를 보이고 몸과 마음을 늘 바쁘게 움직인다면 더 오래 건강을 유지할 수 있을 것이며, 병이 나더라도 빨리 나을 것이다. 또한 당신의 정신적, 신체적 능력도 더 오래 유지될 것이다. 이것이 바로 최근 마음가짐과 나이 드는 과정의 상관관계를 분석한 많은 연구에서 내린 결론이다. 우리는 우리가 생각하는 것만큼 빨리 나이 들 필요가 없는 것이다.

많은 사람들이 나이가 들면서 뇌와 신체가 쇠약해진다는 생각에 사로잡혀 있다. 그래서 무언가를 잊어버리거나 제대로 머리가 돌아가지 않거나 잠자리에서 일어날 때 몸이 개운치 않은 이유를 나이 든 탓으로 돌리곤 한다. 물론 뇌와 신체 기능이 달라지는 건 사실이다. 하지만 그 변화의 속도는 우리 자신에게 달려 있다.

젊은 뇌를
유지하기

두뇌 트레이닝을 전문적으로 하는 회사인 포지트 사이언스 Posit Science Corporation의 연구진이 발표한 최근 연구에 따르면, 노인의 정신적 쇠퇴는 실제로 되돌릴 수 있다. 정신적, 신체적 쇠퇴의 주요 원인은 충분히 사용하지 않아서이다. '사용하지 않으면 퇴화한다'는 것이 적절한 표현일 것이다. 근육은 사용하지 않으면 위축되어 약해지고 계속해서 사용하면 강해진다. 그리고 사용하지 않아 근육이 감소했더라도 운동을 통해 감소한 근육 기능의 일부나 대부분을 되찾을 수 있다. 정신적 기능의 경우도 마찬가지다. 나이가 들어서도 계속해서 뇌를 사용하면 뇌 기능이 더 향상된다.

포지트 사이언스의 연구진은 이 연구를 하기 위해 뇌가 성장하는 능력인 신경 가소성 neural plasticity을 향상시키는 트레이닝 프로그램을 고안해 냈다. 이 책의 후반부에서 볼 수 있듯이, 뇌는 한때 믿었던 것처럼 굳어진 물질 덩어리가 아니라 우리의 경험에 반응하여 끊임없이 변화하는 어떤 것이다.

《미국 국립 과학원 회보 Proceedings of the National Academy of Sciences》에 발표한 연구에 따르면, 노인들은 두뇌 트레이닝을 받은 후 기억력이 상당히 향상되었다. 이 연구에서 과학자들은 60~87세의 자원자를 대상으로 일주일에 5일, 하루에 한 시간씩 소리를 듣는 훈련을 하는 8~10주간의 청각 기억력 프로그램을 시행했다. 그 프로그램이 끝나자 노인들의 청각 기억력은 월등히 향상되어 60~87세의 노인이 아니라 40~60세의 성인과 같은 수준이 되었다. 그들의 정신적 능력이 약 20년이나 젊어진 것이다!

1989년에 하버드 대학교의 연구진은 기발한 실험을 수행했다. 그들은 70세 이상의 자원자들을 외진 시골의 수련원으로 데려가서 일주일 동안 마치 1959년인 것처럼 행동하라고 요구했다.

그 수련원에서는 1959년의 상황이 그대로 재현되었다. 1959년의 음악이 흘러나왔고, 1959년의 잡지가 있었으며, 자원자들은 1950년대의 옷을 입고 있었고, 심지어 TV에서는 1950년대의 녹화 프로그램이 방영되고 있었다. 또한 자원자들은 서로 1959년인 것처럼 대화해야 했으며, 그 당시의 주제와 사건에 대해 이야기했다.

실험을 시작할 때 과학자들은 키와 손가락 길이, 힘, 정신적 인식력, 시력 등 여러 가지 생리학적 수치를 측정했다. 그 수련원에서 10일간 지낸 후에 과학자들은 생리학적 수치를 다시 측정했는데, 자원자들이 단지 젊어진 것처럼 행동한 것만으로도 생리학적으로 몇 년 더 젊어졌다는 사실을 발견했다. 자원자들은 키가 더 컸고 손가락이 더 길어졌으며 정신적 기능이 향상되었고 시력 또한 좋아졌다. 자원자들 중에는 정신적, 생리학적으로 무려 25년이나 더 젊어진 사람도 있었다.

이런 결과는 우리가 우리 뇌를 어떻게 사용하고 또 얼마나 자주 사용하는지가 정말 중요하다는 사실을 보여 준다. 어렸을 때 우리는 끊임없이 정신적인 활동을 했다. 성인이 되면서 점점 뇌를 덜 쓰고 있다. 직장 생활 초기까지는 상당히 활동적이지만, 시간이 지날수록 신체적으로 덜 활동적인 상태가 되는 것과 마찬가지로 정신적으로도 덜 활발해진다. 하지만 그럴 필요가 없다. 다른 할 일을 찾아야만 한다. 90대까지 건강하게 살았던 대부분의 사람들은 마지막 순간까지 정신적으로 활발한 삶을 살았던 이들이다.

신경 과학계의 최근 연구에 따르면, 성인이 뇌를 운동시키는 가장 좋은 방법은 새로운 언어를 배우는 것이다. 반드시 유창하게 말할 수 있어야 하는 것도 아니고, 또 그 언어를 사용하는 나라를 찾아갈 필요도 없다(물론 그 언어를 조금 말할 수 있을 정도가 되면 그렇게 하고 싶겠지만). 단지 언어를 배우기 위해 뇌를 사용하기만 하면 된다. 연구 결과 새로운 언어를 배우면 알츠하이머병에 걸릴 위험도 낮아지는 것으로 나타났다.《미국 의학협회지》에 실린 연구에 따르면 "평균적으로 꾸준히 인지 활동을 하는 사람은…… 그렇지 않은 사람보다 알츠하이머병에 걸릴 위험이 47퍼센트 낮은 것으로 밝혀졌다."

많은 성인들이 나이가 들면서 뇌 기능이 현저히 감소한다고 너무 굳게 믿은 나머지, 마치 부정적인 플라세보 효과처럼 자기 강화적 악순환에 빠지게 되어 결국 행동 방식마저 바꾸게 된다. 그들은 젊은 마음으로 사는 대신에 노인처럼 행동하기 시작한다. 하지만 이런 태도는 주변 사람을 보고 그들이 어떻게 행동하는지를 살펴보는 데서 비롯된 것이다. 우리의 친구나 동료 중에는 노인처럼 행동하는 사람도 있겠지만, 다른 곳에서는 같은 나이라도 더 젊게 사는 사람들도 있다. 우리의 행동 방식은 통념적인 기대에 따르기보다는 자신의 감정을 솔직히 반영해야 한다.

우리는 노화에 대해 지나치게 의식하기 때문에 통념적으로 행동하려는 생각이 뇌리에 깊이 박혀 있다. 하지만 노화는 문화적인 것이라고 말하는 저자들도 있다. 우리가 사람들의 기대에 들어맞는 속도로 늙는 것은 전통문화나 편견, 노화에 대한 오해 때문이다. 〈불가사의한 마음, 불가사의한 몸Magical Mind, Magical Body〉이라는 오디오 프로그램에서 의학박사 디팩 초프라Deepak Chopra는 말했다. "노화 과정에서 가장 명백해지고 있는 것 한 가지는 우리가 정상적인 노화라고 여기는 것이 어쩌면 너무 이른 인식의 굴레cognitive commitment일 수도 있다는 것이다. 동물의 한 종으로써 우리는 노화라는 특정한 현실을 굴레로 받아들이게 되었다."

《성격과 사회 심리학 회지Journal of Personality and Social Psychology》에 발표된 한 흥미로운 연구에서 다음과 같은 사실이 밝혀졌다. 연구자들은 사람들에게 단어 목록을 나눠 주고 그 단어로 문장을 만들게 했다. 하지만 단어 목록에는 두 가지 종류가 있었다. 일부 사람들이 받은 단어 목록에는 '나이 많은', '회색의', '주름', '외로운' 따위의 늙음에 관련된 단어가 몇 개 더 섞여 있었다. 사람들에게 미리 특정 단어를 주입하기 때문에 이 방식은 '사전 주입 실험priming experiment (심리학자 존 바그가 고안해 낸 방법 – 옮긴이)'이라 불린다.

사람들은 각자 세션을 마칠 때마다 방을 나가서 복도를 지나 출구로 가야 했다. 과학자 한 명이 실험실 밖에 앉아서 사람들이 복도를 지나 바닥에 표시해 둔 지점까지 걸어가는 데 걸리는 시간을 눈에 띄지 않게 측정했다.

평범한 단어를 사용한 사람들은 평균 7.30초가 걸렸다. '나이 많은', '회색의', '주름', '외로운' 따위의 단어를 미리 주입 받은 사람들은 평균 8.28초가 걸렸는데, 일반적인 경우보다 13.4퍼센트 더 오래 걸렸다. 그들은 마치 나이 든 사람처럼 느리게 걸었으며, 좀 더 가까이서 관찰했더라면 어깨를 구부리고 걷는 모습을 볼 수도 있었을 것이다. 어쩌면 한두 명은 한참 동안 의자에 앉아서 실험을 한 뒤에 여기저기 쑤시는 신체 부위를 문지르는 사람도 있었을 것이다.

이 연구에서 밝혀진 것 중 한 가지는 노화는 모두 마음에 달려 있다는 것이다. 그러니 남의 기대에 맞추려고 하지 말고 당신이 느끼는 대로 행동하라.

코미디언 빌리 코널리 Billy Connolly 때문에 한바탕 웃은 적이 있었다. 그는 이렇게 말했다. "내가 자리에서 일어날 때 '아이고' 소리가 나기 시작하는 거예요. 그때 스스로 늙었다는 사실을 깨달았죠." 우리는 때때로 이런 행동을 하는 것은 습관 때문이거나, 아니면 단지 다른 사람들이 그렇게 하기 때문이다. 무의식적으로 다른 사람들의 행동을 인식하고 우리가 '당연히 해야 하는' 방식으로 행동하는 것이다.

노스캐롤라이나 주립 대학교 North Carolina State University 의 연구진이 수행한 다른 사전 주입 실험이 2004년 《심리와 노화 Psychology and Aging》지에 실렸다. 이 연구에서 153명의 실험 대상자들은 특정 단어를 미리 주입받은 후에 기억력 테스트를 받았다. 어떤 이들은 '혼란스러운', '까다로운', '쇠약한', '노쇠한' 따위의 단어를 미리 주입받았고, 다른 이들은 '성취한', '활동적인', '위엄 있는', '출중한' 따위의 단어를 미리 주입받았다. 그런 다음 기억력 테스트를 했을 때 '늙은' 단어에 노출된 노인들이 긍정적인 단어에 노출된 노인들보다 훨씬 안 좋은 기록을 보였다. 과학자들은 이렇게 기록했다. "……노인들을 유능하고 생산적인 사회 구성원으로 대한다면, 그들은 그대로 행동하게 된다."

우리의 마음가짐과 스스로를 어떻게 대하느냐가 중요한 것은 물론이고, 우리가 다른 사람들을 어떻게 대하느냐도 중요하다. 만약 당신이 누군가를 늙고 쇠약한 사람으로 대한다면, 그 사람은 마치 어린아이 취급을 받는 것처럼 짜증이 날 것이고 결국은 정신이 쇠약해져 자신이 대우받는 대로 행동해야 한다고 믿게 된다.

만약 우리가 90대 노인들도 여전히 활동적이고 건강할 것이라고 믿는다면, 그리고 젊은이들이 노인들을 지혜롭고 삶의 경험과 이야기가 풍부한 사람으로 대한다면, 지금보다 정신적으로나 신체적으로 활기찬 80대, 90대가 훨씬 더 많아질 것이다. 정말로 모든 것이 우리 자신에게 달려 있다.

모든 것이 마음가짐에 달려 있다고들 한다. 정말로 그런 것 같다. 매사를 긍정적으로 볼 수 있다면 더 오래 건강하고 행복하게 살 수 있을 것이다. 그러려면 불평하는 것을 그만두고 감사하는 습관을 들여야 한다.

다음 장에서는 우리의 믿음이 얼마나 강력한 힘을 가지고 있으며, 그것이 어떤 식으로 우리의 질병 치유력에 영향을 미치는지를 살펴보겠다.

한 사람 삶의 외적 상황은 언제나
그의 내적 믿음을 그대로 반영한다.

- 제임스 앨런 James Deshaune Allen (미식축구 선수 – 옮긴이)

02

믿음의
힘

과학자들이 알려진 대부분의 질병을 고치거나 완화할 수 있는 신약을 발명한다면 어떻게 될까? 단 한 알로 그런 효과가 나타난다면? 그 신약은 전 세계적으로 헤드라인 뉴스로 다루어지고 역사상 가장 잘 팔리는 약이 될 것이다. 그런데 그런 약이 이미 존재하고 있다.

플라세보placebo는 진짜 약처럼 보이도록 만들어진 가짜 약이다. 플라세보는 의학 실험에서 시험 약을 대조군에 대비해 테스트할 때 사용된다. 플라세보가 대조군이 되자면 치료가 되지 않아야 하지만 치료가 된다. 환자들이 진짜 약이라고 믿었기 때문이다. 결국 환자들의 마음이 치료한 것이다.

플라세보 효과는 임상 약리학 연구에서 골칫거리로 여겨지다가 차츰 과학적 연구 가치가 있는 생물학적 현상으로 인식이 바뀌었다.

이 말을 한 사람은 투린 의과대학University of Turin School of Medicine의 신경 과학 교수 파브리치오 베네데티Fabrizio Benedetti인데, 그는 세계적으로 저명한 플라세보 효과 전문가이자 하버드 대학교 마음·뇌·행동연구소Mind/Brain/Behaviour initiative의 플라세보 연구 그룹 회원이다.

뇌 영상법brain-imaging(뇌의 구조나 활동을 측정하여 영상으로 보여 주는 기법 – 옮긴이)이 개발된 이후로 플라세보 효과에 대한 관심이 급증했다. 연구 결과 우리가 플라세보를 진짜 약으로 생각하고 복용할 경우, 뇌는 마치 진짜 약을 복용한 것처럼 반응하고 그에 따른 화학 반응을 보이는 것으로 나타났다.

이런 결과는 최근 파킨슨병에 관한 연구에서 밝혀졌다. 파킨슨병의 증상은 뇌 일부에서 도파민이라는 물질의 생성이 점차 줄어들어 발생하는 것으로, 환자의 동작에 영향을 준다. 연구에 따르면 플라세보를 파킨슨병 치료약으로 알고 복용한 파킨슨병 환자들의 움직임이 한결 수월해졌다. 심지어 뇌 스캔을 해 본 결과 뇌에서 운동을 통제하는 부분이 활성화되고 실제로 도파민이 생성된 것으로 나타났다. 움직임이 수월해진 것은 단지 '심리적'인 것이 아니라 뇌에서 실제로 도파민이 생성된 것이다.

플라세보를 복용한 환자의 뇌에서 화학 물질이 생성되는 것을 처음으로 밝혀낸 것은 1978년에 샌프란시스코 캘리포니아 대학교University of California at San Francisco 연구진이었다. 연구 결과 플라세보 진통(플라세보 복용으로 통증이 완화되는 것)은 뇌가 천연 진통제를 생성하기 때문으로 나타났다. 이 천연 진통제는 모르핀과 같은 아편제인 것으로 알려졌지만, 체내 아편성 물질이라고 불리는 우리 몸의 천연 모르핀이다. 더 최근의 연구 결과, 어떤 경우에도 플라세보를 복용한 환자들은 모두 비슷한 효과를 보인다는 사실이 밝혀지기 시작했다. 즉 뇌가 질병과 싸우기 위해 천연 진통제를 만들어 내는 것이다.

뇌와 신체에는 수많은 천연 물질이 있다. 『당신의 유전자에 존재하는 지니The Genie in Your Genes』의 저자인 도슨 처치Dawson Church는 이렇게 말했다.

우리는 누구나 놀라운 치유 화합물을 포함한 약제실의 비결을 가지고 있는데, 그것은 바로 우리 자신의 뇌다. 뇌는 의사들이 우리에게 처방해 주는 약과 흡사한 약을 자체적으로 생성해 낸다.

2005년 《신경 과학 저널Journal of Neuroscience》에 실린 연구 논문에서 파브리치오 베네데티 교수는 이렇게 썼다. "……다양한 치료에서 나타나는 플라세보 효과는 시험적으로 실제적인 치료와 비교해 볼 때 매우 흡사한 결과를 보일 가능성이 많다."

말하자면 만약 어떤 사람이 약을 처방받았는데 환자 몰래 플라세보로 바꾸었을 경우, 뇌에서 생성된 화학물질은 원래 처방되었던 약의 천연 약인 것으로 보인다. 가령 그 약이 진통제라면 뇌는 천연 진통제를 생성해 내는 것이다. 마찬가지로 우울증에 관한 연구에서도 뇌가 천연 항우울제를 생성하는 것으로 알려져 있다.

예를 들어 뇌 스캔을 해 본 결과, 항우울제인 플루옥세틴(프로작) 대신에 플라세보로 바꾸어 복용하게 하면 진짜 약과 거의 같은 뇌 부위에 영향을 미치는 것으로 밝혀졌다.

뇌는 언제나 자체적으로 약을 생성해 낸다. 그 이유는 분자 수준에서 마음이 물질에 작용하기 때문이다.

플라세보 효과는 이제 단순히 상상의 산물로, '순전히 마음속에 있는 것'으로 치부될 수 있는 것이 아니다. 당신이 무언가를 믿으면 뇌에서 화학물질이 생성되며, 그 화학물질의 중대한 역할로 인해 당신이 믿는 그대로 이루어지게 된다. 화학물질은 마음 상태에 따라 생성되는 것이다.

당신이
믿는 대로

대체로 플라세보 효과는 보통 35퍼센트 정도라는 것이 중론이다. 하지만 이것은 매우 개괄적인 이야기이며, 플라세보 효과는 실제로 질병의 종류와 의학 실험의 성격, 그리고 심지어 약을 처방하는 의사의 성격에 따라 크게 달라진다. 물론 낫고자 하는 환자의 의지와 스스로 나을 것이라는 믿음의 정도에 따라서도 달라진다. 어떤 연구에서는 플라세보 효과가 최저 10퍼센트에서 최고 100퍼센트까지 성공률을 보이는 것으로 나타났다. 성공률이 높게 나타나는 것은 치유 능력이 우리의 내면에 있다는 사실을 보여 준다. 일부 플라세보 효과 연구에서는 우리의 내면에 있는 치유 능력이 상대적으로 더 많이 사용되었다.

많은 플라세보 효과 연구가 통증에 초점을 맞추고 있다. 캐나다에서 수행된 열 통증을 이용한 한 연구에서는 70퍼센트 이상의 실험 대상자들이 플라세보를 복용한 후 통증이 감소한 것으로 나타났다. 그리고 MRI 뇌 스캔에서도 통증에 반응하는 뇌 영역의 활동성이 감소한 것으로 나타났다.

플라세보 효과는 아주 흔한데 보통 심장병 환자에게서 많이 나타난다. 많은 과학자들은 이런 효과가 뇌와 심장이 깊은 관련이 있기 때문이라고 생각한다. 2007년에 한 제약 회사가 울혈성 심부전에 대한 신약 테스트 결과를 발표했다. 이 테스트는 환자의 66퍼센트가 증상이 호전되는 아주 좋은 결과를 보였다. 하지만 플라세보를 복용한 환자도 51퍼센트가 호전되었다.

1988년에 미 국립 알레르기 및 전염병 연구소National Institute of Allergy and Infectious Diseases의 연구진은 만성피로증후군CFS에 대한 유망한 치료약으로 아시클로비르를 실험한 결과, 이 약을 복용한 환자의 46퍼센트가 차도를 보였고 플라세보를 복용한 환자의 42퍼센트가 효과를 보았다. 1996년에 만성피로증후군에 대한 유망한 치료약으로 스테로이드제인 히드로코르티손을 실험한 결과, 실험 대상자의 50퍼센트가 플라세보로 효과를 보았다. 한 30대의 여성은 "상당히 악화되어" "힘이 없고 일을 할 수가 없으며 대부분의 시간을 집에서 보내는" 등 심각한 만성피로증후군을 앓고 있었는데, 플라세보를 복용한 후 놀라울 정도로 회복하는 모습을 보였다.

이런 결과는 일부 사람들이 생각하는 것처럼 질병이 가짜라는 의미가 아니라, 질병을 치유할 수 있는 마음의 힘이 우리 자신에게 내재되어 있다는 사실을 말해 준다.

1997년에 발표된 전립샘 비대증 치료제에 대한 한 연구에서 실험 대상 남성의 절반 이상이 플라세보를 복용한 후에 증상이 상당히 완화되었다.

연구 결과, 같은 물질이 동시에 플라세보로도 노세보 nocebo 로도 작용할 수도 있다는 사실이 밝혀졌다(노세보 효과는 플라세보 효과의 반대되는 개념으로 환자가 부정적인 증상을 일으키는 것이다). 1969년 《심신의학 Psychosomatic Medicine》지에 발표된 한 연구에서 과학자들은 40명의 천식 환자들에게 플라세보(수증기)가 담긴 흡입기를 주고 그 안에 든 것이 기관지 수축(기도가 막히는 것)을 일으키는 알레르겐(알레르기를 일으키는 물질-옮긴이)이라고 말했다. 그랬더니 실험 대상자의 48퍼센트인 19명이 상당한 기관지 수축을 경험했고, 그중 12명은 엄청난 천식 발작을 일으켰다. 그 후에 환자들에게 다른 흡입기를 주고 그것이 증상을 완화시켜 줄 것이라고 말하자, 흡입기 안에는 마찬가지로 플라세보가 들어 있었음에도 환자들의 증상은 실제로 완화되었다.

이 연구에 참가한 한 사람에게는 흡입기 안에 꽃가루가 들어 있다고 말했다. 그러자 그녀는 곧바로 꽃가루 알레르기를 앓게 되었을 뿐 아니라 기도도 수축되었다. 다음 실험에서는 그녀에게 흡입기 안에 꽃가루가 아니라 알레르겐이 들어 있다고 말해 주었다. 이번에는 그녀가 천식 증상만 보였다. 세 번째 실험에서는 그녀에게 다시 흡입기 안에 꽃가루가 들어 있다고 말하자, 그녀는 천식과 함께 꽃가루 알레르기 증상도 보였다.

경기력을 향상시키는 플라세보

2007년에 플라세보 효과에 관한 한 연구 팀은 훈련하는 동안 주기적으로 모르핀을 처방받은 아마추어 운동선수들을 대상으로 모의 육상경기 대회를 열었다. 하지만 연구자들은 경기 대회 날 모르핀을 플라세보로 바꾸었다. 운동선수들의 성적은 실제로 모르핀을 투여했을 때와 같은 수준이었다. 말하자면 선수들은 경기력을 향상시키는 약물을 투여했을 때와 똑같이 잘 뛸 수 있었던 것이다.

우리 몸은 자체적으로 천연 약물을 생성해 내는데, 그것은 아나볼릭 스테로이드(근육 증강제 – 옮긴이)는 아니지만 높은 경기 성적을 내는 데 도움이 되는 천연 물질이다.

2007년에 하버드 대학교에서 수행된 한 연구에 따르면, 심지어 같은 수준의 운동을 하는 사람도 그 운동이 좋은 것이라고 믿는지 여부에 따라 운동 효과가 다르게 나타났다.

이 연구는 84명의 호텔 객실 청소부를 대상으로 수행되었는데, 호텔 객실 청소부는 미국 공중보건국이 권장하는 일일 운동량을 훨씬 초과할 정도로 노동량이 많은 고된 직업이었다. 하지만 이 여성들은 그 사실을 인식하지 못하고 있었으며, 스스로 몸을 혹사하고 있다고 생각하지 않았다. 하버드 대학교의 연구진이 그들에게 설문조사를 했을 때, 이 여성들 중 56퍼센트가 스스로 전혀 운동을 하지 않는다고 생각하고 있었다. 그래서 과학자들은 청소부들을 두 그룹으로 나누었다. 과학자들은 한 그룹에게는 청소부들이 하루 동안 했던 모든 활동, 즉 무거운 장비를 끌고 다니는 일, 청소기를 돌리는 일, 침대 시트를 교체하는 일에서부터 대청소에 이르기까지 모든 일을 하나하나 짚어 가면서 그들에게 각각의 활동이 얼마나 많은 칼로리를 소모하는 것인지를 설명해 주었다. 그런 다음 그들은 청소부들에게 그들의 일과가 미국 공중보건국이 권장하는 일일 운동량을 훨씬 초과하는 것이라고 말했다. 다른 그룹에게는 아무 말도 하지 않았다.

한 달 후에 과학자들은 객실 청소부들의 신체검사를 했다. 자기들이 운동을 많이 한다는 것을 알게 된 그룹은 몸무게가 줄었고 허리 엉덩이 둘레비와 체질량지수, 체지방률이 감소했으며, 혈압이 10퍼센트 하락했다. 정말이지 마음은 대단한 것이다!

우리가 믿는 것은 심지어 학업 성적에도 영향을 준다. 2006년《사이언스》지에 발표된 한 연구에서는 두 가지 다른 가짜 연구 보고서 중 하나를 읽은 220명의 여학생을 대상으로 수학 성적을 측정했다. 학생들의 절반은 한 가지 보고서를 읽었고, 나머지 절반은 다른 보고서를 읽었다. 한 보고서에는 남자들만 가지고 있는 Y염색체 때문에 유전적으로 남자가 여자보다 5퍼센트 수학에 유리하다고 서술되어 있었다. 다른 가짜 보고서에는 남자가 여자보다 5퍼센트 수학에 유리한 것은 단지 선생님들이 아이들이 어렸을 때 고정관념을 심어 주었기 때문이라고 서술되어 있었다.

테스트를 해 본 결과, 남자와 여자의 차이는 단지 고정관념 때문일 뿐이며, 따라서 여자도 남자만큼 수학을 잘할 수 있다고 믿었던 학생들이 여자가 유전적으로 불리하다고 믿었던 학생들보다 훨씬 좋은 성적을 보였다.

긍정적인
상담의 힘

플라세보 효과는 종종 의학 실험에서 골칫거리로 여겨진다. 그래서 일부 기업들은 의약품의 효과를 좀 더 정확하게 알아내기 위해 플라세보 효과를 배제하려고 한다. 하지만 모든 일이 계획한 대로 되는 것만은 아니다.

전형적인 의학 실험에서 환자들은 진짜 약이든 플라세보든 한 가지 약을 복용하게 된다. 플라세보를 복용한 후 증상이 호전되는 환자들은 '플라세보 효과 환자'로 불리며 실험 결과에서 제외된다. 그 후에는 플라세보 효과 환자를 제외한 집단을 대상으로 다시 실험을 진행한다. 하지만 몇 가지 연구에 따르면 가령 첫 번째 실험에서 35퍼센트의 환자들이 플라세보 효과를 보인다면, 두 번째 실험에서는 플라세보 효과 환자를 제외했음에도 불구하고 다시 35퍼센트의 환자들이 플라세보 효과를 보인다.

이런 현상은 의학 실험을 하는 기업들 입장에서는 정말이지 총체적 난국이다. 하지만 이런 결과가 나타나는 이유는 두 실험 사이에 바뀌지 않은 오직 한 가지의 변수가 있기 때문이다. 의사들 말이다! 의사들은 모든 연구에서 똑같은 것이 일어날 것이라고 열정적으로 말한다. 의사들이 무엇을 어떻게 말하든지, 그들이 치료에 얼마나 열의를 가졌으며, 그들이 치료를 받는 사람과 어떤 관계를 맺고 있는지가 아주 중요하다.

예를 들면 1954년에 수행된 한 연구에서 출혈성 궤양을 앓고 있는 환자들에게 물 주사를 놓으면서 어떤 환자들에게는 주사를 맞으면 나을 것이라고 말하고 다른 환자들에게는 아직 효능이 밝혀지지 않은 실험 단계의 주사라고 말했다. 주사가 치료제라는 말을 들은 환자들의 70퍼센트는 증상이 현저히 호전되었지만, 실험 단계의 주사라는 말을 들은 환자들은 25퍼센트만이 호전되었다.

파브리치오 베네데티 교수가 팔 통증 치료에 몰래 플라세보를 처방했을 때 나타나는 효과를 연구한 사례도 있다. 플라세보를 식염수에 몰래 넣어 처방했을 때는 환자의 통증 수준이 바뀌지 않았다. 하지만 환자의 눈앞에서 플라세보 주사를 처방하고 "당신에게 진통제 주사를 놓겠습니다. 몇 분 후에 통증이 가라앉을 거예요. 침착하고 편안하게 계시고 몇 분 후에 통증 수준을 말해 주세요."라는 말을 들은 환자는 통증이 사라졌다.

1978년에 수행된 치과용 주사에 관한 한 연구에서는 의사가 어떤

　　　　　　　　Part I 마음이 몸을 치료한다

환자들에게는 입안에 주사를 놓기 전에 플라세보를 주면서 약효를 부풀려서 '과장된' 메시지를 주고, 다른 환자들에게는 그 약이 효과가 있을 수도 있고 없을 수도 있다는 식으로 '미적지근한' 메시지를 주었다. 과장된 메시지를 받은 환자들은 미적지근한 메시지를 받은 환자들에 비해 주사를 맞을 때 훨씬 덜 아프게 느꼈을 뿐만 아니라 불안과 두려움도 적었다.

또한 1987년 《영국 의학 저널 British Medical Journal》에 발표된 「일반 진료 상담: 긍정적이어야 할 이유가 있는가?」라는 제목의 논문에서 연구자들은 200명의 환자에게 사소한 질병에 대해 긍정적인 상담 또는 부정적인 상담을 해 주었다. 긍정적인 상담을 해 준 경우에는 환자들에게 무엇이 잘못되었는지를 말해 주고 며칠 내에 나을 것이라고 말해 주었다. 부정적인 상담의 경우 의사는 환자들에게 무엇이 잘못되었는지 모르겠다고 말해 주었다. 2주 후에 모든 환자의 52퍼센트가 상태가 호전되었다. 그런데 긍정적인 상담을 받은 환자들 중에는 64퍼센트가 좋아진 반면, 부정적인 상담을 받은 환자들은 39퍼센트만 좋아졌다. '긍정적인 상담의 힘'은 부정적인 상담에 비해 거의 두 배나 효과를 발휘한 것이다.

오늘날 의사들로서는 메시지를 전하는 데 얼마나 정성을 기울여야 하는지 아는 것이 큰 과제일 것이다. 한편 의사들은 자신이 말하는 것이 중요하다는 사실을 알고 있지만, 다른 한편으로 그들은 의약품의 증명된 효과에 대한 진실과 약효의 한계를 알려 줄 책임이 있다. 최근 연구 결과 공감과 다정함, 권위, 열정과 자신감이 상당한 효과가 있는 것으로 나타났다. 의사들이 무슨 말을 하고 무슨 말을 하지 말아야 할지, 그리고 가장 효과적으로 말하는 방법이 무엇인지에 대해 의사들에게 좀 더 자유를 허용하기 위해 더 많은 연구가 필요하다. 그러나 무엇을 믿을 것인지는 당신에게 달려 있다. 결국 치유력은 우리 안에 있기 때문이다.

낙관주의의 힘

이런 연구 결과 의사의 성격이 중요하다는 사실을 알 수는 있지만, 환자의 성격 또한 그들이 의사의 메시지를 어떻게 받아들이는지, 궁극적으로 플라세보 효과가 어떻게 나타나는지에 영향을 미친다.

2005년에서 2007년 사이에 오하이오 주 털리도 대학교University of Toledo의 연구진은 플라세보에 대한 낙관론자와 비관론자의 반응을 비교했다. 수차례의 실험을 하는 동안 과학자들은 낙관론자들과 비관론자들에게 약(플라세보)을 주면서 그 약을 먹으면 기분이 나빠질 것이라고 말했다. 비관론자들은 낙관론자들보다 그 말에 더 많은 반응을 보이고 상태가 더 나빠졌다. 그런 다음 과학자들은 낙관론자들과 비관론자들에게 가짜 수면제를 주면서 그 약을 먹으면 잠을 잘 수 있다고 말했다. 이번에는 낙관론자들이 더 큰 반응을 보였고 비관론자들보다 더 잘 잤다.

낙관론자들은 상태를 호전시키는 것에 더 큰 반응을 보이고, 비관론자들은 상태를 악화시키는 것에 더 큰 반응을 보이는 경향이 있다. 그러니 치유의 열쇠는 우리 안에 있다.

조건화 –
플라세보 효과 증가시키기

우리는 플라세보 효과를 증가시킬 수 있는데, 말하자면 '조건화conditioning(특정 조건에 반응을 보이거나 익숙하게 길들이는 것 – 옮긴이)'라는 것이다. 전형적인 조건화 실험의 경우, 과학자들은 환자에게 이틀 정도 진짜 약을 주고, 그 다음 날에는 환자 몰래 플라세보로 바꿔치기한다. 물론 환자들은 아무것도 의심하지 않으며 '약'(사실은 플라세보)을 처방받고서 지난 며칠 동안 진짜 약을 복용했을 때만큼이나 똑같은 효과를 얻을 것을 기대한다. 그리고 실제로 그렇게 된다. 환자들은 마치 파블로프의 조건반사 실험에서 개가 종소리를 듣는 순간 침을 흘리도록 훈련된 것처럼, 주사나 약이 매번 같은 효과를 낼 것이라고 믿도록 '조건화된' 것이다.

연구 결과 이런 조건화가 오래 될수록 효과는 더 강하게 나타났다. 즉 마음이 신체 시스템에 더 깊이 침투할수록 플라세보 효과는 더 강하게 나타난다. 일부 조건화 실험에서는 플라세보 효과가 100퍼센트까지 증가했다.

한 실험에서는 과학자들이 자원자들에게 면역 체계를 억제하는 '시클로스포린cyclosporin A'라는 화학물이 첨가된 음료를 주었다. 그러자 자원자들이 그 음료를 마실 때마다 그들의 면역 체계는 약화되었다. 며칠 후 과학자들은 '시클로스포린 A'가 들어 있지 않은 음료로 바꿔치기했지만, 자원자들의 면역 체계는 계속해서 약해졌다.

마찬가지로 베네데티 교수가 수행한 한 실험에서도 그가 자원자들에게 플라세보를 주면서 그 약이 통증을 완화시킬 것이라고 말하자 실제로 통증이 완화되었다. 하지만 과학자들이 자원자들에게 플라세보가 성장호르몬 수치를 높일 것이라고 말했을 때에는 아무런 효과가 나타나지 않았다.

성장호르몬 수치를 바꾸기 위해 과학자들은 플라세보의 힘을 증가시켜야 했다. 과학자들은 실험 대상자들에게 '수마트립탄sumatriptan'이라는 물질을 사용했는데, 이 물질은 성장호르몬 분비를 촉진하는 것으로 알려져 있다. 수마트립탄을 며칠 동안 처방한 후에 환자들의 성장호르몬 수치가 높아지자, 과학자들은 환자들 몰래 플라세보로 바꿔치기 했다. 하지만 그 후에도 환자들의 성장호르몬 수치는 계속해서 높아졌다.

첫째 날에는 플라세보가 아무런 효과도 없었지만, 조건화가 거듭되는 사이에 비록 실험 대상자들은 의식적으로 변화를 알아차리지 못했지만, 마음이 수마트립탄 복용을 변화된 성장호르몬 수준과 연관 지었던 것이다.

뇌에는 신체의 모든 부위에 연결되어 있는 수조 개의 신경 회로가 있다. 우리가 약을 먹거나 주사를 맞았을 때, 심지어 그것이 플라세보일지라도 진짜 약을 먹었을 때처럼 같은 신경 회로가 반응하도록 하려고, 우리는 신경 회로를 몇 번이나 반복해서 반응하도록 조건화한다. 왜냐하면 앞의 두 연구에서 알 수 있듯이, 우리의 무의식이 약이나 주사를 면역 체계나 호르몬의 변화와 연관 짓기 때문이다.

만약 의식적으로 면역 체계나 성장호르몬 수준에 영향을 주려고 한다면(어떻게 하는지는 전혀 모르면서) 그만큼의 성공은 거둘 수 없을 것이다. 조건화는 플라세보의 힘, 즉 마음의 힘을 증가시킨다. 조건화를 통해 우리는 평소에 할 수 없었던 신체 시스템의 변화를 이끌어 낼 수 있다. 이 연구에 따르면, 우리에게는 마음을 이용해 우리 자신을 치유할 수 있는 상당한 힘이 있다. 우리는 단지 그 힘을 이용하기만 하면 된다.

이 책의 후반부에서는 우리가 신체 시스템을 변화시킬 수 있으며, 결국 반복적인 이미지힐링이라는 치유 과정을 통해 마음의 힘을 강화시킬 수 있다는 사실을 배우게 될 것이다.

들리는 것은 하나도 믿지 말고
보이는 것은 반만 믿어라.

– 벤저민 프랭클린 Benjamin Franklin

03

약효는
우리의 믿음에
달려 있다

실험 결과 플라세보보다도 전혀 나을 게 없는 약으로 드러나서 시장에 출시되지 못하는 약이 있다. 이런 약은 경우에 따라 효능이 낮게 나타나기도 하고, 높게 나타나기도 한다. 우연히 플라세보 효과가 높게 나타나는 것과 마찬가지다. 따라서 효능이 좋을지도 모를 약은 효능이 없는 것으로 간주되기도 한다. 하지만 이런 경우에는 플라세보 효과, 즉 실험에서 약을 복용하는 사람들의 마음의 힘이 완전히 배제되어 있다.

이런 사례는 항우울제의 경우에 쉽게 찾아볼 수 있다. 세계에서 가장 잘 팔리는 항우울제 중에는 그 효능이 대부분 플라세보 효과 때문이라는 새로운 증거가 밝혀졌기 때문에 약의 효능은 없는 것으로 간주되는 것이 있기도 한다.

2008년에는 플루옥세틴fluoxetine(상품명: 프로작Prozac), 벤라팍신venlafaxine(상품명: 이펙사Effexor), 네파조돈nefazodone(상품명: 세르존Serzone), 파록세틴paroxetine(상품명: 세로자트Seroxat)에 대한 메타 분석meta-analysis(동일하거나 유사한 연구 주제로 행해진 많은 통계적 연구를 다시 통계적으로 통합하고 종합하는 연구 방법 – 옮긴이)을 수행한 결과 5,133명의 환자를 대상으로 35번의 의학적 실험을 하면서 약효가 나타난 환자들의 81퍼센트가 플라세보 효과 때문으로 나타났다. 진짜 약과 플라세보의 현저한 차이는 중증 우울증을 겪고 있는 환자들에게만 나타났다. 이처럼 플라세보 효과가 높게 나타나면 이 약이 실제로 효과가 있다는 사실을 증명할 수 없다. 아마도 실제로 약효가 있을 수도 있겠지만, 연구 결과 우리는 일반적으로 생각하는 것보다 훨씬 더 우리 자신을 치유하는 능력이 큰 것으로 밝혀졌다.

전 세계의 수백만 명의 사람들이 효과가 의심스러운 이런 약을 복용하고 효과를 보았다는 사실은 인간의 마음이 엄청난 치유력을 가지고 있다는 증거가 된다.

항우울제 플라세보가 효과를 보이는 이유 중 하나는 그것이 사람들에게 희망을 준다는 것이다. 그래서 플라세보도 같은 식으로 작용할 수 있는 것이다. 환자들은 무언가가 효과가 있을 것이라고 믿을 때 안도감을 느끼며, 이런 긍정적인 기대만으로 우울한 기분을 이겨내기에 충분하다. 특히나 매일 약을 복용하는 환자라면 더욱 그럴 것이다. 말하자면 날마다 희망이라는 긍정적인 기대를 하게 되는 것과 같다. 하지만 희망은 내면에서 온다. 희망이란 자신이 믿는 것에 따라 생겨나는 것이다. 그러니 치유력은 희망 자체에 달린 것이 아니라 희망을 품는 우리의 능력에 달려 있다.

우리는 어느 것에나, 혹은 누구에게나 희망이나 믿음을 가질 수 있으며, 그 때문에 스스로를 치유할 수 있다. 하지만 마음의 힘을 사용하는 비결은 우리가 생각하고 믿는 것에 집중하는 일이 중요하다는 사실을 깨닫는 것이다. 이런 깨달음은 우리 자신에게서 온다.

우리는 항상 무의식적으로 자신에게 의미가 있는 것에 희망이나 믿음을 가진다. 하지만 다시 말하지만, 그런 희망이나 믿음 자체가 아니라 우리가 그런 것에 부여하는 의미가 우리를 치유한다는 사실을 알아야 한다. 힘은 우리 각자의 내면에 있다.

의미 효과

하버드 대학교의 플라세보 연구 그룹의 또 다른 회원이자 인류학 교수인 다니엘 모어만Daniel Moerman은 그의 탁월한 저서 『의미와 약 그리고 플라세보 효과Meaning, Medicine and the Placebo Effect』에서 수많은 플라세보 효과의 사례를 '의미 반응'이라고 일컫고 있다. 그가 이렇게 일컫는 이유는 환자를 치유하는 것은 바로 환자가 치료에 부여하는 의미라고 생각했기 때문이다. 말하자면 치유력은 대부분 치료나 약 처방에 대한 우리 자신의 인식에 달려 있다.

모어만 교수는 그의 저서에서 이렇게 썼다. "의미 반응은 수술실에서 사용되는 레이저의 '힘'이든, 자극적인 약이 포함된 알약의 빨간색이든 치유가 일어나는 상황과의 상호작용에서 나타난다. 어떤 경우에는 베인 손가락에 붙인 밴드에 스누피 그림이 그려져 있을 때 더 잘 낫기도 한다.”

왜 만화가 그려진 밴드가 아이의 상처를 더 빨리 낫게 하는지에 대한 의학적 근거는 없지만 실상이 그렇다. 아이에게는 만화가 의미가 있으며, 상처가 더 빨리 낫게 만드는 것은 아이의 생각이기 때문이다.

만약 어떤 사람이 번갯불이 번쩍이는 거대한 기계 장비로 치료를 받는다면, 둘 다 플라세보라고 하더라도 번개 치료가 가짜 약보다 더 잘 들을 것이다. 우리를 치유하는 것은 기계나 알약이 아니라, 그런 것에 대한 우리의 지각이기 때문이다. 그러므로 플라세보는 약 냄새가 나거나 전문적인 느낌의 이름이 붙어 있거나 고통스럽거나 침습적이면 더 효과가 좋다. 「플라세보와 노세보: 믿음의 문화적 구조 Placebos and Nocebos: The Cultural Construction of Belief」에서 C.G. 헬먼 C.G. Helman 은 이렇게 말했다.

의사의 진료실이나 병동, 신성한 장소나 민간요법 치료사의 집은 배경과 소품, 의상, 대본이 완벽하게 준비된 극장에 비유할 수 있다. 문화 자체에서 비롯된 이 대본은…… 그들에게 어떻게 행동하고, 어떻게 사건을 체험할 것이며, 그것으로부터 무엇을 기대할 것인지를 가르쳐 준다. 그렇게 함으로써 치료사와 그들의 치료법이 가진 힘을 평가하는 데 도움을 준다.

결국 병을 완치하는 힘은 대부분 우리 안에 있다. 즉 우리가 세상을 어떻게 바라보고 그것에 어떤 의미를 부여할 것인지를 선택하는 우리의 능력에 내재해 있는 것이다.

우울할 때

알약의 색에 대한 우리의 생각은 약의 효능에 영향을 미친다. 신시내티 대학교^{University of Cincinnati}의 연구진이 57명의 학생들을 대상으로 파란색과 분홍색의 흥분제와 진정제를 실험했다. 두 약이 사실은 모두 플라세보였지만 학생들은 그 사실을 모르고 있었다.

진정제의 효과는 파란색 약이 66퍼센트였던 데 비해, 분홍색 약은 겨우 26퍼센트에 불과한 것으로 나타났다. 안정감을 느끼는 데는 파란색이 분홍색보다 2.5배 더 효과적인 것으로 증명되었다. 보통 파란색은 침착한 색이다. 하지만 파란색이 다른 문화권에서 다른 의미가 있다면 다른 결과가 나올 수도 있을 것이다. 바로 이런 결과를 보여 준 연구가 있다.

『의미와 약 그리고 플라세보 효과』에서 다니엘 모어만은 몇 가지 흥미로운 연구를 소개한다. 그는 파란색 가짜 수면제를 이용해 이탈리아에서 실험한 두 가지 연구를 인용한다. 그 플라세보가 여자들에게는 수면에 효과가 있었지만 남자들에게는 그렇지 않았다. 남자들에게 파란색 플라세보는 오히려 흥분제로 작용했다. 모어만 교수는 파란색이 성모 마리아의 옷 색깔이기 때문에 이탈리아인들은 파란색에서 평화를 연상한다고 설명한다. 적어도 여성들에게는 그렇다. 하지만 대부분의 남자들에게는 이와 같은 상징 효과가 없었다. 파란색은 이탈리아 축구팀의 유니폼 색이며, 이탈리아에서 축구는 아주 중요한 이슈다. 특히 남자들에게는 더욱 그렇다.

운 좋게도 나는 이탈리아가 우승했던 2006년 FIFA월드컵 때 이탈리아에 있었다. 그러니 이탈리아 남자들에게 축구가 얼마나 중요한지를 증언할 수 있다. 당시 이탈리아 축구팀이 몇 차례 경기를 치르는 동안, 나는 토스카나 주의 루카라는 도시에 있었다. 경기에서 승리할 때마다 모든 도시에서 승리를 자축했는데, 그 지역 남성들은 차를 타고 다니면서 파란색 축구 유니폼을 흔들었다. 파란색은 침착한 색이면서도 대부분 '성공과 역동적인 움직임, 힘, 경기장에서의 품위, 그리고 대체로 엄청난 흥분'을 의미했다. 적어도 남자들에게는 그랬다. 따라서 파란색 수면제가 이탈리아 여자들에게 효과가 있는 만큼 남자들에게 효과를 발휘하지 못하는 것은 파란색이 그들에게 의미하는 바가 다르기 때문이다.

어디에 사느냐가
중요하다

우리의 생각은 문화의 영향을 받기 때문에 플라세보 효과도 우리가 어디에 사느냐에 따라 다르게 나타난다. 미국에서 수행된 편두통 치료에 대한 한 연구에 따르면, 플라세보 주사를 맞은 환자의 33.6퍼센트와 플라세보 알약을 먹은 환자의 22.3퍼센트가 증상이 완화되었다. 미국에서 플라세보 주사가 플라세보 알약보다 1.5배 더 잘 듣는 것으로 나타났다. 유럽의 경우에는 다르다. 유럽에서는 알약을 먹은 환자의 27.1퍼센트가 통증이 완화되었지만, 주사를 맞은 환자는 25.1퍼센트만 통증이 완화되었다. 유럽인들에게는 편두통 치료에 알약이 주사보다 더 잘 듣는다.

모어만은 미국에서는 '주사를 맞는 것'이 훨씬 흔하기 때문에 사람들이 주사를 더 신뢰하고 플라세보 주사가 더 잘 듣는다고 설명한다. 하

   Part I 마음이 몸을 치료한다

지만 영국에서는 '알약을 먹는 것'이 더 흔하기 때문에 플라세보 알약이 더 잘 듣는다.

이런 문화적 효과는 다른 약에서도 흔히 볼 수 있다. 프랑스에서 수행된 타가메트 Tagamet(위산 분비 억제제 - 옮긴이) 실험 결과, 76퍼센트가 효능이 있는 것으로 나타났다. 플라세보는 59퍼센트가 효능이 있었다. 하지만 브라질에서는 진짜 약이 60퍼센트 효능이 있었고 플라세보는 단지 10퍼센트만 효력이 있었다. 놀랍게도 프랑스에서는 플라세보가 브라질에서 진짜 약과 비슷한 효력이 있었다. 마음의 힘이 약물의 효능에 영향을 미친다는 사실을 보여 주는 예이다.

호전되느냐 악화되느냐는 마음에 달려 있다

1980년대에 잔탁 Zantac이 등장하기 전까지는 타가메트는 최고의 위궤양 치료제로 사용되었다. 많은 실험 결과 타가메트는 70~75퍼센트 효능이 있는 것으로 나타났다. 하지만 잔탁이 등장해서 훨씬 효력이 좋은 약으로 출시되자, 타가메트에 대한 환자와 의사들의 신뢰는 흔들리기 시작했다. 타가메트는 더 이상 '최고의' 약이 아니었다. 그 후에 수행된 타가메트 실험에서는 효력이 64퍼센트에 불과한 것으로 나타났다. 타가메트의 화학식이 바뀐 것일까? 그 두 실험을 하는 사이에 사람들의 생리가 확 바뀐 것일까? 아니다. 변한 것은 타가메트에 대한 사람들의 신뢰뿐이다. 흥미롭게도 그 후에 주요 위궤양 치료제로 주목받게 된 잔탁도 역시 75퍼센트 효능이 있는 것으로 나타났다. 이 수치는 애초의 타가메트의 효능과 크게 다르지 않다.

마음은 아스피린에도 영향을 주는 것으로 밝혀졌다. 1981년에 영국의 킬 대학교University of Keele에서 835명의 여성을 대상으로 수행한 연구에서 알약에 찍혀 있는 상품명이 약의 효능에 큰 영향을 미치는 것으로 밝혀졌다.

이 연구에서는 두 종류의 아스피린이 사용되었다. 하나는 잘 알려진 브랜드가 찍힌 것이었고 다른 하나는 '진통제'라고 찍힌 것이었다. 그리고 두 종류의 플라세보도 있었는데, 진짜 약과 마찬가지로 하나는 잘 알려진 브랜드가 찍힌 것이었고 다른 하나는 '진통제'라고 찍힌 것이었다. 연구자들은 실험 대상 여성들을 네 그룹으로 나누어서 한 그룹에 한 종류의 알약을 주었다.

놀랍게도 같은 약이었음에도 브랜드가 찍힌 아스피린이 더 잘 드는 것으로 나타났다. 또한 같은 플라세보였음에도 브랜드가 찍힌 플라세보가 통증을 더 완화시켰다. 아스피린과 플라세보 두 경우 모두 브랜드가 찍힌 약이 효능이 더 좋았다. 브랜드가 찍힌 약이 브랜드가 찍히지 않은 약보다 그다지 나은 것도 아니었는데 말이다.

나는 개인적으로 파라세타몰paracetamol(해열 진통제)의 경우에도 이런 일이 일어나는 것을 보았다. 슈퍼마켓에서 대량 판매용으로 판매하는 평범한 약에 비해 영국의 파나돌Panadol 같은 브랜드가 붙은 다른 모양의 약이 더 효과가 좋았다. 몇 사람에게 어떻게 생각하는지 물어보았는데, 그들이 파나돌을 신뢰하게 된 것은 브랜드 이름의 발음과 가격, 생김새, 포장 때문으로 드러났다. 사람들은 대량 판매용 약이 저렴하고 덜 효과적인 것처럼 보인다고 대답했으며, 나의 짧은 소견으로는 그런 약이 파나돌과 똑같은 약임에도 덜 효과적인 것은 실제로 이런 지각 효과 때문이었다.

제약 회사들은 약품 이름을 지을 때 종종 지각된 효과^{perceived effect}를 향상시키는 이름을 고른다. 2006년 『정신병 치료 특론^{Advanced in Psychiatric Treatment}』에 실린 한 논문에서 에런 K. 밸런스^{Aaron K. Vallance}는 '비아그라^{Viagra}'라는 이름이 실제로 그 약품의 효능을 향상시켰다고 주장했다. 비아그라의 발음이 'vigour^(활력)'와 'Niagara^(나이아가라)'라는 단어들과 비슷하게 들리는데, 그 때문에 활력과 힘을 연상하게 되는 것이다. 이름이 약효에 중요하다는 것은 의심의 여지가 없다. 만약 이름이 플롭시^{Flopsy}(〈피터 래빗〉에 나오는 토끼 이름)였다면 그처럼 효과가 좋지는 않았을 것이다!

하버드 대학교 의과대학 교수이자 베스트셀러 『영원한 치유^{Timeless Healing}』의 저자인 허버트 벤슨^{Herbert Benson}은 1940년대와 1950년대에 약효가 좋은 것으로 유명했던 협심증 약을 연구했는데, 이 약을 복용한 환자의 70~90퍼센트가 증상이 호전되었다. 하지만 나중에 심층 실험을 했을 때 이 약은 효과가 덜한 것으로 밝혀졌다. 예전에는 효능이 좋았던 약인데도 그 후로는 더 이상 잘 듣지 않았다. 벤슨 교수는 약이 전처럼 효과적이지 않은 이유는 대체로 그 약을 처방하는 의사들이 예전만큼 그 약을 신뢰하지 않기 때문일 것이라고 말했다. 그 때문에 의사들은 처음과 같은 열성을 가지고 처방하지 않았을 것이다.

다니엘 모어만은 그의 저서 『의미와 약 그리고 플라세보 효과』에서 이런 결과를 언급하면서 다음과 같이 서술한다. "회의적인 의사들은 확신이 없는 처방으로 30~40퍼센트의 환자를 치료할 수 있지만, 열정적인 의사는 같은 약으로 70~90퍼센트의 환자를 치료할 수 있다."

같은 조건에서 두 가지 약을 쓸 경우 거의 차이가 없을 때가 가끔 있다. 하지만 시험관 실험에서는 차이가 있다. 약은 아주 강력한 효능을 지니고 있다. 제약 회사의 과학자로서 나는 그런 약을 연구해 왔다. 아직도 나는 약이 어떻게 신체 시스템과 상호 작용을 하는지, 그 화학반응을 연구할 때 신이 난다. 약을 개발하고 만드는 과정은 고도의 기술을 필요로 하는 힘든 작업이다. 분자의 화학적 구조를 다루는 데 특별한 기술이 필요하기 때문이다.

하지만 시험관 실험에서는 인간의 의식이 개입하지 않는다. 환자가 약을 복용하고 나면, 약에 대한 환자의 생각이 아주 중요해진다. 환자가 약효를 믿을 수도 있고 그렇지 않을 수도 있다. 환자가 어떻게 생각하든 간에 환자의 인식이 약의 효능에 영향을 주게 마련이다.

이런 요인이 실제 의학에 좀 더 적용되면 좋을 것 같다. 많은 의사들이 이런 것을 고려하기는 하지만, 일반적으로 의대에서 실제 치료에 널리 쓸 수 있게 가르치지는 않는다. 많은 의대에서 더 강조하는 부분은 플라세보의 치유 능력보다는 플라세보를 처방할 때 어떤 윤리적인 고려를 해야 하는지에 대한 것이다. 일부 병원의 주치의나 의사들은 환자들이 호소하는 증상에 대해 어떤 의학적 이유도 찾지 못할 때 플라세보를 준다. 환자들이 플라세보를 복용한 후에 증상이 호전되는 경우도 많다.

플라세보는 실제로 치유 효과가 있으며 그것은 사실이다! 하지만 진정한 힘은 우리 안에서 나온다. 플라세보는 우리가 희망과 위안이라는 생각을 부여하는 상징이며, 그런 생각은 바로 우리 자신의 것이기 때문이다.

    Part I 마음이 몸을 치료한다

플라세보도
전부 복용해야 한다

어떤 질병의 경우 알약을 네 개 복용하는 것이 두 개 복용하는 것보다 효과가 좋다. 또한 많은 연구에서 플라세보 네 알이 두 알보다 더 효과적인 것으로 나타났다. 1999년에 암스테르담 대학교University of Amsterdam의 연구진이 3,325명을 대상으로 위궤양 치료제를 연구한 79개의 별개의 연구 결과를 요약했다. 과학자들은 환자들이 하루에 네 개의 플라세보를 복용한 경우(1,821명)의 모든 데이터를 모은 결과, 4주 후에 44.2퍼센트의 환자들의 위궤양이 치료되었다는 사실을 알아냈다. 과학자들은 또한 환자들이 하루에 플라세보를 두 알씩 복용한 경우(1,504명)의 데이터를 모았으며 4주 후에 위궤양이 치료된 환자가 36.2퍼센트에 불과하다는 사실을 알아냈다. 결론적으로 이 연구에서 플라세보 네 알이 두 알보다 더 효과적이라는 사실이 밝혀졌다.

연구 결과에 따르면 환자들이 의사가 처방한 대로 약을 다 복용하지 않았을 때는 약효가 제대로 나타나지 않았다. 이건 상식이다. 약을 처방받았을 때는 반드시 의사가 처방한 대로 끝까지 약을 복용해야 한다. 하지만 연구 결과 의사의 처방을 그대로 따르지 않을 때는 플라세보도 또한 잘 듣지 않는 것으로 나타났다.

콜레스테롤 수치를 낮추는 약인 클로피브레이트clofibrate에 관한 한 실험에서 연구자들은 실험 대상자를 두 그룹으로 나누어 1,103명에게는 진짜 약을 주고 2,789명에게는 플라세보를 주었다. 5년 후에 생존율을 추적해 보니, 진짜 약을 복용한 그룹의 생존율은 80퍼센트였고, 플라세보를 복용한 그룹의 생존율은 79.1퍼센트였다.

데이터를 더 자세히 살펴본 결과, 연구자들은 환자의 생존율이 처방에 제대로 따랐는지에 달려 있다는 사실을 알아냈다. 처방의 80퍼센트를 따랐으면 '처방을 잘 따르는 사람들'로 분류되었다. 5년이 지난 후 '처방을 잘 따르는 사람들' 중 85퍼센트가 생존했지만, 처방을 잘 따르지 않은 사람들은 75.4퍼센트만이 생존했다. 이건 상식이며 당연한 일이다. 하지만 플라세보의 경우 처방을 잘 따르는 사람들 중 84.9퍼센트가 5년 후에 생존해 있었지만, 처방을 잘 따르지 않은 사람들은 71.7퍼센트만 생존했다. 환자들이 플라세보를 처방받았음에도 처방을 제대로 따르지 않은 것이 중대한 영향을 미쳤다. 이 실험의 경우, 그 결과는 죽음이었다.

항생제 실험에서도 같은 결과가 나타났다. 1983년《소아 과학 회지 Journal of Pediatrics》에 실린 한 연구에 따르면, 진짜 약인지 플라세보인지에 상관없이 처방을 제대로 따르는 사람들이 그렇지 않은 사람들에 비해 감염이 덜 되고 열도 덜 났다. 처방을 잘 따르는 사람들은 82퍼센트가 감염도 되지 않고 열도 나지 않았지만, 처방을 잘 따르지 않은 사람들은 47퍼센트만 그러했다. 플라세보를 처방받은 그룹에서 처방에 잘 따르는 사람들 중 68퍼센트가 건강했지만, 처방을 잘 따르지 않은 사람은 36퍼센트만 건강했다. 플라세보를 전혀 먹지 않은 사람들은 약을 먹은 사람들에 비해 감염과 발열이 두 배나 되었다.

살다 보면 우리의 삶이 주변 상황에 휩쓸릴 때가 있다. 나태해지고 지금 증상이 좀 완화되었으니 곧 나을 것으로 생각해서 처방받은 대로 끝까지 따르지 않는 경우가 있다. 이따금 '당연히 해야' 하는 일에 대해 끈질긴 의심을 품게 될 때가 있다. 바로 이런 생각이 병을 악화시킨다.

가짜 수술

연구 결과 어떤 경우에는 실제로는 수술을 받지 않았지만 자신이 수술을 받았다는 생각을 하는 것만으로도 치유될 수 있다는 사실이 밝혀졌다. 한 연구에서 한 그룹의 환자들이 협심증 때문에 '속가슴 동맥 결찰internal mammary artery ligation' 수술을 받았는데, 이 수술은 심장으로 공급하는 혈액의 흐름을 돌리기 위해 동맥을 묶는 수술이다. 다른 그룹은 소위 '가짜 수술sham surgery'이라는 것을 받았는데, 연구자들은 수술을 하기는 했지만 동맥을 묶지는 않았다.

연구자들이 말한 바로는 실제로 동맥을 묶은 수술을 받은 환자들의 67퍼센트가 증상이 상당히 호전되었다. 이 그룹은 통증이 완화되어 치료를 덜 받아도 되었으며, 협심증 발작을 일으키지 않고 더 오랫동안 운동을 할 수 있었다. 하지만 놀랍게도 가짜 수술을 받은 환자들 역시 83퍼센트가 비슷한 수준으로 증상이 호전되었다. 21명이 진짜 수술을 받고 12명이 가짜 수술을 받은 소규모 연구였지만, 결과는 의심할 여지가 없었다. 대부분의 사람들에게 있어서 수술을 받았다고 생각하는 것만으로도 실제로 수술을 받는 것 못지않은 효과가 있었다.

결국 이 연구와 다른 몇 가지 연구가 수행된 후에 속가슴 동맥 결찰술이라는 수술이 중단되었다. 그때까지 약 10만 명의 환자들이 그 수술을 받은 후에, 새삼스레 이 수술이 중단된 이유는 무엇일까? 일부 외과 의사들이 그 수술이 효과가 없다고 생각했기 때문이다. 하지만 여전히 속가슴 동맥 결찰술은 환자들에게 대단히 긍정적인 효과가 있었는데, 대부분은 단지 환자들이 그 수술을 신뢰했기 때문이었다.

수술 후 생긴 흉터를 보는 것만으로도 플라세보 효과가 나타난다. 관절염 가짜 수술의 경우 외과 의사들은 단순히 무릎을 절개하기만 했지만, 환자들은 움직임이 훨씬 수월해졌고 진짜 수술을 받은 환자들만큼이나 통증 없이 걸어 다닐 수 있었다. 연구 결과 어떤 경우에는 수술이 진짜든 아니든 간에 환자가 수술을 믿고 긍정적으로 생각한다면(왜 안 믿겠는가?) 실제로 수술을 받은 것과 똑같은 효과를 볼 수 있는 것으로 나타났다. 다시 말하지만 치유의 힘은 우리 안에 있는 것이다.

**아는 것이
중요하다**

우리가 투약 사실을 알고 있을 때 가장 큰 효과를 볼 수 있는 만큼, 수술이나 약에 대한 우리의 생각은 매우 강력한 힘을 가지고 있다. 만약 약이 숨겨져 있거나 환자가 잠들어 있을 때 투약을 한다면(그래서 그 사실을 모른다면) 그 사실을 알고 있을 때와 같은 효과는 나타나지 않는다. 알츠하이머 환자에 대한 한 연구에서 환자들이 약을 복용한 사실을 기억하지 못하기 때문에 종종 고혈압 등의 증상에 대한 치료약의 효과가 충분히 나타나지 않는다는 사실이 밝혀졌다.

1994년에 수행된 암성 통증(암에 기인하는 통증을 말하는데 주로 암 말기의 견디기에 어려운 통증 – 옮긴이)에 대한 강력한 진통제인 나프록센naproxen 연구에 따르면, 이 실험에 대한 정보를 미리 받은 환자들에게 진통제의 효능이 훨씬 좋았다. 어떤 환자들에게는 처음에는 진짜 약을 주고 하루가 지난 후에 몰래 플라세보로 바꾸어서 주었고, 다른 환자들에게는 처음에는 플라세보를 주고 나중에 몰래 진짜 약으로 바꿔서 주었다. 이 실험에서 중요한 것은 환자들 중 절반은 이 약이 효과가 있을 것이라는 말을 들었고 나머지 절반은 그런 말을 듣지 않았다는 사실이다.

연구 결과 나프록센이 플라세보보다 효과가 좋은 것으로 나타났다. 하지만 나프록센과 플라세보 둘 다 환자가 그 약을 쓰고 있다는 사실을 알고 있을 때 훨씬 더 효능이 좋았다. 플라세보와 진짜 약의 경우에 모두 투약에 대한 정보를 알고 있는 것이 약효를 증폭시켰다. 그리고 놀랍게도 실험에 대해 모르고 있는 환자들에게 준 진짜 약보다 실험에 대해 알고 있는 환자들에게 준 플라세보가 오히려 더 효과적이었다.

말하자면 만약 당신이 플라세보를 처방받았다면 몰래 진짜 약을 투약한 경우보다 플라세보가 더 효과가 좋다는 뜻이다. 믿기 어렵겠지만 사실이다. 베네데티 교수의 말을 빌리자면, "플라세보 효과의 존재는 우리가 인간 능력의 한계라는 개념을 더 확장해야 한다는 사실을 말해 준다(인간의 치유력이 얼마나 무한한지를 설명해 준다)."

인간의 생각에 따라 보잘것없는 약이 훨씬 더 좋은 효과를 낼 수도 있고 약효가 없는 물질이 특효약으로 작용할 수도 있으며, 가짜 수술이 진짜 수술의 효과를 낼 수도 있다. 진짜로 몸을 고치는 것은 마음이다. 다음 장에서는 우리가 생각하기에 따라 뇌가 실제로 어떻게 변화하는지를 살펴보기로 하자. 이것은 우리의 생각이 치유력을 가지고 있다는 증거이기도 하다.

생각하는 것은
뇌 화학작용을 훈련하는 것이다.

- 디팩 초프라 Deepak Chopra

04

가소성의
힘

당신이 이 글을 읽고 있는 순간에도 당신의 뇌는 자라고 있다. 과학자들은 이 현상을 '신경 가소성neural plasticity'이라고 부른다. 당신이 보고 듣고 만지고 맛보고 냄새 맡는 모든 것이 당신의 뇌를 바꾸고 있으며, 모든 생각이 뇌 구조에 미세한 변화를 일으킨다. 말하자면 우리가 모래 위에 발자국을 남기는 것과 마찬가지로 생각도 뇌에 물리적인 흔적을 남기는 것이다.

우리가 생각을 할 때 수백만 개의 뇌세포(뉴런)가 서로 맞닿아 연결되며, 마치 예술가가 흙을 빚듯이 뉴런도 뇌 안에서 실제로 물질을 만들어 낸다. 뇌세포 사이의 연결을 신경 연결neural connections이라고 한다. 뇌를 도시를 잇는 도로망이 표시된 거대한 3D 지도라고 생각해 보라. 도시가 확장되면 계속해서 새로운 도로가 지도에 추가될 것이다.

예를 들어 당신이 몇 시간 동안 왼손을 쓰지 않고 오른손만 쓴다면, 새로운 길(신경 연결망)이 생성되면서 오른손의 '지도'는 확장될 것이다. 이런 식으로 살아가면서 우리의 뇌 지도는 계속해서 확장되고 축소된다.

심포니오케스트라 음악인들에 대한 유명한 연구를 예로 들어 보자. 2002년 뇌 전문 학술지《뉴로이미지NeuroImage》에 실린 리버풀 대학교University of Liverpool의 자기공명과 화상 분석 연구 센터Magnetic Resonance and Image Analysis Research Centre 연구진의 연구에 따르면, 오랫동안 음악인으로 살아온 사람들은 언어와 음악 능력을 관장하는 뇌 부위인 브로카 영역Broca's area이 확장되어 있었다. 음악인이 아닌 사람과 뇌의 영역을 비교해 보았을 때, 음악인의 브로카 영역이 훨씬 큰 것으로 나타났다.

마찬가지로 점자를 읽을 줄 아는 시각 장애인에 대한 연구 결과, 시각 장애인들이 점자 읽는 법을 연습할수록 집게손가락 끝을 관장하는 부위의 뇌 지도가 확장되는 것으로 밝혀졌다.

지도 비유를 계속하자면, 개별 뉴런을 나무에 비유할 수 있다. 뉴런은 가지를 가지고 있는데, 이들 뉴런은 가지가 뻗어 나가서 다른 뉴런의 가지와 연결된다. 각각의 도시에는 집 대신 나무들이 있고, 길은 나무들이 다른 나무들과 연결되는 가지이다.

생각이
뇌를 바꾼다

오감으로 느껴지는 신체적 체험만이 뇌를 바꾸는 것은 아니다. 우리의 생각으로도 뇌를 바꿀 수 있다. 2007년

《미국 신경방사선학 회지》에 실린 수학자들에 대한 과학적 연구에서 가장 오랫동안 수학에 종사했던 사람이 수학적 사고를 관장하는 뇌 부위가 가장 큰 것으로 나타났다. 수학자들이 그렇듯이 사고하고 추상하고 분석하면서 수학자로서 보낸 세월 동안 매년 '수학의 뇌 지도'에 새로운 가지가 추가된 것이다.

최근에 런던 택시 기사들을 대상으로 한 실험에서도 비슷한 결과가 나왔다. 몇 년 동안 길을 익히고 암기하는 사이에 뇌 지도가 확장된 것이다. 배우는 것은 단지 보고 듣고 만지고 맛보고 냄새 맡는 것보다 더 높은 차원의 것이다. 배우는 것은 보고 듣고 만지고 맛보고 냄새 맡은 것에 대해 당신이 어떻게 생각하는지를 포함한다. 그리고 이런 생각들이 당신의 뇌를 변화시킨다. 따라서 공부하는 것은 뇌를 바꾸는 일이다.

실제로 2006년《신경 과학 회지》에 실린 한 연구에서 학생들이 시험공부를 할 때 뇌 지도가 변한다는 사실이 밝혀졌다. 독일 레겐스부르크 대학교University of Regensburg의 과학자들은 38명의 의대생들이 의사 시험 공부를 하는 것을 살펴보았는데, 그 과정에서 기억력과 추상적인 정보를 처리하는 뇌 부위가 두꺼워졌다는 사실을 알아냈다.

결국 우리의 체험과 생각이 뇌를 바꾼다. 뇌는 우리가 흔히 생각하는 것처럼 신체에 유전적으로 프로그램된 지시를 전달하는 정적인 유기적 물질 덩어리가 아니다. 뇌는 끊임없이 변화하는 뉴런들의 네트워크, 즉 신경 연결망이다. 또한 우리가 변화의 주체다.

『기적을 부르는 뇌』의 저자인 의학박사 노먼 도이지Norman Doidge는 이렇게 말했다. "뇌는 운동하면 자라는 근육과 같다는 말은 단순한 비유가 아니다.” 근육과 마찬가지로 뇌도 우리가 사용할수록 두꺼워진다.

우리가 뇌의 어느 부위에서든 새로운 연결을 만들어 내면 뉴런들이 빽빽해지면서 서로 밀어내게 되는데, 이것은 마치 인접해 있는 두 그루의 나무에서 수천 개의 새로운 가지가 자라날 때 서로 밀어내는 것과 같은 이치다. 이런 식으로 우리가 같은 생각을 반복하고, 같은 아이디어를 곱씹어 보고, 같은 꿈을 계속해서 꾸면 뇌가 두꺼워지게 된다.

이 사실을 알고 나면 명상이 뇌를 바꾼다는 사실이 전혀 놀랄 일이 아니라는 것을 알게 된다. 2005년에 매사추세츠 종합병원^{Massachusetts General Hospital}에서 불교의 '통찰^{insight}' 명상을 하는 명상가들을 대상으로 연구가 이루어졌다. 연구 결과 명상을 하면 집중력과 자유 의지, 자비심을 관장하는 부분인 전두엽 부위의 대뇌 피질이 두꺼워진다는 사실이 밝혀졌다.

이 책의 후반부에서 다루겠지만, 말하자면 당신의 몸이 치유되는 것을 이미지화할 때 가장 먼저 일어나는 일은 실제로 뇌의 미시적인 구조가 바뀌는 것이다. 이미지힐링은 단지 주관적이고 심리적인 것이 아니며, 당신의 기분을 좋게 하려는 심상 잡동사니가 아니다. 그것은 뇌 안에서 실제로 화학적, 구조적 변화를 일으키는 하나의 과정이다. 이미지힐링을 하는 순간, 마음이 물질을 변화시키는 것이다.

사용하지 않으면 잃는다 –
본성은 바꿀 수 있다

만약 당신이 며칠 동안 오른손을 쥐었다 폈다 하기를 반복한다면 더 많은 신경 연결망이 생성되기 때문에 오른손

　　　　　　　　　　　　Part I 마음이 몸을 치료한다

을 관장하는 부위의 뇌 지도가 확장될 것이다. 하지만 만약 당신이 오른손 대신에 왼손을 쥐었다 폈다 반복하는 것으로 바꾼다면, 오른손을 담당하는 뇌 지도는 줄어들고 왼손을 담당하는 뇌 지도는 확장될 것이다.

노먼 도이지가 말했듯이 뇌는 근육과 같다. 근육은 더 많이 쓸수록 더 발달한다. 근육은 쓰지 않으면 위축되어 작아진다. 그러므로 당신이 생각하는 방식을 바꿀 때마다, 예전 방식으로 생각하던 것을 담당하는 신경 연결은 점차 사라지고 새로운 방식으로 생각하는 것을 담당하는 신경 연결이 자라기 시작한다.

당신이 항상 무언가를 불평한다고 가정하자. 부정적인 생각과 감정을 처리하는 뇌 지도가 발달해 있을 것이다. 하지만 이 책을 읽고 난 후에 당신이 세상을 다르게 보기로 마음먹는다면, 당신의 생각이 신체에 영향을 미친다는 사실을 알게 될 것이다. 긍정적으로 생각하고 감사하는 습관을 가지게 될 것이다. 이제 당신에게선 새로운 방식의 생각을 처리하는 새로운 뇌 지도가 자라게 된 것이다. 그러면 '불평의 뇌 지도'는 줄어들기 시작할 것이다. 놀랍도록 짧은 기간 내에(많은 연구에서 약 21일 이내에 이루어지는 것으로 밝혀졌다. 윌 보웬이 21일 동안 불평하지 말고 지낼 것을 제안한 것도 그 때문이다) 새로 만들어진 긍정적인 감사의 뇌 지도가 부정적인 불평의 뇌 지도보다 더 커질 것이다. 신경학적인 측면에서 보면 긍정적인 생각과 감사하는 마음은 습관이 된다. 이처럼 새로운 태도가 당신의 뇌에 연결되어, 당신은 전혀 다른 사람이 되는 것이다.

자신의 마음을 바꾸려는 노력만 하면 된다. 뇌가 그 변화에 반응할 것이고, 이윽고 새로운 뇌 지도를 만들어 나가면서 결국에는 더 이상 많은 노력을 할 필요가 없게 될 것이다. 새로운 태도가 뇌에 연결되어 습관이 되는 것이다.

터놓고
대화하기

"심리 치료가 뇌를 놀라울 정도로 변화시킬 수 있다는 것에 대해서는 더 이상 의심할 여지가 없다." 이것은 노벨 의학상 수상자 에릭 캔들^{Eric Kandel}의 말로, 대화 치료가 뇌에 신경 성형적 변화를 일으킨다는 사실을 입증하는 증거가 점차 늘어나고 있는 추세를 반영한다(신경 성형적 변화란 뇌 지도가 바뀌는 것을 가리키는 말이다). 좋은 심리 치료사나 좋은 친구 앞에서 우리 자신의 문제에 대해 허심탄회하게 대화를 나누는 것은 실제로 우리의 뇌를 바꾼다.

심리 치료에 대한 MRI 연구 결과, 전두엽 피질의 뉴런들이 흥분하고(활성화되고) 괴로운 감정을 처리하는 부분의 활동이 감소하는 것으로 나타났다. 대화 치료를 통해 우리는 기억을 새로운 관점에서 볼 수 있게 되어, 전에는 정서적 고통을 불러일으키던 것을 떠올릴 때에도 더 이상 괴로움을 느끼지 않게 된다.

생물학적인 관점에서 보면, 에너지가 뇌의 앞부분인 전두엽으로 방향을 돌리게 되어 정서적 고통을 저장하는 부분에서 벗어나게 된다. 뇌의 앞부분에 수백만 개의 새로운 신경 연결이 만들어지며 트라우마와 관련된 신경 연결은 그 연결을 지탱해 줄 에너지가 부족해져 사라지기 시작한다. 트라우마의 정서적 강도는 너무나 강하기 때문에 흔히 만성

    Part I 마음이 몸을 치료한다

적 스트레스나 심지어 어느 정도 신경 손상을 일으키는 우울증까지도 야기할 수 있다. 하지만 최근 연구에 따르면 뇌는 놀라울 정도의 재생 능력을 갖추고 있어서 신경 손상도 복구할 수 있는 것으로 나타났다.

아동기의 트라우마는 많은 경우에 성인기의 스트레스 관련 질병으로 이어진다. 이런 질병에 걸리면 기억을 저장하는 뇌의 영역인 해마의 뇌세포를 말 그대로 분해해서 죽이는 호르몬이 대량 분비되기도 한다. 일부 과학자들은 이런 현상을 일종의 방어 기전으로 본다. 이런 호르몬 분비로 신경 회로가 '끊어지게' 되는데, 이것은 우리가 트라우마를 기억하고 재생하지 못하게 하기 위한 것이다. 하지만 최근 연구에서 해마의 뉴런들이 재생될 수 있다는 것이 알려졌다. 이른바 '신경 생성^{neurogenesis}'이라는 현상이다. 그렇게 되면 신경세포 회로를 재연결할 수 있을 뿐만 아니라 재생시킬 수도 있다. 10년 전만 해도 이런 주장은 과학적으로 터무니없는 것이었지만, 지금은 기정사실이 되었다.

신경 생성

쳇바퀴와 다른 쥐, 장난감 등이 있는 풍요로운 환경에서 성장한 쥐를 대상으로 연구한 결과, 이 쥐들의 해마 부피가 그렇지 않은 환경에서 산 쥐들에 비해 15퍼센트 증가한 것으로 나타났다. 즉 신경 생성이 많이 일어난 것이다. 이런 현상은 사람에게도 똑같이 적용된다. 1998년에 캘리포니아 주 라호이아에 있는 소크 연구소^{Salk Laboratories}의 연구진이 처음으로 인간의 해마에서 신경 줄기세포를 발견했는데, 이것이 바로 신경 생성의 증거이다. 뉴런들이 생성되는 단계에 있었던 것이다.

요즘에는 신체적, 정신적, 사회적 자극을 받으면서 활동적인 삶을 살면 손상된 뇌를 재생시킬 수 있는 것으로 알려져 있다. 연구 결과 우리가 운동할 때나 새로운 것을 경험할 때, 흥미를 느낄 때, 무언가에 열정적이거나 매혹되었을 때, 무언가를 경외할 때, 놀라움을 경험하거나 심지어 무아지경을 경험할 때, 자연스럽게 신경 생성이 이루어지는 것으로 밝혀졌다. 이런 경험은 대부분 강한 긍정적 감정과 연관되어 있다. 그러므로 생각과 감정이 신경 생성을 일으킬 수 있으며, 터놓고 대화를 나누는 것으로도 신경 생성이 이루어질 수 있다.

연구에 따르면 신경 생성은 노년이 되어서도 마지막 순간까지 계속된다. 소크 연구소의 과학자들은 최근 말기·불치 환자들에게 특별한 화학물을 주사했는데, 이것은 새로 생성된 뉴런들을 현미경에서 볼 수 있도록 해 주는 것이었다. 과학자들은 환자의 나이에 상관없이 신경 생성은 죽기 바로 직전까지 해마에서 일어난다는 사실을 알아냈다.

뇌의 다른 영역까지 연구 범위를 확장해 본 결과 지금까지 냄새를 처리하는 영역인 후각 신경구, 감정을 처리하는 영역인 중격, 운동을 처리하는 영역인 선조체와 척수에서도 신경 생성이 일어나는 것이 발견되었다. 말하자면 과거에 의학계에서 상상했던 것보다 인간이 지닌 신경 생성 능력이 엄청나다는 것이다. 사람의 몸은 걸어 다니는 기적이다. 몸은 놀라운 치유력과 재생 능력을 갖추고 있으며, 이 힘은 우리의 마음에 달려 있다. 그러니 우리의 생각과 감정이 신경 생성을 일으킬 수 있다.

또한 연구 결과 성인기에 새로운 것을 배움으로써 뇌 지도를 확장시

    Part I 마음이 몸을 치료한다

키고 신경 생성을 일으킬 수 있는 것으로 밝혀졌다. 1장에서 말했듯이, 새로운 언어를 배우는 것은 대단히 좋은 방법이다. 우리가 새로운 언어를 배울 때 뇌의 다른 영역을 더 많이 사용하게 되기 때문이다. 성인기에 새로운 언어를 배우는 것이 알츠하이머병의 백신이 될 수 있을 거라는 주장도 제기된 바 있다.

악기를 배우는 것으로도 뇌를 변화시킬 수 있다. 심지어 보드게임을 하거나 십자말풀이를 하거나 스도쿠 퍼즐을 하거나 대학에서 수업을 듣는 것도 나이와 관계없이 성인의 뇌에 긍정적인 영향을 줄 수 있다.

새로운 춤을 배우는 것도 아주 좋은 방법이다. 운동이 되는 것은 물론이고 마음도 단련되기 때문이다. 하지만 수년간 해 왔던 춤과 동작을 단순히 반복하는 것은 그다지 좋은 방법이 아니다. 새로운 것을 생각할 필요가 없기 때문이다. 우리는 새로운 경험을 통해 무엇인가를 얻는다. 뇌에 미치는 긍정적인 효과를 극대화하려면 끊임없이 새로운 것을 배울 필요가 있다. 그러니 살아가는 동안 나이가 많다고 주저하지 말고 언제나 새로운 것에 대한 호기심을 유지하고 몸과 마음을 단련한다면, 얼마든지 정신적으로 젊게 살 수 있다.

세상은 고통으로 가득하지만
그 고통을 이겨내는 일로도 가득 차 있다.

- 헬렌 켈러 Helen Keller

05

마음이
몸을
치유할 수 있다

뇌를 바꾸는 과정의 하나로 생각은 뇌에서 화학물질을 만들어 낸다. 대부분이 신경전달물질neurotransmitter 이라는 것이다. 세로토닌serotonin과 도파민dopamine이라는 잘 알려진 신경전달물질에 대해 들어 본 적이 있을 것이다. 우리가 생각을 할 때 신경전달물질이 한 뉴런의 가지에서 방출되어 또 다른 뉴런의 가지 끝으로 간다. 이 과정에서 전기가 생성되는데 이른바 '뉴런 점화neuron firing'라는 것이다. 우리가 한 가지 생각을 여러 번 반복할 때 추가로 화학물질(단백질)이 만들어지는데, 그 물질은 DNA가 있는 뉴런의 한가운데(핵)로 접근한다. 그런 다음 일부 DNA 유전자가 활성화되는데(스위치를 켜는데) 이 유전자들이 뉴런들 간에 새로운 가지(연결)를 만드는 물질(단백질)을 만들어 낸다. 이런 식으로 생각을 반복함으로써 뉴런들 사이에 새로운 연결이 만들어지고, 우리의 생각과 경험이 뇌를 바꾸게 되는 것이다.

이 과정은 빠르게 이루어진다. 유전자는 수 분 내에 활성화되며, 단 하나의 뉴런이 순식간에 수천 개의 새로운 연결을 만들어 낼 수도 있다. 여기서 알아야 할 중요한 점은 유전자가 수 분 내에 마음 상태에 따라 활성화되었다는 점이다. 말하자면 유전자 수준에서 신속하게 마음이 물질에 작용하고 있다는 것인데, 소위 기적적 치유로 알려진 많은 사례에서 이런 과정이 중요한 역할을 한다.

신경 펩티드^{neuropeptide}라는 또 다른 종류의 화학물질도 뇌에서 생성된다. 뇌에는 마음, 감정, 태도의 다양한 상태를 반영하는 다양한 종류의 화학물질이 있는데, 이 화학물질은 뉴런의 표면에 있는 수용체^{receptors}라는 것에 결합하여 다른 뉴런에 정보를 전달한다. 수용체는 원래 도킹 포트다. 우주 정거장에 여러 대의 우주선이 도킹하는 모습을 상상해 보라. 우주 정거장에는 다양한 우주선에 맞추어 다양한 형태와 규모의 도킹 포트가 여러 개 있을 것이다.

뉴런의 표면도 이와 상당히 흡사하다. 뉴런에는 수천 개의 수용체가 있는데, 여기에 모양과 크기가 다르고 다양한 전자파·전자장을 가진 신경 펩티드가 결합할 수 있도록 되어 있다. 수용체는 어떻게 보면 아이들이 가지고 노는 장난감과 흡사하다. 아이들의 장난감 중에 다양한 모양의 구멍이 뚫려 있는 컬러 보드가 있다. 보통 원형과 삼각형, 정사각형, 별모양 구멍이 있다. 이런 구멍들이 뉴런에 있는 모양과 크기가 다른 수용체에 해당된다. 그리고 각각의 구멍에 맞도록 만들어진 원형과 삼각형, 정사각형, 별모양의 블록이 있다. 이 다양한 모양의 블록이 뇌에서는 다양한 종류의 신경 펩티드에 해당된다. 보드의 구멍과 블록이 일대일로 대응하듯이, 각각의 신경 펩티드는 저마다 특정한 수용체가 있다. 하지만 아이들의 장난감과 달리 뉴런은 실제로 수용체의 모양을 바꾼다.

만약 뇌의 한 부분에서 특정한 신경 펩티드가 계속해서 생성되면 그 부분의 뉴런은 그것에 맞게 수용체를 더 만들어 낸다. 예를 들어 엔도르핀(신경 펩티드의 한 종류)이 계속해서 생산된다면 뉴런은 엔도르핀 수용체를 더 만들어 내게 된다. 가령 100개에서 시작한 신경 펩티드가 계속 생성된 결과 1,000개가 될 수도 있을 것이다. 반대로 엔도르핀 같은 펩티드의 생산이 감소되면 뉴런은 추가로 만들어진 엔도르핀 수용체를 서서히 줄일 것이다. 그러므로 마음이 뇌세포와 활성화된 유전자 사이의 신경 연결의 수에 영향을 미치는 것은 물론이고 뉴런의 표면, 즉 표피에도 변화를 일으킨다.

이것이 바로 어떤 물질에 중독되고 내성이 생기는 방식이다. 예를 들어 헤로인을 지속해서 복용한다면 뉴런은 더 많은 헤로인 수용체를 만들게 된다. 뇌가 수천 개의 추가적인 헤로인 수용체를 만들어 내기 때문에, 같은 효과를 보기 위해서는 더 많은 양의 헤로인을 복용해야 할 것이다.

많은 신경 펩티드가 그냥 뇌에 죽치고 있는 것은 아니다. 대부분은 혈류 속으로 방출되어 신경 펩티드가 제각기 중요한 역할을 하는 신체 각 부위로 여행한다. 결국 마음과 몸의 강력한 연결에 의해 우리의 생각과 감정이 신경 펩티드를 만들어 내고, 이 신경 펩티드가 신체에 영향을 주는 것이다. 많은 신경 펩티드가 심지어 몸 안에서 생성되어 뇌에 영향을 주기도 한다. 예를 들어 어떤 면역 세포는 신경 펩티드를 만들어 낸다. 이런 식으로 몸은 마음에 영향을 준다. 마음이 몸에 영향을 주고, 몸은 마음에 영향을 주는 것이다. 말하자면 양방향의 과정인 셈이다.

신경 펩티드는 간과 신장, 췌장, 소화관, 결장, 생식기관, 피부에 중요한 역할을 한다. 그뿐만 아니라 혈당, 혈압, 심장 박동수, 호흡, 체온, 내분비계, 면역 체계, 성 충동, 심지어 식욕에도 영향을 준다. 이런 식으로 마음이 이 모든 기관과 시스템에 영향을 준다. 그러니 우리의 마음은 뇌에 영향을 줄 뿐 아니라, 세포 수준에서 우리 몸에 영향을 주는 것이다.

마음이 어떻게 몸에 영향을 주는가

조 디스펜자Joe Dispenza 박사는 그의 탁월한 저서『꿈을 이룬 사람들의 뇌Evolve Your Brain』에서 사람이 생각을 바꿀 때 몸 전체의 세포에서 일어나는 변화에 대해 언급하고 있다. 조 디스펜자 박사는 한 사람이 조급한 성격에서 참을성 있는 성격으로 바뀌는 경우를 예로 들면서, 그 과정에서 세포가 몸 전체에 어떤 영향을 줄 수 있는지를 설명한다.

뉴런이 셀 수도 없을 만큼 많은 수용체를 가지고 있는 것처럼 우리의 장기와 몸 전체에 있는 세포들도 마찬가지로 수많은 수용체를 지니고 있다. 디스펜자 박사의 예를 보면, 처음에는 조바심과 관련된 신경 펩티드가 장기 내의 세포에 쏟아져 들어오게 된다. 그러면 세포들은 그 신경 펩티드를 위해 더 많은 수용체를 만들어 내게 된다. 그 사람이 참을성 있는 성격으로 바뀌면서 조바심 신경 펩티드의 흐름은 생성이 중단되고 참을성 신경 펩티드의 흐름에 자리를 내준다. 그러면 세포들은 이제 더 이상 필요가 없는 조바심 신경 펩티드를 위한 수용체는 줄이고, 대신에 참을성 신경 펩티드를 위한 수용체를 더 만들게 된다. 이런 식으로 우리가 마음을 바꾸면 세포 수준에서 우리 몸이 바뀌게 된다.

신경 펩티드 흐름을 염료에, 혈류를 강에 비유하여 설명하면, 우리가 생각을 바꿀 때 강으로 흘려보내는 염료의 색도 바뀌는 것이다. 하류에 있는 바위는 다양한 생각들 때문에 다양한 색으로 염색된다. 바위를 세포라고 생각해 보라. 아니, 바위라기보다는 거대한 스펀지 바위를 생각해 보라. 우리가 다양한 색의 염료를 하류로 흘려보낼 때 세포는 각 염료의 색에 해당하는 수용체를 만들어 내면서 변화하는 환경에 적응한다. 생각의 색깔을 바꾸면 세포 수준에서 당신의 몸을 바꿀 수 있다!

그러니까 우리가 조급한 성격에서 참을성 있는 성격으로, 혹은 느긋한 성격에서 차분한 성격으로 바뀌거나, 음식 생각을 하다가 나무 생각을 하는 식으로 한 생각에서 다른 생각으로 옮겨 갈 때, 우리는 뉴런들 간의 연결을 바꾸고 뇌에서 화학물질을 생성하고 몸 전체의 세포와 시스템에 영향을 준다.

일부 과학자들은 생각이 단지 스트레스를 증가시키거나 감소시킬 뿐이라고 여기면서, 마음과 몸 사이의 관계는 단지 스트레스 화학물질과 세포 사이의 관계에 불과하다고 생각한다. 물론 그들이 왜 이런 결론에 도달하게 된 건지는 충분히 이해할 수 있지만 나는 동의하지 않는다. 마음과 뇌에는 흑백만이 존재하는 것이 아니다. 우리의 생각은 스트레스가 있는지 없는지 따위의 흑백논리로 설명할 수 있는 것이 아니다. 그 사이에 많은 음영 차이가 있다. 우리는 무수하게 다양한 생각과 감정을 가질 수 있다. 뇌와 신체는 수천 가지의 화학물질을 만들어 내는데, 수많은 화학물질이 끊임없이 신체 내부를 돌아다니며 적합한 곳을 찾고 있다. 비록 미묘한 차이일지라도 한 가지 마음 상태에서 다른 상태로 바꾸면, 우리의 생각을 반영하는 색깔들의 혼합물에서 만들어지는 색조를 변화시킬 수 있다. 만약 당신이 음악에 매료되어 있다면, 당신의 생각이 염료 대신에 음악적 선율을 만들어 낸다고 생각해도 좋을 것이다.

조바심과 참을성의 예에서 오직 한 종류의 신경 펩티드만이 변화하는 것은 아닐 것이다. 간략하게 설명하기 위해 한 가지 신경 펩티드의 효과를 설명한 것뿐이다. 각기 다른 마음 상태는 저마다 다양한 색조, 혹은 음악적 선율을 만들어 낸다. 약간만 생각이 바뀌어도 이 음악적 선율에 미묘한 변화가 생기고 그것이 결국 몸 전체의 세포를 미묘하게 바꾼다. 몸 전체의 세포가 마음의 선율에 맞추어 춤을 추는 것이다. 이처럼 우리가 질병을 치유하려고 생각할 때 온몸의 세포에 작용하는 스트레스 물질을 줄이는 것이 전부가 아니다. 우리의 생각과 상호 작용하는 많은 종류의 신경 펩티드가 뇌에서 나와서 몸 전체를 돌아다니면서, 다채로운 색을 칠하거나 다양한 음악적 선율을 연주한다.

마음과 DNA의
상호작용

마음은 뉴런에 있는 DNA의 유전자에 영향을 주는 것은 물론이고 몸 전체 세포의 DNA 유전자에도 영향을 준다. 신경 펩티드가 저마다 고유의 수용체에 결합할 때 메시지가 세포 내로 전달된다. 이 메시지가 DNA에 이르게 되면, 유전자는 켜지거나 꺼지거나 더 밝아지거나 더 어두워진다.

DNA에는 약 2만 5,000개의 유전자가 있다. 유전자를 전구로 생각해 보라. 나는 개인적으로 유전자를 크리스마스트리 전구에 비유하는 것을 좋아하는데, 왜냐하면 많은 유전자가 동시에 깜박이기 때문이다. 하나의 유전자가 켜질 때 하나의 단백질이 생성된다. 이 단백질은 조직이나 뼈, 힘줄, 혈액, 면역 체계를 위한 새로운 세포를 구성하는 데 필요한 단백질일 수도 있고, 혹은 어떤 것을 다른 것으로 변화시키는 데 도움이 되는 효소일 수도 있다. 예를 들어 펩신 효소는 우리가 먹은 음식물을 몸이 사용할 수 있도록 더 잘게 나누는 것을 돕는다. 혹은 다른 세포로 메시지를 전달하는 호르몬일 수도 있다. 그러니까 유전자가 활성화되었을 때는 몸이 필요로 하는 모든 것을 만들어 낸다.

치유하는 과정에서 여러 개의 유전자들이 활성화되어 새로운 세포나 피부, 조직, 혈액, 뼈를 구성하는 단백질이 만들어진다. 또 다른 유전자들이 면역 반응에 관여하는 단백질을 만들고, 만약 몸에 상처가 나면 상처 주변에 혈액 응고를 돕는 다른 단백질이 생성되기도 한다. 일부 유전자는 신체의 다른 연관된 시스템에 영향을 줄 단백질을 생성하기 때문에 유기체 전체(신체)가 치유의 방향으로 물꼬를 트게 된다.

가령 어떤 사람이 짜증을 내고 적대적인 감정에 빠져 있다고 하자. 이 사람의 뇌는 그런 감정과 관련된 신경 펩티드를 생성하고, 이 신경 펩티드는 몸 전체를 흐르면서 저마다 같은 '색'과 '소리'를 가진 수용체를 찾아 접속하게 된다.

상처를 치유하는 것은 우리의 정신이나 감정 상태에 아주 민감하게 영향을 받는다. 적대감이나 스트레스는 치유를 더디게 하는 것으로 알려져 있다.

짜증과 적대감의 신경 펩티드는 세포와 접속하여 DNA에 메시지를 전달한다. 그러면 유전자가 활성화되고 단백질이 생성된다. 치유 과정에 중요한 역할을 하는 일부 유전자는 전구가 일부만 켜지듯이 부분적으로만 활성화되고, 다른 유전자는 전구가 꺼지듯이 비활성화된다. 이를테면 치유에 중요한 역할을 하는 성장호르몬이 그러하다. 이런 식으로 짜증과 적대감은 치유에 필요한 단백질이 마음이 평온한 상태에 있을 때만큼 충분히 생성되지 못하게 만드는 원인이 된다.

실제로 1장의 주제 중 한 가지와 연관해서 계속 이야기하자면, 오하이오 주립 대학교Ohio State University의 연구진은 적대감이 치유력을 현저하게 떨어뜨린다는 사실을 밝혔다. 2005년《일반 정신의학 회보》에 실린 이 연구는 42명의 결혼한 부부를 대상으로 진행되었는데, 가장 적대적인 사람들이 가장 덜 적대적인 사람들에 비해 치유율이 고작 60퍼센트밖에 되지 않는 것으로 나타났다.

2005년에 진행된 다른 연구에서는 스트레스가 상처 부위의 성장호르몬 수치를 감소시키는 것으로 밝혀졌다. 성장호르몬, 즉 단백질은 특정 유전자가 활성화되었을 때 생성되고 치유를 돕는 역할을 한다. 과학자들은 정신적, 감정적 스트레스가 상처 부위의 성장호르몬 수치를 감소시킨다는 것을 알아냈다. 즉 우리가 스트레스를 받을 때 상처가 더 더디게 치유된다는 것이다.

실제로 치유 과정에 관여하는 유전자 연구 결과, 과학자들은 스트레스를 받을 때 100개 이상의 유전자가 '하향 조절'된다는 사실을 밝혔다. 전구 비유로 말하자면, 전구 100개 정도의 밝기가 스트레스 때문에 어두워졌고, 70개 이상이 '상향 조절'되어 70개의 전구가 더 밝아졌다는 것이다. 과학자들은 '100개의 하향 조절된 유전자와 70개의 상향 조절된 유전자'가 유전자 균형에 영향을 미쳐 세포의 탄생과 성장을 촉진하는 대신에 세포를 죽음으로 이끌었다고 말한다. 상처 부위의 회복에 필요한 것이 바로 이 세포의 탄생과 성장이다.

만약 당신이 긍정적인 태도를 가지고 있거나 의료진을 신뢰하고 모든 것이 잘될 것이라고 믿기 때문에 스트레스를 받지 않고 침착한 마음 상태를 유지한다면, 다양한 유전자들이 상향 조절되기도 하고 하향 조절되기도 하면서 신속한 치유가 이루어질 것이다. 더 많은 성장호르몬이 상처 부위에서 생성되고, 그 덕분에 치유 과정이 빨라질 것이다.

2004년 《정신 신경 내분비학Psychoneuroendocrinology》 저널에 실린 오하이오 주립 대학교의 연구진이 수행한 또 다른 연구에서는 사회적 지지가 침착한 마음 상태를 유도하며, 그로 인해 치유 속도가 빨라지는 것으로 밝혀졌다.

이처럼 유전자는 몸 전체에서 마음에 반응한다. 도슨 처치는 자신의 저서 『당신의 유전자에 존재하는 지니』에서 이렇게 말했다. "이제 우리는 마음 상태가 즉각적으로 유전자의 단백질 합성 과정에 영향을 미친다는 사실을 이해하기 시작했다."

따라서 이 책의 후반부에서 언급하겠지만, 몸이 치유되는 것을 이미지화할 때 우리의 생각이 유전자에 영향을 주고 손상되거나 죽은 신체 부위의 재생을 돕는다. 그리고 앞에서 제시한 사례에서 스트레스를 받느냐 받지 않느냐로 이분법적으로 설명하긴 했지만, 아까 말했듯이 다양한 생각이 다양한 색조를 만든다. 단지 스트레스를 받느냐 받지 않느냐는 두 기준 사이 어딘가에 속하는 그런 개념이 아니다.

다양한 색조의 생각에 따라 생성된 신경 펩티드는 수많은 유전자에 영향을 준다. 아까 제시했던 예에서는 170개의 유전자가 영향을 받았는데, 과거에 과학자들은 '하나의 유전자가 한 가지 기능'을 한다고 생각했다. 하지만 지금은 다양한 유전자의 조합이 다양한 기능에 관여하는 것으로 알려져 있다. 그러니까 유전자의 경우에는 흑백논리가 적용되지 않는다는 말이다. 유전자는 '다양한 색조'의 생각과 같은 방식으로 작용한다.

만약 각각의 유전자가 색조나 소리라면, 다양한 마음 상태는 무한히 다양한 색조를 만들 수 있다. 이것이 앞으로 수년 내에 '만개할' 것이 확실한 연구 분야다.

마음의 힘이 유전자에 미치는 영향력은 아주 강력해서, 비록 가족력이 있다 하더라도 심장 질환이나 암을 두려워할 필요는 없다. 태도와 생활 방식을 변화시킴으로써 우리가 물려받았을지도 모르는 수많은 '유전적 결함'을 이겨낼 수 있다.

가령 어떤 사람이 심장 질환 가족력이 있어서 심장 질환이 발생할 확률이 보통보다 높은 유전자를 가지고 태어났다고 하자. 이 사실은 그 사람에게서 반드시 심장 질환이 발병한다는 것을 의미하지는 않는다. 태도나 생활 방식의 변화는 뇌와 몸 전체의 수많은 유전자에 영향을 줄 수 있다. 그렇게 되면 '나쁜' 유전자를 이겨낼 수 있다.

따라서 1장에서 언급한 연구 결과로 돌아가서, 긍정적인 태도를 기르고 낙관적인 생각을 하고 적대감과 불평을 줄이고 삶과 사람들을 좀 더 수용하고 감사하는 일에 집중하고 나누고 사람들에게 따뜻하게 대하는 품성을 기르는 것이 전부 유익한 효과가 있다.

생활 방식은 우리의 유전자에도 영향을 미친다. 건강한 식습관, 독소와 자극적인 일을 줄이는 것, 그리고 심지어 적당한 운동을 하는 것도 전부 긍정적인 변화를 가져온다. 이런 방식으로 산다면 심장 질환이나 암 유전자도 맥을 추지 못하게 만들 수 있다. 결국 당신의 삶이고, 당신의 선택에 달려 있다.

태도, 식습관, 생활 방식도 유전자와 마찬가지로 가족의 내력이다. 하지만 다행스럽게도 이런 것은 우리가 선택할 수 있다. 만약 심장 질환

유전자를 가진 사람이 실제로 심장 질환이 발병한 가족들과 같은 식습
관과 생활 습관을 유지한다면, 그 가족들과 마찬가지로 심장 질환 유전
자가 활성화될 수 있다. 많은 경우에 유전자 때문이 아니라 식습관과 생
활 습관 때문에 질병이 발생한다. 대부분 유전자는 알려진 것보다 훨씬
더 작은 역할을 한다.

물론 예외도 있다. 심장 질환 유전자를 가진 사람이 좋지 않은 식습
관과 생활 습관을 지니고도 심장 질환을 일으키지 않을 수도 있고, 심장
질환 유전자를 가지지 않은 사람이 좋은 식습관과 생활 습관을 유지하
고도 심장 질환이 발생할 수도 있다. 하지만 매우 넓은 의미에서 유전자
를 이기는 것은 가능한 일이다.

그러니 만약 당신이 심장 질환이나 암 가족력이 있다면, 당신의 태
도와 당신이 어떻게 사람들을 대하는지, 어떻게 느끼는지, 당신의 식습
관, 운동량, 음주와 흡연 습관은 어떤지를 살펴보고 긍정적인 변화를
꾀할 필요가 있다. 의사와 상의해서 건강에 유익한 조언을 얻는 것도
좋다.

마음과 줄기세포의 상호작용

마음이 유전자에 영향을 준다는 것은 마
음이 줄기세포 성장에 영향을 준다는 의미다. 줄기세포에 DNA가 있기
때문이다. 줄기세포는 마치 꽃송이가 없는 꽃과 같아서, 어떤 종류의 세
포로도 변형될 수 있는 세포다. 줄기밖에 없는 세포이기 때문에 다양한

　　　　　　　　　　　　　　　Part I　마음이 몸을 치료한다

머리로 자랄 수 있다. 줄기세포는 뼈세포, 면역 세포, 피부 세포, 심장 세포, 혈액세포, 심지어 뉴런까지, 무엇이든 될 수 있다. 유전자가 활성화되면서 줄기세포는 필요한 세포로 성장한다.

배아 줄기세포를 질병 치료에 이용하는 것을 두고 윤리적 공방이 오가는 것을 흔히 보았을 것이다. 예를 들어 줄기세포는 간에 이식되면 간세포가 되고, 심장에 이식되면 심장 세포가 된다. 이런 식으로 줄기세포를 이식하면 몸 어느 부분이든 손상된 조직의 성장을 촉진할 수 있다.

골수 줄기세포가 감염과 맞서 싸우는 것을 돕는 면역 세포로 바뀐다는 것은 오래 전에 알려진 사실이다. 앞에서 신경 생성에 대해 언급했는데, 뉴런으로 바뀌는 줄기세포도 골수에서 만들어진다는 증거가 있다. 최근의 연구에 따르면 상처가 치유될 때 골수에서 줄기세포가 나와 피부 세포로 변한다. 또한 골수에서 나온 줄기세포가 심장 세포로 변하면서 손상된 심장 근육을 재생시킨다는 증거도 있다.

신경 생성은 새로운 경험이나 강렬한 감정 상태, 영적 경험, 운동으로 촉진된다고 알려져 있다. 그러므로 마음이 줄기세포에 영향을 준다고 해도 무리는 없을 것이다. 또한 스트레스는 신경 생성을 방해하는 것으로 알려져 있다. 스트레스는 치유 과정도 더디게 하는데, 결국 치유에 필요한 세포 타입으로 변해야 할 줄기세포 DNA의 유전자를 방해할 수도 있다.

그러니까 마음이 줄기세포가 새로운 세포로 바뀌는 것을 도울 수도 있고 방해할 수도 있다. 실제로 심장에 관한 연구 결과 스트레스가 줄기세포의 한 종류인 혈관 내피 전구 세포 수치를 떨어뜨리는 것으로 알려졌다. 혈관 내피 전구 세포는 심장 세포로 변하게 될 세포다. 이런 식으로 스트레스가 줄기세포에 영향을 줄 수 있기 때문에, 우리의 생각과 감정, 태도의 상태도 줄기세포에 영향을 줄 수 있다.

그래서 나는 환자가 신체의 다친 부위가 치유되는 것을 이미지화하면 그 생각이 줄기세포가 치유에 필요한 세포 형태로 바뀌는 것에 영향을 줄 수 있다고 확신한다.

이 분야에 대한 연구는 거의 없지만, 기적으로 보이는 치유 사례와 심각한 질병이 하룻밤 사이에 저절로 낫는 예는 골수에서 나온 줄기세포가 작용한 덕분이라고 믿는 과학자가 점차 늘고 있다. 또한 그런 과학자들은 줄기세포가 손상된 부분을 재생시키는 세포로 바뀐다고 믿고 있다.

평생 공로상을 받은 저명한 과학자 어니스트 L. 로시Ernest L. Rossi는 그의 탁월한 저서『유전자 표현의 정신 생물학The Psychobiology of Gene Expression』에서 이렇게 쓰고 있다. "영적 경험이나 최면요법으로 인한 치유, 이른바 기적적인 치유가 일어나는 것은 대부분이 아마도…… 뇌와 신체 전체의 줄기세포에서 일어나는 유전자의 표현 때문일 것이다."

정확히 줄기세포가 어떤 식으로 상처 치유 과정에 관여하는지는 아직 완전히 밝혀지지 않았다. 줄기세포는 다른 보통 세포처럼 DNA를 가지고 있다. 로시가 말하듯이 이미지힐링을 통해 치유하는 것은 마치 신경 펩티드가 줄기세포의 DNA에게 어떤 종류의 세포로 변형되어야 하는지 메시지를 전하는 단백질을 생산하는 것과 같다.

　　　　　　　Part I　마음이 몸을 치료한다

마음은 정말로 몸을 바꿀 수 있는 놀라운 능력을 갖고 있다. 다음 장에서는 이미지힐링을 통해 신체 부위에 직접 영향을 줄 수 있다는 새로운 과학적 증거에 대해 살펴보기로 하자.

이미지화는
목표를 가지고 공상하는 것이다.

- 보 베넷 Bo Bennett

06

이미지힐링의
힘

몸의 한 부분을 이미지화하면 그 부분이 실제로 그 사실을 느낀다. 몸의 다른 부분은 느끼지 못한다. 코네티컷 대학교 연구진은 1996년《심리과학Psychological Science》지에 실린 연구 논문에서 이렇게 밝혔다. 과학자들은 실험을 위해 자원자들에게 통증을 유발시켰는데, 자원자들이 손가락 하나에만 통증이 덜할 것으로 예상했더니 실제로 그 손가락 하나에만 통증을 덜 느꼈다. 이 연구는 56명의 자원자를 대상으로 수행되었는데, 자원자들은 한쪽 손 집게손가락에 플라세보 진통제 크림을 바르고 다른 쪽 손에는 바르지 않았다. 과학자들은 양쪽 손 모두에 통증을 유발시켰지만 자원자들은 크림을 바르지 않은 손가락에만 통증을 느꼈다. 그 진통제 크림이 플라세보였음에도 자원자들은 크림을 바른 손가락에는 통증을 훨씬 적게 느꼈다.

나중에 파브리치오 베네데티 역시 같은 결과를 발표했다. 그는 173명의 자원자의 손과 발에 캡사이신capsaicin(고추를 맵고 화끈화끈하게 하는 화학물질)을 주사함으로써 따끔따끔한 통증을 유발시켰다. 주사를 놓기 전에 일부 자원자들은 손과 발에 플라세보 크림을 바르고 그 크림이 마취제라고 믿었다. 한 그룹은 왼손에 크림을 발랐고, 다른 그룹은 오른손과 왼발에 발랐다. 다른 두 그룹에게는 통증을 조절할 수 있는 어떤 크림도 발라주지 않았다. 1999년 《신경 과학 저널》에 실린 이 연구에 따르면, 자원자들이 플라세보 크림을 바른 부위에는 훨씬 통증이 줄어들었다. 가령자원자가 왼손에 플라세보 크림을 발랐을 때 왼손에는 통증이 줄어들었지만 다른 손과 양발에는 여전히 심한 통증을 느꼈다. 크림을 아예 바르지 않은 그룹은 통증이 전혀 줄어들지 않았다. 통증 완화는 자원자가 그것을 기대하고 있는 때에만 일어났다.

우리가 통증을 느낄 때 플라세보를 진통제라고 생각하고 처방받게되면 통증을 느끼는 부위가 어디인지를 아는 인식과 통증이 사라질 것이라는 기대가 바로 그 부분의 통증을 사라지게 하는 것으로 보인다.

베네데티의 연구에 따르면, 자원자가 통증 완화를 기대하는 바로 그신체 부위(즉 자원자의 생각과 의식이 집중된 곳)와 관련된 뇌의 영역에서 2장에서언급한 바 있는 내생 아편제가 생성된다. 그는 이렇게 썼다. "……내생아편제는 신경계 전체에 작용하는 것이 아니라 특정 플라세보 반응이기대되는 특정 뉴런 회로에서만 작용한다."

말하자면 우리가 예상하는 일을 실제로 관장하는 뇌의 특정 부분에서 화학물질이 분비된다는 뜻이다. 어디서 어떤 화학물질이 분비되어야 하는지를 지시하고 결정하는 원동력이 바로 우리의 의식이라고 볼 수 있다. 그러니까 몸의 어떤 부분이든 통증을 완화하고자 기대하면, 그 특정 부분의 뇌신경 회로가 활성화되어 그곳에 내생 아편제가 방출된다. 뇌 전체에 아편제가 넘쳐 나는 것이 아니라, 의식이 집중된 부분을 관장하는 부분에만 소량의 아편제가 분비되는 것이다.

만약 두 가지 다른 증상이 있는 한 사람에게 그중 한 가지 증상을 위한 플라세보를 주고 그 사람이 진짜 약이라고 믿는다면, 비슷한 결과가 나타날 가능성이 아주 높다. 2장에서 다음과 같은 실험을 언급한 바 있다. 한 연구에서 과학자들은 자원자에게 흡입기를 주고 흡입기 안에 알레르겐과 꽃가루가 들어 있다고 말했더니, 자원자들은 꽃가루 알레르기 증상과 함께 천식 증상도 보였다. 다음 실험에서 알레르겐만 들어 있다고 말하고 다시 흡입기를 주었을 때는 천식 증상만 보였다. 세 번째 실험에서 흡입기에 알레르겐과 꽃가루가 들어 있다고 하자, 또다시 자원자들은 천식 증상과 꽃가루 알레르기 증상을 함께 보였다. 어떤 증상이 일어날 것이라는 생각 때문에 실제로 그 증상을 일으키는 화학물질이 분비된 것이다. 그러니까 천식과 꽃가루 알레르기 증상이 있는 사람이 천식 플라세보를 받고 진짜 약이라고 믿는다면, 천식 증상은 없어지지만 꽃가루 알레르기 증상은 유지될 것이다. 반대로 플라세보를 꽃가루 알레르기 약이라고 믿는다면, 꽃가루 알레르기 증상은 없어지고 천식 증상이 남을 것이다.

통증 실험에서 보았듯이, 신체에 문제가 있는 부분을 깨닫고 치료를 받으면 나타날 효과에 대해 지각하는 것이 치유의 원동력이 된다. 이 때문에 뇌와 신체는 어떤 화학물질이 필요한지, 어떤 유전자가 활성화되고 비활성화되어야 하는지, 화학물질이 어디로 보내져야 하는지, 그리고 궁극적으로 어떤 일이 일어나야 하는지를 결정하게 된다. 질병이 그만 사라져 버렸으면 좋겠다고 생각한다고 상상해 보라! 흥미로운 생각이 아닌가!

뇌는 몸에 연결되어 있다

신체의 모든 부분은 뇌에 연결되어 있다. 신경은 뇌를 피부와 근육, 뼈, 인대, 내장 기관에 연결한다. 누군가 당신의 신체 일부에 접촉하면 바로 그 사실을 알 수 있고 내장이 손상되면 통증을 느낄 수 있는 이유도 바로 그 때문이다. 하지만 신체 접촉이 뇌에 바로 처리되는 것과 마찬가지로 신체 일부를 생각하는 것만으로도 똑같은 일이 일어난다고 생각해 보라. 예를 들어 손이 따뜻해진다고 상상하면 손이 따뜻해지고, 정신이 딴 데 가 있으면 얼마간은 통증을 느끼지 못하기도 한다.

한때는 단지 신비스러운 일로 여겨졌고 학계에서 돌팔이 또는 '대안'으로 치부되었지만, 지금은 이 분야에 대해 많은 연구가 이루어지고 있다. 현재 신경 과학 학계의 연구 결과, 우리가 신체의 일부를 움직이는 것을 생각하면 그 부분을 관장하는 뇌의 영역이 자극을 받는 것으로 밝혀졌다. 예를 들어 손을 움직이는 것을 상상하면 뇌의 '손 지도'가 활성화된다.

　　　　　　　　　　　　Part I　마음이 몸을 치료한다

2003년 《신경생리학 회지Journal of Neurophysiology》에 실린 스톡홀름의 카롤린스카 연구소Karolinska Institute(생리학 또는 의학 부문의 노벨상 수상자들이 노벨상 강의를 하는 곳)의 연구진에 따르면, 손가락이나 발가락, 혀 등을 움직이는 상상을 할 때 각각의 신체 부분을 관장하는 뇌의 영역이 활성화된다. 우리가 의식을 집중하는 신체의 어느 부분이라도 그 부분을 관장하는 뇌의 영역이 활성화된다는 것이다.

이미지트레이닝 – 마음으로 근육 키우기

신체의 일부를 반복적으로 생각하면 훨씬 강한 효과가 있다. 5장에서 같은 행동을 반복하면 뇌 지도의 규모가 확장되거나 뇌의 영역이 두꺼워진다는 사실을 살펴보았는데, 행동에 대한 생각을 반복할 때도 같은 결과를 나타낸다.

1994년에 하버드 대학교 의과대학에서 수행한 연구에서 자원자들은 피아노로 다섯 손가락을 사용하는 음 조합을 반복적으로 연주했다. 엄지손가락, 집게손가락, 가운뎃손가락, 넷째 손가락, 새끼손가락, 넷째 손가락, 가운뎃손가락, 집게손가락, 엄지손가락의 순서였다. 자원자들은 연이어 5일 동안 하루 2시간씩 연주를 했다. 다른 그룹은 같은 기간 동안 단지 연주하고 듣는 것을 상상만 하도록 했다. 5일간의 실험이 끝난 후에 과학자들은 자원자들의 뇌 지도를 기록했다. 쉽게 예상할 수 있듯이, 실제로 피아노를 연주한 자원자들은 손가락 지도가 확장되었다. 하지만 놀랍게도 연주하는 것을 상상한 자원자들도 똑같이 손가락 지도가 확장되었다.

단지 뇌만 활성화되는 것이 아니다. 신경이 뇌와 근육을 연결해 주기 때문에 근육을 사용하는 것을 상상하면 근육이 더 강해진다. 2004년에 클리블랜드의 러너 연구소^{Lerner Research Institute} 생물 의학 엔지니어링 부서의 연구진이 수행한 한 실험 결과, 상상의 운동만으로도 힘이 상당히 강해지는 것으로 밝혀졌다. 30명의 자원자들 중 몇 사람은 새끼손가락 운동을 했지만, 다른 사람들은 대신에 운동하는 상상만 했다. 운동할 때마다 자원자는 진짜든 상상이든 한 번에 15번씩 손가락을 구부렸다가 20초 쉬는 시간을 가졌다. 운동은 12주 동안 일주일에 5일, 한번에 15분씩 진행되었다. 예상할 수 있듯이, 실제로 운동을 한 그룹은 더 강해졌다. 근육 힘이 53퍼센트 증가한 것이다. 하지만 놀랍게도 상상의 운동을 한 그룹은 '손가락 하나 까딱하지' 않았지만 근육 힘이 35퍼센트나 증가했다.

토마스라는 젊은 단거리 선수를 알고 있는데, 그는 어깨 수술을 받고 한 시즌 동안 훈련을 쉬어야 한다는 조언을 받았다. 근육 힘을 잃고 싶지 않았기 때문에 그는 체육관에 가는 생각을 하면서 실제로 거기서 하는 것처럼 웨이트트레이닝을 하는 상상을 했다. 그는 예상보다 훨씬 빨리 회복했을 뿐만 아니라, 수술을 받기 전에 했던 것만큼이나 빠르고 건강하게 훈련받을 수 있게 되었다. 그의 상태는 빠르게 호전되었다. 짧은 시간 내에 그는 처음으로 스코틀랜드 국가 대표팀으로 선발되었다.

최근 연구 결과 심지어 무거운 역기를 드는 상상을 하면 가벼운 역기를 드는 상상을 할 때보다 뇌와 근육이 더 자극을 받는다는 사실이 밝혀졌다. 2007년에 리옹 대학교University of Lyon의 연구진이 수행한 한 연구에서는 30명의 자원자들이 다양한 무게의 역기를 실제로 들거나 드는 상상을 했다. 예를 들어 무거운 역기를 드는 상상을 하면 뇌는 가벼운 역기를 드는 상상을 할 때보다 더 활성화되었다.

운동선수들은 근육이 이미지화에 의해 영향을 받는다는 사실을 오래전부터 알고 있었다. 종종 자신이 최고 기록을 세우는 상상을 반복해서 하는 것이 챔피언과 역사가 기억하지 못하는 보통의 운동선수를 구분 짓는 중요한 차이가 되기도 한다. 뇌가 이미지화에 의해 자극을 받고, 다시 근육을 자극한다는 사실이 지금은 과학적으로 증명되었다. 이것은 사실이다!

한때 나는 멀리뛰기 선수였는데, 내가 도약하는 상상을 하는 데 많은 시간을 보낸다고 사람들이 놀리곤 했다. 하지만 그것은 효과가 있었다. 고작 두 달간의 정식 훈련을 받은 후에 1996년 스코틀랜드 멀리뛰기 선수권 대회 결승에 진출했으니까 말이다. 이제 우리는 이미지화가 얼마나 효과적인지 잘 알고 있다. 종종 그때만큼 훈련을 계속했더라면 얼마나 더 성장할 수 있었을까 하는 생각이 든다. 하지만 사실 나는 코치 일에 더 관심이 있었고, 그다음 시즌에는 멀리뛰기 코치가 되었다.

멀리 뛰거나 빨리 달리는 상상을 하면 근육이 자극을 받아서 실제로 그렇게 할 수 있도록 근육이 발달할 것이다. 가령 달리기나 멀리뛰기 세계 신기록을 세우는 등 높은 목표를 세우고 자주 그 목표를 이루는 상상을 한다면, 그 방향으로 근육이 발달할 것이다.

2008년 7월 BBC 방송에서 110미터 허들 전 세계 신기록 보유자 콜린 잭슨^{Colin Jackson} 특집이 한 시간짜리 다큐멘터리로 방영된 적이 있다. 글래스고 대학교^{University of Glasgow}에서 콜린의 혈액을 유전학적으로 분석한 결과 유전학적으로 우월한 점이 거의 없다는 결과가 나왔다. 하지만 근섬유를 분석한 결과 '빠른 속근·연축근' 수치가 놀랍도록 높다는 사실이 밝혀졌다. 유전학적 근거로만 보자면 콜린이 '빠른 속근·연축근' 수치가 그토록 높지 않았을 것이다. 최고가 되고자 하는 그의 투지가 근육 발달에 큰 영향을 준 것으로 보인다.

어떤 운동선수가 자주 세계 신기록을 세우는 상상을 하고 그렇게 되는 데 필요한 속도로 운동하는 것을 상상한다면, 단지 선수권 대회에 진출할 정도로만 달리는 것을 상상할 때와는 달리 그의 근육이 더 많은 자극을 받고 다르게 발달하게 된다. 그러니 우리가 무엇에 의식을 집중하느냐가 중요하다.

브레인 – 컴퓨터 인터페이스

손을 움직이는 상상이 실제로 손의 움직임을 관장하는 뇌의 영역에 자극을 준다는 연구에서 발전된 유력한 응용 분야 중 한 가지가 의수 연구다. 이 연구는 상상의 운동으로 뉴런이 받는 자극을 기록하는 브레인-컴퓨터 인터페이스^{brain–computer interface, BCI} 기술을 이용하고 있다. 그리고 그 자극을 컴퓨터 신호로 전환해서 사지에 움직이라는 지시를 내린다.

2006년 《네이처Nature》지에 실린 선구적인 연구에 따르면, 사지가 마비된 사람의 뇌에 소형 칩을 심자 그 사람이 컴퓨터 스크린에서 커서를 옮길 수 있었고 심지어 마음으로 이메일까지 열 수도 있었다. 그 사람은 컴퓨터 게임도 할 수 있었고, 대화하는 동안 로봇 팔을 조종해서 텔레비전 채널을 바꾸거나 음량을 조절하는 것도 할 수 있었다.

2006년에 그라츠 공과대학Graz University of Technology의 연구진이 발표한 「생각으로 걷기」라는 연구 논문에서는 마비된 사람들이 가상현실 시뮬레이터에서 가상의 길을 걸을 수 있는 것으로 보고되었다.

거울 뉴런Mirror Neurons

최근 연구 결과 놀랍게도 단지 다른 사람이 운동하는 것을 보는 것만으로도 뇌와 근육에 자극을 줄 수 있다는 사실이 밝혀졌다.

2001년에 《유럽 신경 과학 회지European Journal of Neuroscience》에 실린 연구에 따르면, 이탈리아 파르마 대학교University of Parma 연구진은 어떤 사람들이 손이나 입, 발을 움직이는 것을 자원자들이 보고 있을 때 자원자들의 뇌를 스캔했다. 놀랍게도 자원자들은 마치 실제로 손이나 입, 발을 움직이는 것처럼 그 부분을 관장하는 뇌의 영역이 활성화되었다.

더 나아가서 2006년에 웨일스 대학교University of Wales의 임상 및 인지 신경 과학 연구 센터Centre for Clinical and Cognitive Neuroscience의 연구진이 발표한 「베컴처럼 차라 – 유명한 운동선수의 운동신경 구현하기」라는 제목의 대단히 흥미로운 논문에 따르면, 심지어 다른 사람들이 움직이는 것을 볼 필요도 없는 것으로 밝혀졌다. 특정 기술로 유명한 사람의 사진을 보는 것만으로도 뇌와 근육에 자극을 줄 수 있다. 예를 들어 유명한 축구 선수의 사진을 보는 것만으로도 다리와 발 근육을 관장하는 뇌의 영역이 활성화될 수 있다.

믿기지 않겠지만 훌륭한 운동선수가 경기하는 장면을 보는 것만으로도 당신의 기량이 향상될 수 있다. 타이거 우즈가 골프 경기를 하는 것을 보기만 해도 골프 실력이 향상된다. 무언가 새로운 것을 배우고 싶다면 그 분야의 대가들과 어울리는 것이 좋다. NLP^{neuro-linguistic programming}(신경-언어 프로그래밍)에서 '모델링^{modelling}'이 효과가 있는 이유도 바로 그 때문이다. NLP에서는 전문가에게 배우고 그들과 함께 공부하는 것이 권장된다. 신경 과학 연구 결과 그렇게 함으로써 우리의 뇌와 신체는 실제로 전문가처럼 자극을 받는 것으로 나타났다.

근육이 활동하는 것을 이미지화하는 것이 힘을 향상시키는 것과 마찬가지로 근육이 활동하는 것을 보는 것도 힘을 향상시킨다. 이 장의 앞부분에서 설명한 실험과 유사한 실험에서 과학자들은 자원자들에게 새끼손가락을 구부리는 상상을 하는 대신 다른 자원자들이 새끼손가락을 구부리는 것을 지켜보도록 지시했다. 실제로 손가락 운동을 한 그룹의 경우 운동을 한 오른손 새끼손가락의 근력이 50퍼센트 증가했다. 하지만 놀랍게도 단지 손가락 운동을 지켜보기만 했던 그룹의 경우에도 오른손 새끼손가락의 근력이 32퍼센트 증가했다.

이 실험의 흥미로운 부산물은 두 그룹 모두 왼손 새끼손가락의 근력도 향상되었다는 것이다. 실제로 왼손 새끼손가락의 근력이 훈련을 한 그룹의 경우 33퍼센트 향상되었고 지켜보기만 했던 그룹의 경우에도 30퍼센트나 향상되었다.

새끼손가락을 실제로 운동하든지, 가상의 손가락 운동을 하든지, 손가락 운동을 지켜보든지 간에 모든 경우에 새끼손가락 근육을 관장하는 뇌 영역의 뉴런들이 활성화되었다. 더 나아가서 만약 당신이 신체 어떤 부분의 움직임이 자유롭지 못하다면, 몸이 건강한 사람이 수월하게 그 부분을 움직이는 것을 지켜보는 것만으로도(당신 자신의 상태와 비교하며 질투하거나 하는 등의 부정적인 감정을 갖지 않고) 동작이 수월해질 것이다.

《뉴로 이미지》에 실린 뇌졸중 재활에 대한 선구적인 연구에서 독일 슐레스비히홀슈타인 대학병원University Hospital Schleswig-Holstein의 연구진은 4주 동안 8명의 뇌졸중 환자를 대상으로 연구를 진행했다. 환자들은 정상적인 사람들이 커피를 마시거나 사과를 먹는 등의 일상적인 행동을 하는 것을 보았다. 환자들은 같은 기간 동안 평소처럼 재활 훈련도 받았다. 4주 후에 정상적인 사람들의 행동을 지켜본 환자들은 그렇지 않았던 환자들에 비해 증상이 훨씬 더 완화되었고, 놀랍게도 MRI 뇌 스캔 결과 그 환자들의 손상된 뇌 지도가 실제로 재생되고 있는 것으로 나타났다.

뇌는 우리가 무엇에 집중하고 있는지를 그대로 보여 준다. 예를 들어 누군가 슬퍼하는 사람이 있을 때 당신이 그 사람에게 집중하면, 당신의 뇌는 그 사람의 얼굴에 나타난 슬픔을 반영할 것이다. 당신이 그 사람과 많은 시간을 보낸다면, 당신도 슬퍼질 가능성이 높다. 마찬가지로 당신이 행복한 사람들과 함께 시간을 보낸다면, 당신의 뇌는 그 사람들의 표정과 행동을 반영할 것이고 당신의 기분도 좋아질 것이다.

우리가 보는 것에 의해 자극을 받는 뇌의 뉴런을 거울 뉴런mirror neurons 이라고 부른다. 거울 뉴런은 우리가 다른 사람들이 하는 것을 볼 때 새로운 것을 배우도록 도와준다. 예를 들어 파르마 대학교 신경 과학과의 과학자들이 2004년에 수행한 한 연구에서 과학자들은 기타를 한 번도 연주해 본 적이 없는 자원자들이 다른 사람이 기타를 연주하는 것을 보는 동안 뇌 스캔을 했다. 그 결과 마치 자원자들이 실제로 기타를 연주하고 있는 것처럼 그들의 거울 뉴런이 활성화된 것으로 나타났다.

또한 최근 연구에 따르면 우리의 알아차림과 뇌의 힘은 너무나 강력해서 어떤 동작을 묘사하는 문장을 듣는 것만으로도 실제로 그 동작을 하는 것처럼 뇌가 활성화된다. 파르마 대학교 신경 과학과의 과학자들은 자원자들이 손동작에 대해 이야기하는 것을 들었을 때 손동작을 관장하는 뇌의 영역이 활성화되었다고 밝혔다. 사람들이 발동작에 대해 이야기하는 것을 들은 경우에도 마찬가지로 발동작을 관장하는 뇌 영역이 활성화되었다.

흥미롭게도 연구 결과 누군가가 이야기하는 것을 들을 때 우리의 혀 근육도 활성화된다는 사실이 밝혀졌다. 특히 또박또박 말하는 것을 들을 때 더욱 그렇다. 만약 당신이 어떤 동작이 수월하지 않은데 누군가가 그 동작을 완벽하게 한다는 말을 듣는다면, 그 동작이 더 수월해지고 필요한 근육을 관장하는 부위의 뇌 지도가 더 확장될 것이다. 마찬가지로 스포츠의 경우 프로 테니스 선수가 자신이 한 멋진 서브에 대해 설명하

     Part I 마음이 몸을 치료한다

는 것을 듣는다면, 당신의 서브 능력이 향상될 것이다.

나는 많은 워크숍 참가자를 대상으로 이런 효과를 시연해 보인 적이 있다. 로버트 마스터스Robert Masters의 탁월한 저서 『뉴로스피크Neurospeak』에서 배운 방법이다. 나는 약 5분 동안 오른쪽 팔을 움직이고 오른쪽 어깨를 돌리는 동작에 대해 설명했다. 설명을 마친 후 참가자들에게 양쪽 팔과 어깨를 스트레칭해 보라고 했다. 놀랍게도 참가자들은 오른쪽 팔과 어깨가 왼쪽보다 훨씬 더 부드럽고 유연하게 움직였다. 스포츠 코치들은 자신이 말하는 것이 정말로 중요하다는 사실을 알아야 한다!

더 나아가서 만약 당신이 아플 때 사람들이 완벽한 건강에 대해 말하는 것을 듣는다면 건강이 회복되는 데 도움이 될 것이다. 특히 사람들이 신체가 얼마나 놀라운지, 재생력이 얼마나 뛰어난지에 대해 말한다면 효과가 더욱 좋을 것이다. 우리가 아플 때 절대로 하지 말아야 할 일은 주변 사람들이 끊임없이 우리가 얼마나 아픈지를 확인하는 것이다.

뇌는 우리가 인식하는 것에 엄청나게 민감하다. 어떤 동작에 대해 생각해 보라. 그러면 뇌는 실제로 그 동작을 하는 것처럼 활성화된다. 어떤 동작을 보거나 듣기만 해도 같은 효과가 나타난다. 심지어 어떤 사람의 신체 일부를 보는 것만으로도 자기 신체의 그 부분에 대한 민감성이 높아지게 된다. 실제로 웨일스 대학교에서 수행된 연구에서 다른 사람의 손이나 목을 보는 것만으로도 우리 자신의 손과 목의 민감성이 높아진다는 사실이 밝혀졌다.

누군가가 다치는 것을 볼 때 찌르르한 통증을 느끼는 이유도 바로 그 때문이다. 누군가가 발목을 접질려 넘어지는 것을 볼 때 발목에서 무릎까지 갑작스러운 통증을 느낄 수 있다. 우리가 괴로워하는 사람에게 연민을 느끼거나 사랑하는 사람이 아플 때 환상 통을 겪거나 질병의 증상을 겪는 이유도 전부 그 때문이다. 심지어 아내가 분만할 때 함께 진통을 겪는 남자들도 있다. 사랑하는 사람이 고통을 겪는다는 사실을 인식하면 무의식적으로 자신의 신체 부분에 집중하게 되고 뇌의 뉴런들이 활성화되어 얼마간 고통을 느끼게 된다. 하지만 이처럼 우리가 자신의 신체에 괴로운 느낌이나 통증을 만들어 낼 수 있다는 것은 괴로운 느낌이나 통증을 우리 스스로 몰아낼 수 있다는 말이기도 하다. 의사라면 누구든지 대부분의 질병이 마음에서 비롯된 것이라고 말할 것이다. 그러니 마음으로 질병을 치유할 수 있는 것은 당연한 일이다.

뇌는 현실과 상상을 구분하지 못하는 것처럼 보이는데, 우리가 질병에서 스스로 치유되는 것을 이미지화하고자 한다면 이런 특성이 매우 효과가 있다. 질병에서 치유되는 것을 상상할 때 뇌는 우리가 실제로 치유되는 것으로 받아들이게 된다. 이 장의 앞부분에서 설명한 플라세보 효과 연구와 마찬가지로 적재적소에서 꼭 필요한 화학물질이 분비되고 적절한 유전자가 활성화되거나 비활성화되어 결국 우리가 상상하는 것이 이루어지게 된다.

이미지 유도

2004년에 홍콩 타이포 병원Tai Po Hospital의 의사들이 '이미지 유도' 이완법을 이용해서 만성 폐쇄성 폐 질환COPD을 앓고 있는 환자들을 치료한 것으로 알려졌다. 이미지 유도 이완법은 마음을 이완시켜 주는 일련의 시각적 이미지를 보면서 누군가가 이끌어 주는 것 같은 녹음을 듣는 치료법이다. 26명의 환자를 대상으로 치료가 진행되었는데, 그들 중 13명은 6개 세션 동안 이미지 유도 치료를 받았고, 나머지 13명은 그 시간 동안 휴식을 취했다. 이 연구가 끝났을 때 이미지 유도 치료를 받은 그룹에서는 혈액 중 산소 포화도가 증가한 것으로 나타났다.

2006년에 인디애나 주의 퍼듀 대학교^{Purdue University} 간호학과에서 수행된 한 연구에서는 중년 여성의 골관절염에 이미지 유도 치료법이 효과적인 것으로 밝혀졌다. 실험 대상자인 28명의 여성들 중 절반은 12주 동안 이미지 유도 치료를 받았고, 나머지 절반은 그런 치료를 받지 않았다. 12주 후에 이미지 유도 치료를 받은 그룹은 치료를 받지 않은 그룹에 비해 삶의 질이 월등히 향상되었다.

2008년에 미시간 주 로열 오크에 있는 윌리엄 보몬트 병원^{William Beaumont Hospital}에서 간질성 방광염을 치료하기 위해 이미지 유도 치료법을 사용했다. 15명의 실험 대상 여성들은 총 8주 동안 하루에 두 번, 한 회에 25분씩 이미지 유도 치료를 받았다. 치료는 방광 치유와 골반저근 완화, 이 증상에 관여하는 신경을 차분하게 하는 데 중점을 두었다. 연구 결과 이미지 유도 치료를 받은 여성들이 이 치료를 받지 않은 여성들에 비해 증상이 호전되고 통증이 완화되었다.

또한 2008년 《통합 종양학 학회지^{Journal for the Society of Integrative Oncology}》에 실린 연구에서는 이미지 유도 치료법이 유방암 재발 위험을 줄이는

데 효과가 있는 것으로 나타났다. 이 연구는 34명의 여성을 대상으로 진행되었는데, 이 여성들은 8주 동안 이미지 유도 치료를 받았다. 연구 결과 여성들의 스트레스 지수가 낮아졌고, 삶의 질이 향상되었으며, 암의 재발 가능성을 나타내는 지표인 코르티솔 수치가 개선된 것으로 밝혀졌다.

이미지 유도 치료는 심지어 상처 치유에도 영향을 준다. 이 사실은 2007년 사우스이스턴 루이지애나 대학교 간호대학Southeastern Louisiana University School of Nursing에서 담낭 제거 수술을 받은 24명의 환자를 대상으로 한 연구 결과 밝혀졌다.

이미지 유도 치료를 받은 환자들은 불안감과 스트레스 호르몬 수치가 감소했을 뿐만 아니라, 상처 홍반도 훨씬 적게 생겼다. 상처 홍반은 상처 주변이 빨갛게 되는 것인데, 종종 감염이나 염증이 나타난다. 실제로 이미지 유도 치료는 상처 치유를 빠르게 한다.

이미지 유도 치료는 또한 섬유 조직염 통증을 완화하는 데도 도움이 된다. 2002년《정신의학 연구 회지Journal of Psychiatric Research》에 실린 연구에 따르면, 노르웨이 과학기술 대학교Norwegian University of Science and Technology의 연구진은 통증에 시달리는 환자들의 주의를 돌리기 위해 행복한 이미지를 사용하는 '행복한 상상'과 '내부 통증 제어 시스템이 활발하게 작동하는 것'을 상상하는 '집중 상상'을 비교했다. 이 연구는 55명의 여성을 대상으로 수행되었는데, 4주 동안 매일 그들의 통증 수치가 기록되었다.

'행복한 상상'을 한 그룹은 통증 수치가 상당히 감소했지만, '집중 상상'을 한 그룹은 그렇지 않았다.

나도 비슷한 관찰을 한 적이 있다. 적극적인 이미지힐링 요법으로도 통증을 완화하는 것이 어려운 사람들도 있다. 이런 것을 생각하는 것 자체가 스트레스를 유발하기 때문에 통증만 더하게 할 수도 있다.

따라서 어떤 종류의 이미지힐링을 하느냐가 중요하다. 특히 통증이 관련된 경우 어떤 이미지힐링 요법은 스트레스를 불러일으킬 수도 있다. 만약 이미지힐링을 하는 것이 괴롭다면 멈춰야 한다! 행복한 상상을 함으로써 피곤하고 스트레스를 받는 일상 이미지는 서서히 행복한 이미지로 교체되고 결국 스트레스와 통증이 줄어들게 된다.

이미지화하는 능력은 자기 치유의 성공에도 영향을 준다. 2006년 《건강과 의학의 대안 치료법 Alternative Therapies in Health and Medicine》에 실린 한 연구에 따르면, 교토 대학교 Kyoto University 건강 증진 및 인간 행동 부서의 연구진은 두 차례의 이미지 유도 치료를 받은 환자 148명을 대상으로 스트레스 호르몬(타액 코르티솔) 수치와 기분을 측정했다.

우선 연구 결과 첫 번째와 두 번째 이미지 유도 치료 세션 이후로 타액 코르티솔 수치가 훨씬 낮아진 것으로 밝혀졌다. 과학자들은 이렇게 기록했다. "정신적 스트레스의 원인이 되는 불쾌한 정보는 마음을 편안하게 해 주는 이미지로 대체되었는데, 이것이 실험 대상자의 타액 코르티솔 수치에 영향을 주고 있다."

두 번째 결과로, 실험 대상자 개개인이 얼마나 생생하게 이미지를 떠올리는지를 측정한 결과 이미지화 능력이 뛰어난 사람일수록 타액 코르티솔 수치가 많이 감소되었다는 사실이 밝혀졌다.

하지만 이미지화 능력이 뛰어나지 않다고 해서 걱정할 필요는 없다. 연습하면 이미지화하는 데 연관된 뇌의 영역이 발달할 수도 있고, 그러면 그 능력이 향상될 수 있기 때문이다. 연습하면 스포츠를 더 잘하게 되는 것과 같은 이치다. 또한 처음부터 기량이 뛰어나지 않은 사람이라고 해도 언제나 긍정적인 결과는 기대할 수 있다. 생각이나 말도 뇌를 자극하기 때문이다.

이미지힐링 요법

최근 여러 연구에 따르면 뇌졸중 환자와 척수손상 환자들이 스스로 잘 움직이는 것을 상상하는 것만으로도 얼마간 동작을 회복할 수 있다. 마찬가지로 파킨슨병을 앓고 있는 환자들도 더 수월하고 정확하게 움직일 수 있다.

신시내티 의과대학University of Cincinnati College of Medicine의 물리치료 및 재활 부서의 연구진이 2007년에 수행한 한 연구에서는 6주 동안 뇌졸중 환자들이 동작을 회복하는 것을 도와주는 연구에 이미지힐링 요법이 사용되었다. 이 연구는 32명의 만성적인 뇌졸중 환자들을 대상으로 수행되었는데, 그들 중 절반은 물리치료와 이미지힐링을 병행했고, 나머지 절반은 물리치료만 받았다.

6주 후에 이미지힐링을 한 환자들은 다른 환자들보다 훨씬 더 잘 움직일 수 있었다. 표준검사에서 이미지힐링을 한 그룹의 환자들은 '팔 장애'가 훨씬 줄어들고 '팔 기능'이 훨씬 좋아졌다. 뇌졸중 환자들이 자신의 팔을 움직이는 것을 상상할 때 팔 근육을 관장하는 뇌의 영역이 활성화된다. 가령 뇌졸중 때문에 손상을 입은 환자가 이미지힐링을 하면 뇌 지도가 재생되기 시작할 것이다.

뇌졸중 환자의 회복에 이미지힐링을 사용하는 것에 관한 대부분의 연구에서 이미지힐링은 신체 운동과 병행하는 경우 가장 효과적인 것으로 밝혀졌다. 그러니까 이미지힐링은 약물치료나 치료법 대신에 하는 것이 아니라 함께 하는 것이다. 질병을 치료하는 데 어떤 약이나 치료법을 쓰든 간에 그 효과에 대해 생각을 하게 된다. 때로는 그 치료법이 효능이 있을 것이라고 생각할 때도 있고, 그렇지 않을 것이라고 생각할 때도 있다. 이미지힐링은 우리가 긍정적이고 건설적으로 생각하도록 하는 것을 목표로 한다.

뇌의 재생 능력은 재활을 필요로 하는 어떤 부상에도 중요하다. 2007년《실험적 뇌 연구Experimental Brain Research》지에 실린 한 연구에 따르면, 과학자들은 척수손상 환자들에게 이미지힐링을 가르쳤다. 열 명의 사지 마비나 양측 하지 마비 환자를 대상으로 혀와 발을 움직이는 상상을 하는 것을 가르치자 환자들은 혀와 발을 더 잘 움직일 수 있게 되었다.

2007년《신경 재활과 신경 회복Neurorehabilitation and Neural Repair》저널에 실린 한 연구에서는 이미지힐링이 파킨슨병으로 고통받는 환자들에게도 도움을 줄 수 있다는 사실이 밝혀졌다.

이 연구는 23명의 환자를 대상으로 진행되었는데, 이 환자들 중 11명은 12주 동안 일주일에 두 번, 한 시간씩 물리치료를 받았고, 나머지 환자들은 물리치료와 이미지힐링을 병행했다. 12주 후에 이미지힐링을 사용한 환자들이 그렇지 않은 환자에 비해 증상이 훨씬 더 호전된 것으로 나타났다.

이미지힐링은 천식 환자들이 훨씬 더 수월하게 호흡하도록 돕는 데도 효과적이다. 알래스카에서 70명의 천식 환자를 대상으로 한 연구가 진행되었는데, 환자들은 기관지 경련과 염증이 줄어든 것을 상상하거나('생리적 목표를 구현하기 위한 상상'이라고 한다) 천식 대처법에 대한 교육을 받았다. 6주 동안 일주일에 두 번, 1회에 두 시간씩 치료를 진행한 결과 이미지힐링과 교육 모두 천식 증상을 상당히 호전시켰지만, 이미지힐링을 사용한 환자들이 더 많이 회복되었다.

이 연구에서 가장 흥미로운 점은 최근에 실시된 대부분의 이미지힐링 연구와 달리 동작에 연구의 중점을 두지 않았다는 것이다. 말초신경계는 신체의 뇌와 근육을 연결해 준다. 근육을 움직이는 것에 집중하면, 그 부분을 관장하는 뇌의 영역이 활성화된다.

천식 연구는 폐(내부 장기)와 뇌의 연결을 다루고 있다. 뇌와 폐는 무의식적 과정인 자율신경계ANS로 연결된다. 자율신경계를 통해 뇌는 눈, 이하선, 폐, 심장, 간, 비장, 위, 췌장, 장, 콩팥, 방광, 피부, 생식기관과 연결되어 있다.

우리는 무의식적으로 이런 시스템을 유지하고 있다. 하지만 우리의 의식적인 생각이 무의식적인 생각에 침투하면서, 의식적인 생각이 서서히 자율신경계에 영향을 주게 된다.

플라세보 효과 연구와 더불어 천식 연구를 수행한 결과, 근육 움직임에 집중하는 것은 물론이고, 특정 신체 부분에 집중하거나 심지어 단지 인식하는 것만으로도 뇌를 활성화시킬 수 있는 것으로 나타났다. 신체의 모든 세포들은 이 세포들을 뇌와 연결해 주는 신경 섬유가 감싸고 있기 때문에, 근육이든 장기든 세포든 신체 어떤 부분에든 집중을 하면 그 부분과 연결된 뇌의 영역을 자극하게 되고, 그렇게 함으로써 그 신체 부위도 자극하게 된다. 그러므로 마음은 말초신경계와 자율신경계를 통해 신체의 모든 부분에 영향을 줄 수 있다.

의심할 여지없이 말초신경계와 자율신경계가 치유 과정에 관여하고 있지만, 그보다 상위의 중추신경계 또한 회복에 관여할 가능성이 높다. 상위의 중추신경계는 특정 생각이나 치유 의지, 정신적 이미지, 희망, 소원을 신체의 개별 과정과 연결시킨다. 대부분의 플라세보 효과는 자율신경계와 연관되어 있다. 하지만 나는 많은 플라세보 효과가 이 상위의 중추신경계와도 연관되어 있을 것이라고 확신한다. 그러므로 의식적이든 무의식적이든 우리의 믿음이 신체의 특정 부분과 시스템에 특정한 방식으로 영향을 줄 수 있다. 우리가 일어나기를 바라는 것이 실제로 일어나는 일에 영향을 줄 수 있다.

플라세보 효과 연구에서 플라세보를 복용하고 치유되는 사람이 적극적으로 이미지힐링을 하는 것은 아니다. 하지만 그들은 의식적이든 무의식적이든, 말초신경계로 뇌에 연결된 근육이든 자율신경계로 뇌에 연결된 내장 기관이든 간에 손상되거나 통증을 느끼는 신체 부분에 집중하게 된다.

플라세보를 복용할 때는 건강과 희망, 고통의 경감에 대한 생각이 아프다는 생각을 대신하게 된다. 따라서 마음속으로 각기 다른 생각이 질병을 설명하게 되고, 스스로 아프다고 생각했을 때와는 다르게 뇌와 신체가 자극을 받는다.

이처럼 우리는 태도가 건강에 상당히 큰 영향을 준다는 사실을 알았다. 긍정적인 태도는 질병, 특히 심장 질환에서 우리를 보호해 주며 더 오래 살 수 있도록 도와준다.

플라세보 효과에 대한 연구 결과 우리가 복용하는 것이 진짜 약이든 플라세보이든 상관없이 우리의 생각이 아주 중요하다는 사실이 밝혀졌다. 치유는 우리 자신으로부터 시작된다. 마음먹기에 따라 신통치 않은 약이 효과가 좋을 수도 있고 좋은 약이 그다지 효과를 나타내지 못할 수도 있다.

또한 생각이 심지어 뇌의 구조도 바꿀 수 있으며, 생각으로 인해 뇌에서 몸 전체로 화학물질이 분비되어 세포와 상호작용을 하고, 심지어 DNA에까지 영향을 줄 수 있는 것으로 알려졌다.

또한 이제는 신체의 어떤 부분에 집중하면 그 부분의 신체를 관장하는 뇌의 영역이 활성화되고, 따라서 그 신체 부분도 활성화되는 것으로 알려져 있다. 이런 관계 때문에 우리가 치유되는 것을 이미지화하면 실제로 치유가 이루어지는 것이다.

이미지힐링을 하는 가장 좋은 방법을 알아보기 전에 다음 장에서는 스트레스에 대해 논의하고, 스트레스가 질병에 어떤 역할을 하는지 살펴보기로 하자. 어떤 질병이든 스트레스를 줄이는 것이 가장 중요한데, 왜냐하면 스트레스는 거의 모든 질병에 부정적인 영향을 주기 때문이다.

과거에 머무르지도 미래를 꿈꾸지도 마라.
오직 지금 이 순간에 집중하라.

- 부처

07

스트레스를
받을 것인가
받지 않을 것인가

스트레스는 신체에 엄청나게 부정적인 영향을 미치기 때문에 7장 전체를 할애해서 스트레스에 대해 다룰 생각이다. 스트레스는 수많은 증상과 연관이 있다. 예를 들어 장기적으로 받는 스트레스는 불안, 우울증, 수면 장애, 고혈압, 심장 질환, 뇌졸중, 암, 궤양, 감기, 독감, 류머티즘성관절염, 비만, 심지어 노화 속도에까지 영향을 미친다. 스트레스는 면역 체계를 약화시키기 때문에 감염에 맞서 싸우는 힘도 저하시킨다. 실제로 2004년에 스트레스와 면역 체계 사이의 연관을 연구한 293개의 과학적 연구를 메타 분석한 결과, 스트레스가 면역 체계를 약화시킨다는 사실이 밝혀졌다. 그러므로 나날의 삶에서 스트레스를 줄일 수 있다면 더 건강한 삶을 살 수 있다. 연구 결과 스트레스를 줄이면 질병에서 더 빨리 회복되는 것으로 밝혀졌다.

2003년에 오클랜드 대학교 University of Auckland 의 연구진이 스트레스가 치유 속도에 어떻게 영향을 주는지를 조사하는 연구를 했다. 이 연구의 실험 대상자인 36명의 환자들은 수술을 받았다. 과학자들은 수술 후 상처에 분비되는 액체 표본을 채취했는데 환자가 수술 전에 침착했는지 스트레스를 받았는지 아닌지에 따라 체액의 화학적 구성이 달라지는 것을 알아냈다. 스트레스를 받은 환자의 체액에는 상처를 치유하는 데 필요한 물질이 부족했다.

스트레스는 심지어 약물이 얼마나 효과적으로 작용하는지에도 영향을 준다. 2001년 《미국 국립 과학원 저널》에 실린 연구에 따르면, UCLA 에이즈 연구소 UCLA AIDS Institute 의 연구진은 스트레스로 인해 감염자의 체내에서 HIV 바이러스가 더 빨리 퍼질 뿐만 아니라 항레트로바이러스 약물이 약효를 충분히 발휘하지 못한다는 사실을 밝혀 냈다.

과학자들은 한 번도 항레트로바이러스 약물을 복용한 적이 없는 13명의 에이즈 감염 남성들을 대상으로 바이러스 양과 CD4 세포 양을 측정했다. 또한 혈압과 피부 수분, 휴식을 취하고 있을 때의 심장 박동 수를 측정했다. 연구 시작 후 3개월부터 11개월까지 실험 대상자들의 바이러스 양과 CD4 세포 양을 환자들이 약물을 복용하기 전의 수치와 비교했다. 결과는 극적이었다. 환자의 스트레스 수준이 높을수록 항레트로바이러스 약물의 효능이 떨어졌다. 스트레스가 적은 사람들은 바이러스 양이 평균적으로 40배 이상 감소했다. 이는 스트레스 수준이 높은 사람들과 비교하면 10배나 적었다. 침착한 상태를 유지한 사람들의 경우 가장 스트레스를 많이 받은 사람들에 비해 약물이 4배나 더 효과가 좋았다. 과학자들은 다음과 같은 결과를 내렸다. "연구 결과 신경계가 바이러스 복제에 직접적인 영향을 준다는 사실을 알아냈다."

UCLA 에이즈 연구소 연구진은 2003년 《생물학적 정신의학Biological Psychiatry》지에 54명의 에이즈 감염 남성을 대상으로 18개월 동안 연구한 결과를 발표했다. 과학자들은 실험 대상자 개개인의 '스트레스 성격', 즉 스트레스 상황에 대처하는 태도를 조사했는데, "수줍고 스트레스를 많이 받는 사람이 더 많은 바이러스를 가지고 있었다."라고 밝혔다.

이 연구에 따르면 약물이 원래의 효능대로 바이러스 양을 감소시키는 것이 아니라, 수줍고 스트레스를 많이 받는 사람의 경우 그렇지 않은 사람에 비해 바이러스 증식이 10~100배나 더 빠른 것으로 나타났다.

스트레스 상황에 부닥쳤을 때 어떤 사람은 다른 사람에게 자신이 어떻게 느끼는지를 말하거나 감정을 표현하고 직면한 어려움에 대해 설명을 한다. 이렇게 하는 것은 실제로 문제를 다루는 데 도움이 된다. 왜냐하면 이것은 그들이 터놓고 이야기를 나눌 수 있는 사람이 있다는 뜻이고, 솔직하게 말하는 것이 감정의 방출 작용을 하기 때문이다. 어려운 일은 나누면 반쯤 더는 것이라고들 한다. 앞에서 문제를 터놓고 이야기하면 뇌 구조에 영향을 줄 수 있다는 사실을 배웠다. 하지만 다른 사람들이 자신을 무시할까 봐 두려워하거나, 다른 사람들의 반응이 어떨지를 두려워하거나, 다른 사람들이 자신을 멋대로 비난할까 봐 무서워서 아무에게도 터놓고 얘기하지 못하는 사람들도 있다.

많은 연구에서 억압된 부정적 감정과 질병 간의 관계가 밝혀졌다. 나의 첫 번째 저서인 『중요한 것은 마음이다』에서 나는 특별히 암과의 관계를 밝혀낸 몇 가지 연구를 소개했다. 한 연구 결과 종양이 '비언어적 C 타입' 성격의 사람들에게 가장 크게 나타난다는 사실이 밝혀졌다. 이런 유형의 사람들은 '협조적이고 내성적이고 부정적이고 감정을 억압하는' 사람들이었다. 이런 결과는 위에서 소개한 에이즈 연구에서 스트레스를 많이 받는 수줍은 사람들이 바이러스 양이 많다는 것과 일맥상통한다. 수줍음은 종종 부정적인 감정을 억누르는 것과 관계가 있다.

이런 연구 결과들은 우리가 자신의 문제를 주위 사람들과 나누어야 한다는 사실을 말해 준다. 걱정이나 정서적 고통을 마음속에 담아 두는 것은 전혀 좋지 않다. 결국 그것이 건강에 치명적인 영향을 줄 수 있기 때문이다.

억압된 부정적 감정을 계속 키워 나가는 것은 마음속에 풍선을 점점 크게 부풀려 나가는 것과 같다. 풍선이 커지면서 질병의 증상이 신체에 나타나게 된다. 터질 듯한 스트레스 풍선에서 조금씩 공기를 빼듯이 주기적으로 스트레스를 배출할 수 있는 방출 밸브를 찾을 필요가 있다.

드러내라

일부 연구에 따르면 자신의 감정을 단순히 적어 보는 것만으로도 스트레스 풍선에서 공기를 뺄 수 있는 것으로 나타났다. 1980년대에 텍사스 대학교의 심리학자 제임스 페니베이커James Pennebaker는 자신이 강의하는 한 반의 학생들 중 절반에게 연속 4일에 걸쳐 매번 15분 동안 지금까지 살아오면서 잊지 못할 충격적인 경험에 대해 각자의 가장 내밀한 생각과 느낌을 적게 했다. 그리고 나머지 절반에게는 그냥 일상적인 일을 적게 했다. 연말에 두 그룹을 비교해 보니, 충격적인 삶의 경험을 적은 그룹의 학생들이 더 건강한 것으로 나타났다.

유사한 연구가 1995년《상담과 임상심리학 회지Journal of Consulting and Clinical Psychology》에 실렸다. 이 연구에서는 4일 동안 의대생들을 두 그룹으로 나누어 한 그룹에게는 충격적인 경험에 대해 적게 하고, 다른 한 그룹에게는 일상적인 일에 대해 적게 했다. 그리고 5일째 되는 날 두 그룹 모두에게 B형 간염 예방접종을 했다. 그 후 4개월에서 6개월가량 지난 후에 혈액 샘플을 채취한 결과, 충격적인 경험에 대해 적게 한 그룹의 B형 간염에 대한 항체 수준이 일상적인 일에 대해 적게 한 그룹의 항체 수준보다 훨씬 더 높게 나타났다.

또한 2004년《심신의학》지에 실린 한 연구 결과, 감성적인 주제에 대해 적는 것이 HIV 환자들의 건강을 향상시키는 것으로 나타났다. 이 연구는 37명의 환자를 대상으로 수행되었는데, 이 환자들 중 절반가량은 나흘간 계속해서 매일 30분씩 감성적인 주제에 대해 적었다. 이들 중 감성적인 경험에 대해 적었던 그룹은 바이러스 양이 현저히 낮았으며, CD4 세포 수치도 높게 나타났다.

2007년《뇌, 행동, 면역Brain, Behavior, and Immunity》저널에 실린 한 논문에서 오하이오 주립 대학교의 연구진은 스트레스를 줄일 수 있도록 고안된 정서적 지지를 위한 상담이 암 환자들의 건강을 호전시킬 수 있다는 사실을 밝혔다. 이 연구는 227명의 유방암 환자를 대상으로 수행되었는데, 실험 대상 환자들 중 절반 정도가 이 상담을 받았다. 1년간의 연구가 끝난 후에 이 환자들의 심장, 간, 신장, 면역 체계, 정신 건강까지 테스트한 결과 상담을 받은 그룹의 여성들이 상담을 받지 않은 그룹의 여성들에 비해 더 건강한 것으로 밝혀졌다.

이 장의 앞부분에서 언급한 연구들과 마찬가지로, 이 네 가지 연구에서도 자신의 걱정거리나 스트레스에 대해 이야기하는 것이 건강을 향상시키는 데 도움이 된다는 사실이 밝혀졌다. 또한 자신의 감정을 다른 사람들과 공유하면, 인간은 '필요한 존재가 되고자 하는 욕구'를 가진 동물이기에 다른 이를 도울 수 있는 기회를 주게 된다. 그러니까 우리가 감정을 표현하는 것은 우리 자신은 물론이고 타인에게도 도움이 되는 일이다.

긴장 완화

다른 사람들과 대화를 나누는 것만큼이나 잘 알려진 스트레스 해소책은 바로 명상이다. 명상을 꾸준히 실천하면 스트레스 수치를 크게 낮출 수 있다. 규칙적인 명상은 마음을 진정시키고 더 쉽게 삶의 어려움을 마주할 수 있게 해 준다.

내가 처음 명상을 배웠을 때 처음 깨달은 것이 바로 이것이다. 당시에 나를 괴롭히고 스트레스를 주었던 것이 더 이상 예전만큼 나를 힘들게 하지 않았다. 또한 대부분의 명상 기법이 호흡에 초점을 맞추기 때문에, 명상 연습을 통해 나는 힘든 상황에서도 의식적으로 호흡을 조절함으로써 이완 상태에 이를 수 있었다. 그래서 예전 같았으면 나에게 스트레스를 주었을 만한 상황에서도 나는 심호흡을 한 번 하면서 오로지 호흡에 주의를 집중했다. 그리고 몇 번이고 심호흡을 했다. 이렇게 하고 나면, 그 상황에 대해 다르게 느끼게 되었다. 나는 더 이상 반응하지 않았다. 대신에 내가 무슨 말을 하고 행동할지를 선택했다. 이전보다 훨씬 더 자제하고 있다는 느낌이 들었다.

이것은 나의 개인적 경험에 불과하다. 하지만 명상을 하는 수많은 사람들도 이와 같은 경험을 한다. 만약 명상을 하고 싶은데 방법을 모른다면, 괜찮은 명상 강좌에 등록하거나 명상에 관한 책을 읽거나 그냥 10분 만이라도 가만히 앉아서 자신의 호흡에 집중해 보기를 권한다. 자신의 숨소리에 귀를 기울이고, 코를 통해 드나드는 호흡을 느껴 보라. 이것은 매우 쉽고도 효과적인 명상법이다.

이런 것이 이른바 명상의 위력으로, 지금은 다양한 질병이나 스트레스가 악화 요인이 되는 질병을 치료하기 위해 임상에서 흔히 사용되고 있다. 명상에 관한 많은 연구에서 마음챙김에 기반을 둔 스트레스 완화 mindfulness-based stress reduction, MBSR에 대해 언급하는데, MBSR은 정좌하여 떠오르는 생각과 호흡에 집중하는 불교의 명상법에 근원을 두고 있다. 생각이 떠오르면 그대로 흩어져 사라지게 둔다. MBSR에도 보통 가벼운 요가 시간이 포함되어 있다.

2007년에 이루어진 한 연구에서 과학자들은 MBSR 프로그램이 초기 유방암과 전립선암 환자의 건강에 미치는 영향을 살펴보았다. 이 연구는 49명의 유방암 환자와 10명의 전립선암 환자를 대상으로 수행되었다. 과학자들은 연구 전에 환자들의 기분과 스트레스의 증상, 코르티솔(스트레스 호르몬) 수치, 면역 세포 수치, 혈압, 심박 수 등을 측정했으며 6개월 후와 12개월 후에도 같은 항목을 측정했다. 연구 결과 환자들은 스트레스 증상이 크게 호전되었고, 혈압과 코르티솔 수치가 낮아졌으며, 면역세포 수치도 증가한 것으로 나타났다.

2007년에 토머스 제퍼슨 대학교 Thomas Jefferson University의 응급 의학과에서 수행된 한 연구에서는 MBSR이 2형 당뇨병 환자의 포도당 수치를 조절하는 데 도움이 될 수 있다는 사실이 밝혀졌다. MBSR을 시행한 환자들은 그것을 하지 않은 환자에 비해 당화 헤모글로빈HbAlc 수치가 낮아졌고(평균 0.48퍼센트 수준) 혈압도 낮아졌으며 불안감과 절망감, 심리적 고통도 줄어들었다.

건강한 사람들을 대상으로 명상의 효과를 연구한 사례도 있다. 2007년에 듀크 대학교 의료원 연구진이 수행한 한 연구는 200명의 건강한 성인을 대상으로 했다. 실험 대상자들은 1시간짜리 4개의 소그룹 세션을 통해 간단한 만트라 명상법을 배우고 나서, 연구가 진행되는 동안 하루에 두 번씩 15~20분 동안 명상을 했다. 연구 결과 참가자들의 기분이 상당히 좋아졌을 뿐만 아니라 스트레스와 걱정도 줄어든 것으로 나타났다. 과학자들은 더 자주 명상을 할수록 더 좋은 결과를 얻을 수 있다는 사실을 알아냈다. 명상을 자주 하는 것이 적게 하거나 아예 하지 않는 것보다 나았다.

2008년 하버드 대학교에서 행한 한 연구 결과, 명상이 유전자 단계에까지 영향을 미치는 것으로 밝혀졌으며, 왜 명상이 건강에 그토록 크게 영향을 미치는지에 대한 해답의 실마리가 제시되었다. 이 연구에 참여한 20명의 자원자들은 8주 동안 다양한 심신 이완 기법을 훈련받았다(심신 이완 반응은 명상, 요가, 반복적인 기도, 태극권, 기공, 호흡운동, 이미지힐링 등의 기법에 대한 정신 반응이다). 자원자의 혈액 유전자 분석을 한 결과 훈련을 받은 후에 1,561개의 유전자가 다르게(스위치가 켜지거나 꺼지는 식으로) 나타났다. 특히 874개 유전자는 더 밝아졌고(유전자의 조광 스위치가 켜진 것) 687개 유전자는 더 어두워졌다(유전자의 조광 스위치가 꺼진 것). 불과 8주 만의 일이었다. 장기간 심신 이완 기법을 수행해 온 사람들은 2,209개의 유전자가 다르게 영향을 받은 것으로 밝혀졌다. 영향을 받은 유전자는 대부분 신체가 산화 스트레스oxidative stress(활성산소 생산계 및 소거계의 균형에 의해 거의 일정하게 유지되던 생체 산화 수준이 약제, 방사선, 허혈 등 여러 가지 요인에 의해 균형이 무너진 상태 - 옮긴이)에 반응하는 데 관여하는 유전자였다. 산화 스트레스는 정신적, 정서적으로 압박을 받았을 때 발생하는 스트레스인데, 다양한 질병에 부정적인 영향을 준다. 따라서 긴장 완화 기법이 다양한 질병에 긍정적인 효과가 있는 것으로 볼 수 있다.

또한 약간 시도해 보는 것만으로도 명상이 우리에게 유익하다는 것은 분명하다. 위의 연구를 통해 명상이 유전적 단계에까지 건강에 도움이 된다는 사실이 밝혀졌지만, 우리는 명상이 지금 현재의 마음 상태에 도움이 된다는 사실을 안다. 나는 2002년에 브라마쿠마리스 세계 영성 대학교Brahma Kumaris World Spiritual University의 초청을 받아 일주일간 인도의 라자스탄 산에서 명상 수행을 한 적이 있다. 수행하는 동안 보통 오전 6시쯤에 45분간 명상을 하고 나서 30분 동안 조용히 걸었다. 아침을 먹은 후에 참가자들은 몇 개의 수업을 들었다. 오후에는 잠시 자유 시간을 가진 후에 다시 45분간 명상을 하고, 저녁을 먹고 또다시 45분간 명상을 했다.

집으로 돌아왔을 때 내 마음은 어느 때보다도 평온했다. 머릿속에 잡념이 싹 사라져 있었다. 마음속이 비어 있음을 느꼈다. 당시에는 이상한 기분이 들었지만 좋은 느낌이었다. 육체적으로나 정신적으로, 정서적으로, 영적으로 굉장히 좋은 상태였다. 나는 아예 생활 방식을 바꾸고 싶다는 생각이 들었고, 그것이 곧 평생의 습관이 되었다. 지금도 그때 바뀐 생활 방식을 유지하고 있기는 하지만, 당시에 느꼈던 지극히 고요한 마음 상태는 내가 다시 일상적인 생각의 소용돌이에 휩쓸리기까지 거의 한 달간 지속되었다.

스트레스는 우리가 알지 못하는 사이에 슬금슬금 다가온다. 예전에 나는 어떤 일을 '해내야만' 하는 직무 환경에서 근무했던 적이 있다. 하지만 정말 내가 '해야만' 했던 것일까? 하지 않으면 세상이 무너지기라도 했을까? 가끔 우리는 분주하게 하던 것을 멈추고 우리 자신에게 일과 건강 중에 무엇이 더 중요한지 물어볼 필요가 있다. 과연 일이 목숨만큼 소중한 것일까?

이따금 우리는 스트레스 때문에 건강에 위협을 받고 나서야 비로소 정신을 차린다. 그리고 문득 이 상황에 어떻게 대처할 것인지는 우리 자신에게 달려 있다는 사실을 깨닫는다. 많은 사람들이 심장마비나 뇌졸중을 겪고 나서 삶의 우선순위를 다시 정하고, 예전과는 전혀 다른 삶의 태도를 취한다. 즉 '건강보다 더 소중한 것은 없다'고 생각하게 된다.

스트레스 대처법은 배울 수 있다. 그 기법은 우리가 중요하다고 생각하는 것을 바꾸는 데 달려 있다. 또 우리가 이 장에서 보았듯이, 자신의 걱정거리를 다른 사람들과 공유하거나, 명상을 하는 것도 도움이 된

     Part I 마음이 몸을 치료한다

다. 긍정적인 태도를 가지는 것도 도움이 된다.

또한 스트레스를 유발하는 것은 삶에서 벌어지는 사건이 아니라 실은 그런 사건에 대처하는 우리의 태도라는 사실을 알아차려야 한다. 이처럼 스트레스가 상황에 대한 자신의 인식에서 비롯된다는 사실을 깨닫는다면 상황을 통제할 수 있게 된다. 왜냐하면 때때로 무슨 일이든 벌어지게 마련이지만, 그게 우리에게 어떤 영향을 미칠지는 우리 자신에게 달려 있기 때문이다.

우리는 스스로 치유하는 능력을 갖고 있는 것과 마찬가지로, 삶의 상황을 다르게 보고 우선순위를 바꾸는 능력도 갖고 있다. 그렇게 함으로써 우리는 스트레스를 줄일 수 있다. 또한 우리가 스트레스를 적게 받을 때 언제나 이미지힐링 요법이 최대의 효과를 발휘한다. 우리가 진짜로 치유되기 시작하는 것도 바로 이때다(우리가 이미지힐링 요법에 대해 알고, 그것을 특정 질병에 적용할 줄 안다는 전제하에). 이 문제에 대해서는 다음 장에서 살펴보기로 하자.

상상이 전부다.
상상이란 다가올 우리 삶의 예고편이다.

– 알베르트 아인슈타인 Albert Einstein

08

이미지힐링
요법

앞에서 보았듯이 마음은 끊임없이 몸에 영향을 준다. 이미지힐링은 이런 원리를 이용할 수 있는 효과적인 방식이다. 이미지힐링을 통해 우리는 방향성과 목적성을 갖게 된다.

이 장에서는 이미지힐링을 효과적으로 이용할 수 있도록 지침을 제공함으로써 어떤 질병이나 상황에서도 그것을 구현할 수 있도록 이끌어 줄 것이다. 6장에서 이미지힐링을 이용한 몇 가지 연구 결과를 언급했다. 지금까지 대부분의 연구는 근육 운동을 목적으로 진행되었으며(뇌졸중, 척수손상, 파킨슨병, 인공 기관) 여기에는 말초신경계도 포함된다. 하지만 플라세보 효과에 의한 회복은 대체로 자율 신경계와 그보다 상위의 중추신경계가 관련되어 있다. 말하자면 우리가 신체의 특정 부위에 집중하면, 그 부위를 관장하는 뇌의 영역뿐만 아니라 우리가 바라고 기대하는 것과 관련된 해당 부위를 특정한 방식으로 자극한다는 의미다.

이미지힐링을 이용한 치료의 핵심은 몸속에서 진행되는 치유 과정을 상상하는 데 있다. 병에 걸린 부위에 신경을 집중하면 그 신체 부위와 그 부위를 관장하는 뇌의 영역이 활성화된다. 내 견해로는 상상하면 뇌 지도가 바뀌고 뇌와 신체에서 화학물질도 방출된다. 또한 유전자 스위치가 켜지거나 꺼지면서 줄기세포가 어떤 타입의 세포로 변화할 것인지에 영향을 주는 것 같다.

그리고 이런 상상은 자기 몸속에 아주 작은 사람이 있다고 생각하면 쉽게 이해된다. 나는 이것을 '미니 미Mini-Me'라고 부른다(내 워크숍에 참가한 몇 명의 여성들과 내 친구 준이 만들어 낸 말이다). 미니 미(혹은 미니 유Mini-You)로서 당신은 치료 과정에 참여하는 것이다. 예를 들어 베인 곳이 있다면 당신은 스스로 '미니 미'가 벌어진 상처를 잡아당겨 붙이는 장면을 상상할 수도 있다. 아니면 상상의 줄이나 마법의 실로 벌어진 상처를 잘 꿰매어 흔적도 없이 아물게 하는 것을 상상할 수도 있겠다.

이런 상상을 하는 사이에 베인 상처 부근의 세포들이 자극을 받고 상처 부위를 관장하는 뇌의 영역도 자극을 받게 된다. 그 부위에 신경을 집중할수록 그 부위의 뇌 지도가 바뀌는 것이다. '피아노 학습'을 비롯한 유사한 연구에서 보았듯이, 뇌는 진짜로 존재하는 것과 우리가 상상하는 것을 구분하지 못하는 것 같다. 따라서 신경전달물질과 신경 펩티드가 뇌의 이 영역을 감싸고, 이 영역의 유전자 스위치도 켜지거나 꺼지게 된다. 그리고 신경 펩티드가 분비되어 혈류로 퍼져 나가게

     Part I 마음이 몸을 치료한다

된다.

몸 전체의 유전자와 특히 베인 상처 부위의 유전자 스위치가 켜지거나 꺼지게 된다. 특히 성장호르몬이 활성화되어 치료 과정이 더 빨라진다. 줄기세포의 유전자도 활성화되어 줄기세포는 새로운 피부 세포로 자라나게 된다. 이미지힐링을 통해 스트레스나 긴장을 느끼지 않게 되면, 스트레스 유전자도 비활성화한다(이런 과정을 쉽게 하는 방법은 이 장의 뒷부분에서 다룰 예정이다).

이미지힐링 덕분에 치료 속도가 빨라지게 된다. 또한 당신은 상처가 완벽히 아물 거라고 상상했기 때문에 이것 또한 효과가 있다. 상처가 잘 아물 거라고 상상하지 않았을 때보다 훨씬 더 깨끗하게 나을 것이다. 만약 흉터가 남을 것을 두려워하면, 치료 과정이 우리가 상상하는 방향으로 기울게 될 가능성이 커진다.

방금까지 내가 설명한 화학물질과 유전자의 정확한 동태는 아직 과학적으로 철저히 검증되지도 않았고, 내가 알기에는 이런 가설을 제시하는 연구 논문도 없다. 하지만 이제 시간문제라는 생각이 든다. 수 세기 동안 사람들은 이미지힐링을 통해 놀랄 만한 성과를 얻고 있다. 과학이 몸과 마음의 관계의 위력에 주목해 탐구하기 시작한 지는 고작해야 10년 정도밖에 되지 않았지만, 그런 힘은 과거부터 항상 존재했다. 과학자들은 이제 겨우 놀라운 치유의 기적이 일어나는 이유에 대한 탐구를 시작했을 뿐이다.

결국 화학물질이 어떻다거나 유전자 스위치가 켜지고 꺼지는 따위는 그다지 중요하지 않다. 그런 것에 대해 조금이나마 이해하는 것이 우리가 믿음을 가지는 데 도움이 된다는 사실이 중요하다. 여기서 내가 원리를 설명한 것도 그 때문이다. 하지만 플라세보 효과에 있어서와 마찬가지로, 날마다 이미지힐링을 함으로써 기대를 하게 되면 그것이 몸속에서 엄청난 변화를 일으킬 수 있다.

이 책의 요점은 사람들이 병에 걸리거나 아플 때 마음을 어디에 집중해야 하는지를 제시하는 데 있다. 이제 이미지힐링을 잘하는 방법에 관해 살펴보기로 하자.

치유 장면

앞에서 언급한 유형의 이미지힐링을 나는 '치유 장면healing scene'이라고 부른다. 이런 이미지힐링은 마치 영화 장면 같다. 환자 자신이 미니 미Mini-Me로서 영화의 주인공이 되어 치료 과정에 참여하는 것이다. 이렇게 함으로써 질병을 이기는 힘을 느낄 수 있다.

베인 상처를 치유하는 과정을 묘사한 예에서 당신은 벌어진 상처를 미니 미가 열심히 잡아당기는 장면을 상상했다. 여기서 당신은 베여 갈라진 양쪽이 점점 붙으면서 상처가 낫는다는 약간의 해부학적 지식을 가지고 있었다. 더 심각한 질병의 경우에도 약간의 기초적인 지식을 가지고 있는 것이 도움이 된다. 예를 들어 종양이 혹이라는 사실을 아는 것만으로도 치유 장면을 상상하는 데 도움이 된다. 그 종양을 얼음으로 된 혹으로 생각할 수 있을 것이다. 마치 얼음 덩어리가 녹아내리듯이 그 얼음 혹이 일정하게 녹아내리는 장면을 계속 상상하는 것이다. 이런 장면을 며칠, 혹은 몇 주 동안 마음속으로 그리면서 그때마다 혹이 점점 작아지거나 아예 녹아 없어지는 장면을 상상하는 것이다. 만약 당신이 약물치료를 받거나 방사선치료를 받고 있다면, 그 화학요법에 쓰이는 물질이나 방사선이 종양을 녹이는 뜨거운 총알이라고 상상할 수도 있다.

여기서 핵심은 그 부위에 집중하면 해당 신체 부위와 그 부위와 관련된 뇌의 영역이 활성화된다는 것이다. 이런 식으로 뇌와 몸 전체에서 화학적 변화가 일어나고, 마음을 집중했던 신체 부위에도 변화가 일어난다.

해부학적 지식은 거의 필요하지 않다는 점을 알아 두길 바란다. 만약 높은 수준의 해부학적 지식이 있다면 그것을 이용할 수도 있다. 하지만 결국 더 많이 안다고 해서 더 낫거나 더 나쁠 것도 없다. 이런 관점에서 나는 대체로 자신이 믿는 것에 달려 있다고 생각한다. 플라세보 효과와 마찬가지다. 만약 과학적으로 치료에 어떤 작용이 필요하다는 것을 알게 되었다면, 그런 작용이 일어나는 것을 상상해도 좋다. 하지만 그런 것을 모른다고 해도 아무런 차이가 없을 것이다. 따라서 고학력자들만이 아니라 누구나 이 방법을 이용할 수 있다.

예를 들어 종양이 녹아 없어지는 장면을 상상하는 것은 종양의 성장 유전자의 스위치가 꺼지고 면역 세포가 종양을 인식하고 분해하는 것을 상상하는 것과 아마 같은 효과가 있을 것이다. 그러니까 저마다 자신이 알고 있는 요소로 자신에게 맞는 '장면'을 구성하면 그만인 것이다.

때로는 어떤 지식을 가지고 있으면서 그것을 이용하지 않는다면 부정적인 효과를 낼 수도 있다. 지식이 그 자체로 부정적인 효과를 내지는 않지만, 어떤 것을 상상해야 한다고 믿으면서도 그것을 상상하지 않는다면 부정적인 효과를 낼 수 있다. 그때 치료에 영향을 주는 것은 자신의 믿음이다. 만일 '그래야만 한다'고 믿어 버리면 3장에서 언급했듯이 플라세보 효과를 전부 놓치는 꼴이 되고 만다(3장에서 기술한 것과 같이 모든 플라세보를 먹지 않는 것과 같을 것이다).

나는 몇 가지 사례를 통해 상징적 이미지를 사용하는 것만으로도 충분하다는 사실을 알아차렸다. 예를 들어 거품을 질병의 상징으로 정한 후 커다란 동굴 안에 거품이 부글거리는 것을 상상함으로써 감기나 독감을 더 빨리 극복하는 것이다. 미니 미가 거품을 하나하나 터뜨리는 건 질병이 약해지는 것을 상징한다. 마침내 동굴 안에 있는 모든 거품을 터뜨리면 질병이 완전히 사라지는 것을 상징하게 된다.

어쩌면 이런 이미지힐링, 즉 상징적 이미지힐링은 모든 경우에 효과가 있을지도 모른다. 암의 거품을 터뜨리는 것을 상상하면서 더 힘을 내어 마음속으로 '암 사라져라!'라고 되뇌기까지 하면 기적이 일어날지도 모른다. 다시 말하지만, 암에 대적하여 무력감을 느끼기보다 암을 이길 수 있는 힘을 느끼는 것이 중요하다. 아니면 무의식적으로 알고 있는 질병에 관한 지식이 자율신경계를 적절히 활성화시켜서 암에 걸린 기관에 영향을 줄 수도 있다. 결국 어떻게 하느냐는 그다지 중요하지 않다. 환자에게는 단지 효과가 있다는 사실 자체가 중요한 것이다.

아플 때는 보통 질병에 주의를 집중하여 얼마나 아픈지에 주목한다.

     Part I 마음이 몸을 치료한다

우리는 이미지힐링을 통해 무력감을 떨치고 기대를 하게 되며, 그와 관련된 정신적 작용에 몰두하게 된다. 이미지힐링을 할 때 굉장히 좋은 점 중 하나는 그것을 할 때마다 일정한 시간 동안 마음이 긍정적인 결과에 집중하게 된다는 것이다.

그리고 생각이 그 장면에 몰두해 있는 동안에는 통증이나 병이 낫지 않을 것이라는 생각에 신경 쓰지 않게 된다. 게다가 잠시나마 우리는 자신이 보는 것을 믿게 된다. 말하자면 당신은 병이 사라지는 것을 볼 수 있다. 그렇지 않은가? 때로는 하루에 몇 번만이라도 믿음을 가지거나 희망으로 절망을 물리치는 것. 이것이 당신에게 필요한 전부다.

성경에 이런 구절도 있지 않은가? "너희가 만일 믿음이 한 겨자씨만큼만 있으면 이 산을 명하여 저리로 옮기라 하여도 옮길 것이요."

장면을
구성하는 방법

가장 중요한 것은 당신이 원하는 것이 무엇인지를 정하는 것이다. 말하자면 지금 당신이 있는 위치에서 다른 위치로 어떻게 옮겨갈 것인지를 정할 수 있다는 의미다. 예를 들어 암이 없는 상태를 원한다고 결정했다면, 암이 있는 상태에서 암이 없는 상태로 가는 장면을 구성할 수 있다는 의미다.

이것은 매우 당연한 것으로 보일 수도 있지만 흔히 간과하는 부분이기도 하다. 우리는 자신이 진정으로 원하는 방향으로 가기보다는 사소한 일에 매달리곤 한다. '이 통증이 사라지면 좋을 텐데'라는 생각은 통증을 유발하는 질병을 제거하는 것과 다르다. 무언가에서 벗어나고 싶다면 그것을 목표로 삼아라.

앞에서 얼음으로 된 종양을 상상하는 것을 예로 들었다. 그런 다음 그 얼음을 녹이는 상상을 하자 종양이 사라졌다. 만약 폐나 신장이 감염되었다면, 목표는 감염에서 벗어나는 것이 된다. 미니 미로서 당신은 감염을 그 기관에 뿌려 놓은 후춧가루라고 상상할 수도 있을 것이다. 그런 다음 당신은 상상의 진공청소기로 후춧가루를 다 빨아들이고 폐나 신장이 깨끗해져 정상으로 회복되는 장면을 보는 것이다.

앞에서 말했듯이 해부학적 지식이 없어도 상관없다. 때로는 약간의 지식이 도움이 될 수도 있다. 지금 자신이 무슨 일을 하고 있는지를 이해하면 그 덕분에 무력감을 떨칠 수도 있기 때문이다. 요즘에는 정보를 찾는 것이 그다지 어렵지 않다. 공공도서관에 가면 신체 기관이 어떻게 생겼는지를 보여 주는 사진이 실린 책을 볼 수 있고, 질병에 관한 정보를 인터넷에서 얻을 수도 있다. 또 장담컨대 담당 의사는 당신의 상태에 대해 기꺼이 이야기해 줄 것이고, 당신이 자신의 병에 대해 긍정적인 태도를 보이는 것에 상당한 흥미를 느낄 것이다. 원한다면 치료를 상징화하는 장면을 이용하는 것도 좋다. 이 책의 뒷부분에서는 양자장 치유 Quantum Field Healing라는 효과적인 상징적 이미지힐링에 대해서도 언급할 것이다.

일단 어떤 이미지를 이용할 것인지 정했다면 계속해서 미니 미가 참여하여 질병을 치료하는 이야기를 만들어 보자. 예를 들어 관절염이 있다면, 처음에는 두 뼈가 유동체 없이 괴롭게 마찰하는 장면을 상상할 것이다. 당신의 목적은 유동체로 관절을 매끄럽게 하여 더 이상 마찰이 일어나지 않게 하는 것이다. 이때 미니 미가 관절로 올라가 그 위에 윤활액을 잔뜩 짜 놓는 장면을 상상해 볼 수 있다. 이제 관절에는 윤활유가 제대로 발라졌다. 그러면 이제 매끄러워진 관절이 마음대로 편하게 움직이는 모습을 상상할 수 있을 것이다.

물론 다른 방식으로 상상의 나래를 펼칠 수도 있다. 내가 진행했던 한 워크숍에 참가한 케빈이라는 친구는 상상의 광부들이 관절로 올라가서 두 뼈가 서로 부딪치는 부위를 깎아 내어 뼈 사이의 공간을 만드는 장면을 상상했다. 이어서 케빈은 광부들이 기둥을 세워서 공간을 띄워 주어 뼈들이 다시 부딪치지 않게 하는 장면을 상상했다. 그러자 또 다른 광부가 윤활유를 가득 담은 양동이를 들고 올라가 두 뼈 사이의 틈에 부었다. 그런 다음 세워 둔 기둥을 제거하고 나면 이제 두 뼈는 뿌려 놓은 윤활액 위에 편안히 자리를 잡았다.

이미지힐링을 제대로 하는 데 있어서 왕도는 없다. 그저 자신에게 효과적인 이미지힐링이 있을 뿐이다. 만일 손상된 세포를 회복함으로써 신체 부위를 치료하는 장면을 상상하고 있다면, 자신이 원하는 대로 세포를 상상할 수도 있다. 건강한 세포를 개구리 알처럼 가운데 조그만 점이 있는 투명한 방울이라고 상상하는 사람들도 있을 것이다. 또 세포를 동그란 분홍색 젤리 알갱이로 상상하는 사람들도 있을 것이다. 벽 위의 탄성 벽돌이나 프라이팬에 깨뜨려 놓은 익지 않은 달걀로 상상할 수도 있다. 신체 기관의 손상된 세포를 건포도나 건자두처럼 쭈글쭈글하고 검은 모습으로 상상할 수도 있을 것이다. 그런 다음 손상된 세포를 천이나 솔로 닦아 모양과 색, 질감이 건강한 상태로 돌아오는 장면을 상상해 볼 수 있을 것이다. 그러고 나서 다음 세포로 넘어가서 완전히 건강해질 때까지 그런 식으로 계속되는 장면을 상상하면 된다. 또 상한 세포를 돌보고 마법의 약을 줘서 활력과 색을 회복하는 모습을 상상할 수도 있다. 무의식 단계에서 이처럼 마법의 약을 주는 것은 손상된 세포가 건강을 되찾는 데 필요한 양분을 공급하는 원리를 상징하는 것으로 볼 수 있다. 아마 이런 상상은 실제로 세포들이 적절한 양분을 공급받도록 적절한 뇌 영역을 자극하게 될 것이다.

치유 장면에서 스트레스를 없앰으로써 자신의 질병에 대한 두려움을 줄이고 싶다면, 그 장면에 재미있는 요소를 추가해 보는 것도 좋다. 예를 들어 위의 관절염 장면에서 미니 미가 통에서 윤활유를 짜낼 때 '찌익' 하는 소리가 나는 것을 상상하는 것이다. 아니면 윤활유의 원자 하나하나가 웃는 얼굴을 가진 조그만 공이라고 생각해 보자. 그 조그만 공들이 '이야아호오오오오!'라고 외치며 재밌게 미끄럼 타듯이 기름통 깔때기에서 미끄러져 내리는 모습을 상상하는 것이다. 치유 장면에 약간의 유머나 편안한 느낌을 더해 주면 얼굴에 미소가 떠오를 것이다.

어디까지나 자신의 상상이기 때문에 무엇이든지 마음대로 상상할 수 있다. 당신은 이것이 저것으로 변하게 하는 마법을 쓸 수 있다. 당신이 마술 지팡이를 사용하는 것을 무엇이 막겠는가? 당신의 무의식과 뇌가 인식하기에 일어난 일이라곤 당신이 병에 걸렸다가 나았다는 것뿐이다. 상상해 낸 장면에서 어떻게 낫는 모습을 그릴지는 전적으로 당신에게 달려 있다. 윤활액이 끊임없이 솟아난다고 상상할 수도 있다.

그래서 관절의 염증이 재발하지 않을 수도 있을 것이다. 어쩌면 그것을 '체조 선수 관절'이나 '요가 선생 윤활액'이라고 상상해 볼 수도 있을 것이다.

더 큰 위력을 느끼려면 상상의 장면을 더 실감 나게 만들면 된다. 이 방법은 자신이 이미지힐링에 서툰 경우 도움이 된다. 이렇게 하려면 감각을 더 사용하면 된다. 주변의 모습을 확인해 보라. 그리고 지금 딛고 있는 땅의 느낌과 손에 쥐고 있는 것의 느낌을 느껴라. 예를 들어 세포를 닦는 장면이라면, 손에 닿는 천과 윤활액의 느낌을 느껴라. 문지르는 동작을 취해 보면서 그 느낌을 살리는 것이다. 만일 윤활액을 뿌리는 장면이라면, 그 용기에서 짜내는 느낌이 어떨지 느껴 보라. 당신의 장기에 뿌려진 후춧가루(감염)를 진공청소기로 청소하는 느낌이 어떨지 느껴 보라. 청소기가 빨아들이는 느낌과 그 소리를 느껴라.

일단 상상해 낸 장면에 만족한다면 언제든 쓸 수 있다. 제때에 그 장면을 점점 발전시킬 수도 있고, 더 괜찮다고 생각하면 바꿔 볼 수도 있다. 그렇게 발전시키거나 바꿀 때마다 자신에게 더 좋은 방향으로 만들어 가는 것이다. 때때로 당신은 질병이 호전됐다고 느낄 수도 있을 것이고, 그러면 앞으로도 자연스럽게 그 장면을 적용할 것이다.

얼마나 자주 이미지힐링을 해야 하는가?

규칙적으로 이미지힐링을 하라. 낙숫물이 댓돌을 뚫듯이 이미지힐링을 하라. 예를 들어 올림픽에서 금메달을 따고 싶다면 체육관에 단지 한 번 가는 것으로는 턱도 없을 것이다. 이미지힐링을 통해 손가락 힘을 향상시켰던 연구 결과를 기억하는가? 육체적 노력만큼이나 정신적 노력도 필요하다.

당신의 주치의가 어떤 약을 처방했다고 하자. 병이나 봉지에 담긴 약일 것이고, 이것을 하루에 세 번 먹으라고 할 것이다. 그러면 이 처방을 이미지힐링에 사용해 보라. 하루 세 번씩 마음의 약을 먹는 것이다. 아침, 점심, 저녁에 이미지힐링을 하라. 원한다면 더 자주 해도 좋다. 나는 반복적인 이미지힐링이 2장에서 설명한 플라세보 효과를 위한 조건화만큼이나 효과가 있다고 확신한다. 하지만 플라세보의 조건화와 달리, 우리는 신체의 체계를 의도적으로 확 바꿀 수도 있다. 그러니 얼마나 자주 이미지힐링을 해야 할 것인지 자기 몸의 소리에 귀를 기울여라.

이미지힐링을 할 때마다 걸리는 시간도 달라질 수 있다. 장면을 상상하는 데 매번 10분씩 할애하면 충분할 것이다. 이러면 하루 30분을 하는 것과 같다. 물론 원한다면 더 긴 시간을 할애할 수도 있다. 가끔 완전히 이미지힐링에 빠질 수도 있다. 더 짧은 시간 동안 할 수도 있다. 한 번에 단 몇 분만 한다면 두어 번 더 하도록 해야 한다. 질병 때문에 이미지힐링을 수행하는 데 피곤함을 느낀다면 굳이 억지로 하지 않아도 된다. 하루에 한 번, 단 1분이라도 좋으니 시작하라. 그런 다음에는 1분씩 두 번으로 늘리고, 점차 횟수와 시간을 늘려 가면서 할 수 있는 만큼만 하면 된다.

다음에 유용하게 쓰일 수 있는 조언이 있다. 다 쓸 필요는 없다. 단지 혹시 모를 어려움에 대비한 지침이니 참고하기를 바란다.

❀ 상상 속 이미지를 그리거나 칠하라

이미지힐링을 하는 데 어려움을 느낀다면 치유 장면을 그리거나 칠해 보라. 그리거나 칠하는 동안에도 마치 이미지힐링을 할 때처럼 신체의 원하는 부분뿐 아니라 그 부분을 관장하는 뇌의 영역까지 활성화될 것이다. 만일 그림에 소질이 없다면 의학 서적이나 인터넷에서 원하는 이미지를 찾아 베끼면서 장면을 만들면 된다. 그런 다음 그 장면이 몸속에서 재현된다고 상상하거나 스스로에게 이야기하면서 적어도 하루 세 번씩 그 그림을 보라. 만약 컴퓨터 작업 능력이 좋거나 시간이 있다면, 치유 장면을 애니메이션으로 만들어 보라.

❀ 인내심

하루나 이틀 만에 낫지 않는다고 초조해하지 마라. 때로는 며칠이 걸리기도 하고, 몇 주나 몇 달이 걸릴 수도 있다. 어떤 질환은 자신이 어느 정도의 회복이 필요한지, 또 회복 가능성을 얼마나 믿는지에 따라 치료에 1년 혹은 그 이상이 걸리기도 한다. 그러니 치료 과정에 대해 인내심을 가져라. 용기를 잃지 마라. 이미지힐링을 시작한 지 고작 한 시간

만에 100퍼센트 낫지 않는다며 효과가 없다고 생각하지 마라.

❀ 생활 방식을 개선하라

회복에 도움이 될 수 있는 긍정적인 방향으로 생활 방식을 바꿔라. 자신의 식습관과 버릇, 생활 방식을 유심히 관찰하라. 영양가 있는 식사를 하는가? 스스로에게 솔직해져라. 술이나 약, 담배를 많이 하는가? 어떤 태도를 지니고 사는가? 운동을 약간 할 수 있는가?

운동에 대해 의사에게 물어보고 의사가 권장하는 대로 하려고 노력하라. 때로는 식단이나 태도, 생활 방식의 변화가 건강에 중대한 영향을 미치기도 한다.

❀ 몸이 무엇을 필요로 하는지 물어보라

이런 일을 바보 같다고 생각하는 사람들도 있겠지만 자기 몸이나 세포, 장기에 무엇이 필요한지를 물어볼 수도 있다. 우선 이완 상태로 들어가라. 이완 상태에서는 마치 최면술사처럼 자신의 무의식과 소통하게 된다. 그러면 살아가면서 어떤 형태의 변화를 도모해야 최선의 결과를 얻을 수 있을지에 대한 정보를 얻을 수 있을 것이다. 상상의 대화를 나누고 있는 것처럼 느껴지겠지만, 타당성 있어 보이는 지혜를 얻는다면 그대로 믿어라.

가령 병든 장기가 특정 음식의 영양소가 필요하다든지, 몸에 해로운 물질을 함유한 특정 음식은 끊어야 한다고 말해 줄 수도 있다. 어쩌면 금연이나 금주를 하거나 약을 끊어야 한다는 것을 알려 줄 수도 있다.

심지어 세포들이 뇌에 부탁해서 특정 물질을 보내 달라는 말을 한다는 느낌이 들 수도 있다. 그러면 뇌에 부탁해서 특정 물질을 생성해서 필요로 하는 곳으로 보내도록 하라. 아니면 어떤 형태의 이미지힐링을 할 것인지에 대한 정보를 얻을 수도 있다. 어쩌면 머릿속에서 재현해야 할 특정한 장면이 있는지도 모른다.

❀ 빅토리 댄스를 춰라

이것은 내가 이미지힐링을 할 때 이따금 개인적으로 하는 방식이다. 이렇게 하면 가끔 스트레스를 받을 때 다소 홀가분한 기분을 느낄 수 있다. 이 유치한 춤은 상상의 장면에서 그리던 일에 성공했을 때 자축하는 춤이다. 예전에 미국의 병원 시트콤 〈스크럽스Scrubs〉의 한 에피소드에서 주요 인물 중 한 사람이 승리를 축하하며 춤을 추는 장면을 본 적이 있었는데, 너무 웃기는 장면이었다.

예를 들어 지금 나는 상상 속에서 진공청소기로 박테리아를 싹 청소해 냈고, 그래서 성공을 자축하는 세레모니로 '빅토리 댄스'를 추는 것을 상상해 볼 수 있다. 때로는 아예 진짜로 빅토리 댄스를 추고서(주변에 보는 사람이 없다면 덜 창피할 것이다) 다시 상상 속 장면으로 돌아가거나 상상의 장면이 다 끝나면 춤을 추기도 한다.

욕실이나 침실에서 춤을 출 수도 있고, 원하는 곳이면 어디서든 출 수 있다. 나는 종종 걸어가면서 이미지힐링을 한다. 내 책의 집필 장소로 영국 윈저에 있는 우리 동네 커피숍을 주로 이용하고 있는데, 그 커피숍까지는 걸어서 25분 정도 걸린다. 치유 장면을 이미지화하기도 하지만, 나의 삶에서 일어났으면 하는 일도 이미지화한다. 하지만 어떤 이미지화든지 간에, 그것이 끝나면 나는 거의 항상 빅토리 댄스를 춘다.

물론 붐비는 길가에서 이런 춤을 추기가 다소 민망할 수도 있다. 이럴 때 나는 손가락으로 간단하게 춘다. 하지만 커피숍까지 가는 도중에 절반쯤 가면 지하도를 통과하는 구간이 있다. 이 지하도는 대략 25미터쯤 되는데, 나는 이곳을 통과하면서 빅토리 댄스를 춘다. 아침 6시 50분쯤에 내가 그 지하도에 도착할 즈음엔 보통 아무도 없다. 그래서 실제로 춤을 출 수 있다. 그때마다 나는 웃음을 터뜨리곤 한다.

한번은 〈토요일 밤의 열기Saturday Night Fever〉라는 영화에서 본 몇 가지 춤을 추며 무아지경에 빠져 있었는데, 지하도를 거의 다 빠져나갈 즈음에 위를 보니 공사장 아저씨들이 나를 내려다보고 있었다. 그때가 크리스마스 직전이었고, 아마도 그분들은 아파트 공사를 마무리 짓느라 밤샘 작업을 하고 있었던 모양이었다. 그래서 아침 식사를 하다 말고 나를 빤히 쳐다보게 되었던 것이다.

이때가 제일 창피했던 순간이었다. 존 트라볼타의 유명한 춤동작을 따라서 오른손을 쭉 뻗어서 하늘을 찍었다가, 마치 전화라도 받듯이 그 손을 귀에 갖다 대며 "여보세요?"라고 했다. 아마 그 아저씨들은 내가 미쳤다고 생각했을 것이다. 그러고 나서 운 좋게도 그 아저씨들 있는 곳을 지날 때 마침 전화가 왔다. 나는 머리를 푹 숙이고 아저씨들이 나를 보지 못할 때까지 최대한 빨리 걸었다. 그래도 결국 그 경험 덕분에 웃을 수 있었다.

     Part I 마음이 몸을 치료한다

빅토리 댄스의 진정한 힘은 유머를 경험하면서 동시에 초조함, 스트레스, 걱정, 절망감 같은 건 느끼지 않는다는 사실에 있다. 둘 중 하나다. 춤출 때의 즐거움이 걱정스러운 삶의 상황을 대신하는 것이다. 이윽고 그 상황을 떠올릴 때마다 걱정하는 대신, 스트레스를 줄이는 데 효과 만점인 빅토리 댄스와 그 상황을 연결시키기 때문에 웃게 되는 것이다.

이미지힐링이 효과가 있는 다른 방법들

이미지힐링은 직접적인 생물학적 영향을 미치는 것 이상으로 효과가 있다. 자기 몸이 어떻게 하기를 바라는지를 몸에 알려주는 것은 물론이고, 그 장면은 조금씩 무의식으로 흘러든다.

생각이 무의식으로 흘러들면 당신의 행동에 영향을 미친다. 예를 들어 자신이 모르는 사이에 빨간색이 무의식으로 흘러들면, 나중에 몇 가지 색을 보여 주고 고르라고 했을 때 빨간색을 고르지만 왜 그 색을 골랐는지는 모르게 된다. 마찬가지로 하루에 몇 차례씩 빨간색을 떠올리면 평소보다 자주 빨간색이 눈에 띄기 시작할 것이다. 그리고 마치 우연한 일처럼, 깨닫지도 못하는 사이에 빨간색이 많은 장소를 향해 평소와 다른 길을 걷거나 자동차로 지나고 있을 것이다.

이처럼 치유를 이미지화하면 우리는 깨닫지 못하는 사이에 행동도 달라진다. 평소보다 치료에 더 좋은 방향으로 행동하게 된다. 때로는 우리에게 필요한 지식이나 정보를 공유해 주는 사람들과 어울리기도 한다. 때로는 치료에 도움이 되는 영양소를 함유한 특정한 음식을 원하게 되기도 하고, 또 때로는 집에서 쓰는 제품을 바꾸게 되기도 한다. 어쩌면 그 제품들 중 한 가지가 우리에게 부정적 영향을 미치는 알레르겐이었을지도 모른다.

심지어는 아무것도 하지 않고도 삶의 상황이 달라질 수도 있다. 정말 적당한 시기에 정리 해고되는 경우가 드물지 않다. 그 당시에는 분통이 터질 일이겠지만, 결국 건강을 위해 필요한 처방이었을지도 모른다.

사람들은 병이 나으면 특정한 약이나 식단의 변화, 아니면 개인적 상황의 변화 덕분이라고 생각하는 것 같다. 그리고 회의론자들은 이런 사실을 들어 이미지힐링은 아무런 역할도 하지 못한다고 주장한다. 회의론자들은 분명히 약물이나 식단, 개인적 상황의 변화가 스트레스 감소에 영향을 준 것이라고 지적한다. 물론 사실이다. 하지만 그 사람의 낫고자 하는 욕구가 필요한 변화를 일으키도록 동기부여를 했다는 사실은 놓치고 있다. 모든 것은 우리 자신에게서 시작된다.

약을 먹고, 식습관과 생활 습관을 바꾸고, 그리고 회복하려는 의지가 일사불란하게 맞물려 작용해야 한다. 어느 한 가지 때문에 낫는 경우는 드물다. 몇 가지가 상승 작용을 해서 효과를 보게 되는 것이다. 그렇게 해서 마침내 당신은 낫게 된다. 어떻게 해서 그런 결과에 이르게 되는지가 그렇게 중요한가?

내가 사람들에게 약물 복용을 중단하지 말라고 권유하는 이유도

    Part I 마음이 몸을 치료한다

이 때문이다. 약을 먹으면서 동시에 이미지힐링을 하라. 그리고 동시에 식단도 개선하고 태도를 바꾸고 더 건강한 생활 방식을 택하도록 하라.

어떤 말이든 진위와 무관하게
자주 스스로에게 되뇌면
결국 그 말을 믿게 된다.

- 로버트 콜리어 Robert Collier

09

확신의
힘

'확신의 말'은 이미지힐링과 따로 쓰일 수도 있고 함께 쓰일 수도 있다. '확신의 말'이란 사실이거나 사실이기를 바라는 바를 진술하는 것이며, 거듭 되풀이해서 말하는 것이다.

다음은 확신의 말에 관해 반드시 기억해야 할 세 가지다.

1. 반복
2. 반복
3. 반복

우리가 무언가를 되풀이해서 말할 때 뇌에는 신경 연결망이 생겨난다. 더 자주 말할수록 더 많은 신경 연결망이 생겨나고 더 강해진다. 앞에서 말했듯이, 우리가 뭔가를 상상하면 진짜로 그렇게 행동할 때처럼 신경 연결망이 형성된다. 거울 뉴런 연구에서 밝혀진 증거에 따르면 말을 할 때에도 마찬가지다. 가령 손에 대해 말을 하면 손을 관장하는 뇌의 영역이 활성화된다. 따라서 어떤 것을 사실이라고 반복해서 말하면, 마치 그 일을 실제로 경험하고 그냥 사실을 말할 때와 같은 신경 연결망이 형성된다.

예를 들어 샌드위치를 손에 들고 그걸 바라보면서 손에 전해지는 감각을 느끼고 있다고 하자. 손가락으로부터 전해지는 감각 정보뿐만 아니라 샌드위치에 대한 당신의 생각과 태도를 처리하는 영역의 뉴런이 활성화될 것이다. 샌드위치를 가지고 있지 않더라도 그게 어떻게 생겼고 어떤 느낌일지를 상상하면, 실제로 샌드위치를 손에 들고 느낄 때와 같은 뉴런들이 실제일 때와 같은 정도로 활성화될 것이다. 그리고 샌드위치를 들고 있든 없든 간에, 두 경우 모두 "난 샌드위치가 정말 좋아."라고 확신에 찬 말을 한다면 같은 뇌의 영역에서 뉴런이 점화될 것이다.

오랫동안 아팠던 사람들은 자신의 질병에 대해 '끔찍하다', '절대 낫지 않을 거야', '지친다' 같은 말로 단언을 한다. 그들의 기분을 정확히 반영하는 이런 말은 뇌의 해당 영역의 뉴런들을 자극하기 때문에 생물학적 수준에서 질병에 영향을 미치게 된다. 이때 화학물질이 분비되고 유전자 스위치가 켜지거나 꺼진다. 따라서 그 병과 연관된 세포들이 단백질을 비롯한 다른 물질을 생성하면서 병이 더 오래가게 된다.

물론 자신의 감정과 다른 것을 말하거나 생각하는 일이 어려울 수 있다. 누군가 더 긍정적으로 살라고 끈질기게 말하는데 그게 마지막 희망이라면 더 힘들 수도 있다. 내 친구 중 한 명이 인생에서 고비를 겪을

    Part 1 마음이 몸을 치료한다

당시에 나를 웃긴 적이 있는데, 그때 그 친구가 이렇게 말했다. "진짜 한 사람만 더 나보고 긍정적으로 생각하라고 하면 한 방 날려 버릴 거야." 지금은 병이 너무 견디기 어려워서 적절한 시기가 아닐 수도 있지만, 그런 말을 받아들일 준비가 되었을 때 태도의 변화가 도움이 될 것이다.

환자가 태도를 바꾸고 말을 바꿔서 계속해서 "나는 회복되고 있어.", "낫고 있어.", "날마다 모든 면에서 나아지고 있어.", 아니면 아예 "완전히 낫기로 결심했어."라고 확신의 말을 거듭하면, 적절한 신경 연결망이 형성되고 신경 펩티드가 분비되어 세포와 DNA에 접속해서 치료를 돕게 된다. 자신의 병에 대해, 그리고 몸의 어떤 기관이 영향을 받는지에 대해 알아차림을 하면, 적절한 뉴런들이 신체의 적절한 기관을 목표로 활성화된다. 스스로 회복하고 있다는 것을 아는 데서 오는 안도감은 또한 스트레스 호르몬 수치를 낮춰 치료 속도를 높여 줄 것이다.

해석하기

치료를 위해 이미지힐링을 할 때 확신의 말을 사용할 수도 있다. 때로는 일어나고 있는 일에 대해 말로 짚어 주는 것이 도움이 되기도 한다. 예를 들어 이미지힐링을 하는 동안에 상상 속의 진공청소기로 박테리아를 깨끗이 청소하면서 '해로운 박테리아가 내 몸에서 싹 사라졌다'라고 확신하면서 무슨 일이 일어나고 있는지 말로 표현해 보라. 그러면 실제로 박테리아가 사라지고 있는 것처럼 해당 뉴런들이 활성화될 것이고, 물론 실제로도 그렇게 될 것이다.

게다가 확신의 말을 하면 이미지힐링을 하는 데 더 집중할 수 있다.

확신의 말은 이미지힐링의 대상이 되는 신체 부위에 집중하게 해 주어 결국 뇌세포를 자극하여 치료 과정을 촉진하는 데 도움이 된다. 마음속에 떠올리는 장면이 그다지 선명하지 않더라도 도움이 될 수 있다.

또 다른 예로 암세포를 태워 없애기 위해 녹색 레이저를 쏘면서 "뼈의 암세포는 다 타 버리고 뼈는 멀쩡한 채로 남아 있다."라고 확신의 말을 할 수 있다.

다른 예로 관절염을 앓고 있는 관절에 마법의 윤활유를 붓는 장면을 이미지힐링한다고 하자. 기름통과 고무관을 집어 들면서 "이 윤활유는 마법의 약이다. 100퍼센트 효능이 있는 이 약은 아무리 써도 없어지지 않네."라고 확신의 말을 한다. 그러면서 아픈 관절에 윤활유를 뿌린다. 이때 또 "윤활유가 관절에 스며드는구나. 이제 관절이 굉장히 편안해 보여."라고 혼잣말을 한다. 그리고 관절이 움직이는 것을 상상하면서 "이제 관절이 편하고 수월하게 움직이는구나."라고 말하라. 그러니까 기본적으로 치유 장면을 중간 중간 나름대로 해석하는 것이다. 내키는 대로 더 많이 해석할 수도 있고 적게 할 수도 있다. 아예 해석을 하지 않아도 좋다.

해석하기는 이미지힐링하는 장면이 뚜렷하게 떠오르지 않을 때 유용하다. 왜냐하면 상상한 그림이 눈에 보이든 보이지 않든 간에 해석을 들으면서 뇌의 뉴런이 활성화될 수 있기 때문이다. 예를 들어 동맥의 내부 그림이 잘 그려지지 않는다면, '동맥 내부'라는 단어를 알아차림하는 것만으로도 뉴런은 마치 실제로 동맥을 들여다볼 때처럼 활성화될 것이다.

해석하기와는 달리 확신의 필요량도 사람에 따라 달라진다. 하지만 나는 더 많이, 더 열정적으로 확신의 말을 할 때 더 빨리 변화가 일어난다는 사실을 알게 되었다. 아침에 열 번, 밤에 열 번씩 반복해서 말하는 식으로 시작해도 좋고, 생각날 때마다 할 수도 있다. 예를 들어 "나는 낫고 있다."라는 말을 하고 싶을 때마다 하다 보면, 어느새 하루에 20번이나 30번도 하게 되는 것이다.

확신의 말을 하기 위해 시간표를 짤 필요까지는 없지만, 그런 것이 도움이 될 것이다. 아침에 열 번, 밤에 열 번 하는 시간표를 짤 수도 있다. 그리고 원하는 변화가 일어날 때까지 이런 식으로 계속 하는 것이다.

원한다면 확신의 말을 이보다 더 많이 할 수도 있다. 굳은 결심이 섰다면 마음에 차고 넘치도록 하루 50번 이상 할 수도 있다.

1994년에 고환에 혹이 발견되어 의사를 찾아간 적이 있다. 당시에 나는 굉장히 두려웠다. 의사가 며칠 후에 전문 상담의와 만날 일정을 잡아 주었는데, 그 때문에 더욱 겁이 났던 것 같다. 그때 내 차로 돌아와서 울었던 기억이 난다. 원치 않는 일이 내 삶에 끼어들도록 방심했다는 데 화가 치밀었다. 이런 일을 겪고 나서 나는 중대한 변화를 꾀하기로 마음먹고, 결연히 행동으로 옮기기로 했다.

그 다음 며칠간 나는 "혹이 사라졌다!"라는 확신에 찬 말을 수백 번씩 되뇌었다. 또 마치 뭔가를 잘라 내듯이 훑어 내는 동작을 했다. 실제로 혹을 잘라 내는 것을 상징적으로 나타내는 동작이었다. 당시에 내가 무슨 일을 하게 되든지 간에 추호라도 의심스러운 생각이 마음속에 끼어들면, 하던 것을 멈추고 그 의심이 사라질 때까지 확신의 말을 하면서 혹을 잘라 내는 손동작을 몇 번이고 되풀이했다.

그때 나는 박사과정 2년차였고, 내 연구를 지원하는 제약 회사에 몸담고 있었다. 그때 나는 실험의 중요한 단계에서 값비싼 시료를 쓰고 있었는데, 자꾸만 건강에 신경이 쓰여서 정교한 실험을 몇 차례나 망친 적이 있다. 하지만 내게는 무엇보다도 내 건강이 중요했다. 사실 이 일은 일과 건강 중에 무엇이 더 중요한지를 말해 주는 강력한 상징이었다.

며칠 후에 전문 상담의의 진찰을 받았는데, 혹이 진짜로 없어졌다. 그 혹은 종양일 수도 있었을 것이다. 어쩌면 종양이 아니었을 수도 있다. 개인적으로 그것은 중요치 않았다. 내가 관심 있었던 부분은 그 혹이 사라졌다는 사실이었다.

확신의 말을 되뇔 때마다 나는 대부분 강한 확신을 가지고 말했다. 정말로 확신에 차서 말했다. 큰소리로 말할 수 없는 장소에 있을 때는 마음속으로 단호히 직접적으로 말했다. 집에 있을 때는 방 안을 돌아다니며 확신에 차서 크게 소리 내어 말했다.

확신의 문장을
만드는 방법

그러면 확신의 문장을 어떻게 만들 것인가? 확신의 말은 '사실'(사실이길 바라는 것)에 대한 진술이다. 그러므로 단정적인 문장을 써라. 여기 치료에 관한 몇 가지 단정적인 문장이 있다.

          Part 1 마음이 몸을 치료한다

"나는 회복되고 있다."

"점차 호전되고 있다."

"기분이 나아졌다."

"나아지고 있다."

"암세포가 다 타 버리고 있다."

"종양이 녹아내리고 있다."

"종양이 사라졌다."

"이제 마음대로 편히 움직일 수 있다."

"혈압이 정상으로 돌아오고 있다."

"심장이 점점 더 건강해지고 있다."

"숨쉬기가 점점 더 편해진다."

그리고 정말로 단정적인 문장을 만들도록 하라. 예를 들면,

"감기가 달아나고 있다."보다는 "지금 빠르게 회복되고 있다."가 더 단정적이다.

"암이 덜 심각해지고 있다."보다는 "종양이 녹아내리고 있다."가 더 단정적이다.

"전처럼 나쁘지는 않다."보다는 "나는 회복되고 있다."가 더 단정적이다.

기억하라. 확신의 말은 이미지힐링과 함께 쓰거나, 따로 쓸 수도 있다. 이 책의 Part 2에서는 이런 전략에 대해 살펴보기로 하자. 여기에 치료 과정과 또 그 과정에서 마음의 역할에 대해 설명한 많은 사람들의 사례를 모아 놓았다.

Part 2

이미지힐링
성공사례

다음은 세계 각국에서 질병을 치료하는 데 이미지힐링을 사용한 사람들에게서 들은 실제 사례들이다.

곧 보게 되겠지만 많은 사람들이 이미지힐링을 다른 치료법과 병행했다. 다른 치료법이나 약물 대신에 사용한 것이 아니라 함께 사용한 것이다.

내가 모은 이야기들은 전체적으로 놀랍도록 닮은 점이 있다. 이 이야기의 주인공들은 서로 한 번도 만난 적이 없지만, 그들이 치유를 위해 사용한 전략은 아주 비슷했다. 8장에서 설명한 것처럼 그들은 저마다 '치유 장면'을 이미지화했는데, 신체에서 건강하지 못한 세포나 질병을 떼어내는 상상도 했다.

환자들에게 이런 방법을 권유하는 책은 그다지 많지 않다. 나 스스로가 치유 장면을 이미지화하고 몸소 체험하면서, 나는 많은 사람들이 직관적으로 그 방법을 알고 있는 것 같다고 믿게 되었다. 우리는 그 방법을 배워서 아는 게 아니라 그냥 아는 것 같다.

여기서 예로 든 이야기 중 의학적으로 검증된 것은 없다. 사람들은 자신의 경험담이 다른 사람들에게 자신도 치유될 수 있으리라는 용기를 심어 주고 무엇보다도 자기도 할 수 있다는 믿음을 주리라 생각하고 기꺼이 나에게 자신의 이야기를 보내 주었다.

이야기의 주인공 중에는 특별히 이미지힐링을 하지 않았더라도 어차피 병이 나은 사람도 있었을 것이다. 하지만 누구나 그랬을 거라고 말하는 것은 마음의 힘을 부정하고 과소평가하는 것이 될 것이다. 앞에서 말했듯이 치유에 영향을 주는 요소는 많은데, 마음도 그런 요소들 중 한 가지이다. 그러니 이 책을 통해서, 특히 이 장을 통해서 마음을 더 긍정적인 방향으로 사용할 수 있게 되기를 바란다.

다음 장에서는 암과 심장 질환, 통증, 만성피로, 만성피로증후군, 바이러스, 알레르기, 자가면역질환 등 각종 질병을 제목으로 이야기를 분류했다. 그리고 체중 감량과 신체 재생에 관한 이야기도 포함되어 있다.

10

각종 암과
림프종

아이리스^{Iris}의 이야기

내 어깨 위에 내 몸 어디에든 갈 수 있는 나선형 미끄럼틀이 있다고 상상한다. 나는 미리 편안한 장소, 즉 풀밭이나 카펫, 부드러운 의자 등 언제나 햇살이 비치는 아늑한 곳을 마련하고 거기 앉는다(이런 풀밭이나 카펫, 의자는 이미지힐링을 할 때마다 항상 준비되어 있다).

재미를 더하기 위해 이미지힐링과 함께 소리도 상상한다. 나는 크리스털을 가지고 작업하기 때문에 언제나 추를 가지고 다니는데, 이 추가 마치 자석처럼 암세포에 작용해서 실제로 암이 생긴 부위에서 암세포를 끌어내는 것을 볼 수 있다. 그렇게 암세포를 끌어내는 것을 보는 것은 썩 기분 좋은 일이다. 왜냐하면 이 악당 세포들을 잡아서 나선형 미끄럼틀에 태워 발가락을 통해 몸 밖으로 밀어내 버린 것 같은 기분을 실제로 느낄 수 있기 때문이다.

내 의자에 앉아서 암세포들에게 말을 건다. "내가 너희를 얼마나 사랑하는지 알지? 날마다 너희들과 대화하는 걸 정말 좋아한단다. 하지만 너희들은 여기에 계속 머무를 수 없어. 떠나야 해."

그러고는 암세포들이 나에게 대답하는 것을 상상한다. "우리도 널 사랑해. 그리고 네가 하는 말을 충분히 이해해." 암세포들이 들떠서 나에게 묻는다. "추도 가져왔어?"

"응, 가져왔지."라고 말하면서 나는 주머니에서 추를 꺼내 높게 들어 보인다. 추가 회전하기 시작하자, 암세포들이 자석처럼 추에 달라붙으며 웃는 소리를 들을 수 있다. 암세포들이 전부 사라졌는지 내 몸을 살펴보지만, 항상 한두 개의 암세포가 숨어 있는 것을 볼 수 있다. "너희들 숨어 있는 거 다 보여. 그리고 서두르지 않으면 재미있는 미끄럼틀을 못 타게 될 거야." 이렇게 말하면 숨어 있는 암세포들도 낄낄거리며 달려 나와서 다른 암세포들과 함께 추에 달라붙는다.

추를 계속해서 돌리다 보면, 암세포들이 나에게 소리쳐 묻는다. "발가락 끝에 문 열어 놨어?"

나는 허리를 굽혀 다섯 발가락 끝의 문을 열고 말한다. "다 준비됐니?" 암세포들을 무릎 위에 올려 놓고 추에서 떨어뜨린다. 그러면 암세포들이 내 다리에서부터 미끄럼틀을 타고 내려가면서 즐거워 비명을 지르는 소리가 들리고, 곧 세포들이 발가락 끝을 빠져나가서 땅에 도착하면 이렇게 소리친다. "아이리스, 사랑해!" 나도 소리친다. "나도!"

아이리스는 긍정적이고 낙관적인 태도를 가지고 있으며, 그녀의 상상에는 상당히 유머러스한 요소가 있다. 이렇게 즐거운 상상을 하기에 그녀는 평소에 질병에서 받았던 스트레스가 최소한으로 줄었을 것이다. 그녀는 또한 언제나 아늑한 분위기를 느낄 수 있는 편안한 장소를 상상해 냈다.

그녀의 상상에서 아이리스는 암세포가 제거되는 것을 보았다. 그녀의 치유 장면은 '암세포의 존재가 사라지는' 이야기이다. 암세포가 있는 신체 부위를 알아차리는 것이 그 부분과 그 부분을 관장하는 뇌의 영역을 자극했을 것이다. 그리고 그녀가 암세포가 사라지는 '기분을 실제로 느끼는 것'을 너무나 생생하게 상상한 것이 치유 장면의 힘과 치유 속도를 더욱 증폭시켰을 것이다.

또한 아이리스가 암세포를 사랑으로 대했으며, 암세포가 기쁘게 그녀의 몸을 떠나는 것을 상상했다는 것도 주목할 필요가 있다. 어떤 형태든 무력을 사용하기보다는 이런 식으로 처리하는 것을 더 좋아하는 사람이 있다. 사랑은 아주 강력한 마음 상태이고, 질병의 경과에도 막강한 위력을 행사할 수 있다. 하지만 마침내 암세포의 존재가 사라지는 장면을 상상한다면 결과는 같을 것이다.

페툴라Petula의 이야기

10년 전에 나는 수술이 불가능한 유방암 진단을 받았다. 생존율이 15퍼센트밖에 되지 않았다. 암은 림프계와 목으

로 전이된 상태였다. 나는 종양을 줄이기 위해 화학 치료와 방사선치료를
받았고, 그 후에도 가슴에 종양이 남아 있다면 수술로 제거해야 했다.

치료를 받는 동안 나는 '완전한 건강'이라고 부르는 토끼가 내 몸 안
을 뛰어다니며 암세포를 먹어 치우는 장면을 이미지화했다. 암세포는
토끼의 먹이였고, 토끼는 암세포를 먹는 것을 좋아했다. 암세포는 토끼
에게 해롭지 않은 먹이였다. 토끼는 너무나 건강해 보였고 윤기가 자르
르 흐르는 털을 가지고 있었다. 배가 부르면 토끼는 내 몸 밖으로 뛰어나
가서 숲 어딘가로 뛰어가서 폐기물을 배설했다. 이윽고 그 자리에서 아
름다운 나무가 자랐다. 그 나무를 보거나 나무 아래 앉은 사람들은 누구
나 큰 평화와 행복을 느꼈다. 그 나무는 치유의 나무로 불렸다.

나는 하루에 적어도 두세 번씩, 그리고 치료를 받을 때마다 이 장
면을 이미지화했다. 치료가 끝날 즈음에는 경과가 너무 좋아서 의사도
놀랐다. 암이 흔적도 없이 사라져서 나는 수술을 받을 필요가 없었던
것이다.

내가 했던 다른 이미지힐링은 하루에 두세 번씩 암세포를 풍선이라
고 상상하고 그 풍선이 터지는 장면을 그리는 것이었다. 그러면 풍선 껍
질이 내 몸 안에서 씻겨져 나왔다. 그리고 그 폐기물은 지구 어딘가로 가
서 모두에게 도움이 되는 긍정적인 에너지로 바뀌는 것이었다.

세 번째 이미지힐링은 순수한 치유의 물로 샤워를 하는 것이다. 물
은 정수리로 들어가서 내 몸속을 타고 내려가며 암세포를 모조리 씻어
냈다. 물은 처음에는 내 발을 통해 까맣고 진득한 액체로 나왔다. 이것이
서서히 갈색의 묽은 액체로 바뀌기 시작해서 암세포가 전부 제거된 후

에는 맑은 물로 바뀌었다. 이 물은 배수구를 통해 땅으로 흘러들었고, 다시 긍정적인 에너지로 바뀌었다. 그러면 나는 순수하고 하얀 치유의 빛이 암세포가 있던 내 몸속 공간을 채우는 것을 상상한다.

그리고 매일 밤 잠자리에 들기 전에 '나는 완벽하게 건강한 멋진 몸을 가지고 있다. 내 몸속에 있는 모든 세포는 완전하고 정상이며 완벽하다'는 생각을 한다. 나는 또한 내 몸이 분홍색 치유의 빛으로 가득 차는 것을 이미지화하는데, 분홍색이 사랑과 조화의 색이기 때문이다. 날마다 내가 하는 또 한 가지는 왼쪽 가슴에 계속해서 '옴' 소리를 읊조리는 것인데, 어느 순간이 되면 조직이 진동하는 것을 느낄 수 있다. 11년이 지난 지금까지도 나는 살아 있고 건강하기 때문에 이 모든 일이 실제로 나에게 도움이 되었다고 확신하고 있다. 아직도 의사와 간호사들은 내가 너무나 건강하다는 사실에 놀란다.

이 방법이 효과가 있는 이유

페툴라의 치유 장면은 암이 있는 상태에서 암이 없는 상태로 바뀌는 것을 묘사하고 있다. 그녀의 첫 번째 이미지힐링이 얼마나 창의적이었는지에 주목해 보라. 그녀는 '완전한 건강' 토끼를 사용함으로써 마음을 편하게 해 주는 치유 장면을 만들어 내어 자신의 병과 관련된 스트레스를 줄였을 뿐 아니라, 치유 장면에 재미를 더해서 그 장면에 집중하기 쉽게 만들었다. '완전한 건강'이라는 이름도 그녀가 스스로를 어떻게 상상하고 있는지를 보여 주는 상징적인 장치다. 그 토끼가 의심할 여지 없이 건강하고 윤기가 자르르 흐르는 털을 가지고 있었기 때문이다.

그녀가 이미지힐링을 화학요법과 같이 사용했다는 점도 주목할 필요가 있다. 양자택일을 해야 할 필요는 없다. 암에 걸린 신체 부위에 집중함으로써 신체의 그 부분과 그 부분을 관장하는 뇌의 영역이 활성화되었을 것이다. 그 결과로 그 부분의 뇌 지도가 바뀌고 많은 화학적 변화가 나타나게 되었을 것이다. 또한 뇌와 몸 전체, 암이 발생한 부분의 유전자도 활성화되었을 것이고, 줄기세포의 유전자도 건강한 새로운 세포를 성장시키도록 자극을 받았을 것이다.

그녀가 반복해서 이미지힐링을 한 것이 중요한 역할을 했다. 그녀는 적어도 하루에 두세 번씩 반복해서 이미지힐링을 했다.

풍선을 사용한 것은 훌륭한 상징적인 이미지힐링이었는데, 그녀의 몸속에 있는 '암 풍선'을 터뜨리는 것을 상상한 것이었다. 그녀의 무의식에서 암이 제거되고 있었다. 이런 상상이 뇌와 신체의 해당 부위를 자극해서 결국 실제로 그런 일이 일어나게 된 것이다.

샤워 이미지힐링도 효과적인 이미지힐링이었다. 앞의 두 가지 이미지힐링과 마찬가지로 암이 있는 상태에서 암이 없는 상태로 바뀌는 것을 묘사했기 때문이다. 그녀가 이 이미지힐링을 하는 과정에서 물이 점차 맑아지다가 마침내 깨끗해졌는데, 이 장면은 암이 사라졌다는 강력한 무의식적인 메시지를 그녀의 뇌에 보냈다. 그러자 상위의 중추신경계가 이 메시지를 실현하도록 작동되었을 것이다.

세 가지 다른 이미지힐링을 한 것은 아주 좋은 방법인데, 왜냐하면 때로는 똑같은 치유 장면을 상상하는 데 질리기도 하기 때문이다. 많은 사람들이 이미지힐링을 그만두게 되는 이유다. 같은 그림을 반복해서 상상하다 보면 더 이상 동기부여가 되지 않기 때문이다. 하지만 장면을 잘게 쪼개 변화를 주면

참신한 느낌을 유지할 수 있을 것이다.

마지막으로 그녀의 확신이 아주 중요한 역할을 했을 것이다. 확신을 했던 덕분에 그녀는 자신이 원하는 것에 집중할 수 있었고, 이미지힐링과 더불어 확신의 말이 그녀의 뇌와 신체가 치유가 이루어지는 올바른 방향으로 나아가 도록 자극했을 것이다.

캐시^{Cathie} 의 이야기

10년 전에 나는 비호지킨 림프종을 진단 받았다. 복부와 사타구니에 아주 큰 종양이 있었다. 화학요법 치료를 예약하긴 했지만, 병이 어떻게 진행되는지를 알아보기 위해 5주 동안 기다리라는 말을 들었다. 천천히 진행되는 병으로 알고 있었지만, 종양이 너무나 컸기 때문에 암이 더 공격적인 형태로 변형될 수도 있었다.

기다리는 5주 동안 나는 책을 많이 읽었고 일주일에 세 번씩 반사 요법(손·발바닥 등을 마사지하는 건강 요법 – 옮긴이)을 받았다. 반사 요법이 나에게 도움이 될 수 있다는 것을 알았기 때문에 나는 반사 요법사가 되는 훈련을 받기 시작했다. 나의 반사 요법사는 나에게 화학요법의 위험성에 대해 말해 주었는데, 전에는 미처 알지 못하던 것이었다. 요컨대 나는 전에 해오던 치료를 하나도 받지 않기로 하고 유기농 식단과 야채 주스, 자연 속에서 오래 걷기, 친구들과 많이 웃기를 치료법으로 선택했다. 가르치는 일도 그만두었다.

동시에 나는 이미지힐링을 사용해서 나의 세포들이 암을 제거하는

데 집중하도록 했다. 우선 나의 몸은 적이 아니라 단지 몇 개의 세포가 방황하고 있는 것뿐이라고 나 자신에게 말했다. 암에 걸린 세포를 나타내는 그림을 그렸는데, 뚜렷한 모양도 실체도 없는 회색 방울로 묘사했다. 그리고 내 T세포를 작은 피라니아(아마존 강 유역에 사는 열대성 민물고기. 사납고 이빨이 날카로워서 다른 고기를 잡아먹는다. - 옮긴이)로 그렸다. 피라니아들은 뚫어져라 집중하는 눈과 아주 날카로운 이빨을 가지고 있었다! 회색 방울은 전혀 상대도 되지 않았다! 나는 피라니아들이 암세포를 한입 크게 물어뜯고 깨끗이 먹어 치우는 장면을 상상했다. 피라니아들은 물론 이 먹이를 아주 좋아했다. 심지어 먹으면서 '미암, 미암, 미암!' 소리를 내는 것도 들었다('냠냠'이라는 뜻이다. 나는 프랑스인이다).

처음에는 하루에 몇 번씩 습관적으로 이 장면을 이미지화하려고 애를 써야 했지만, 그 일은 곧 내가 깨어 있는 매 순간 하는 일이 되었다. 마치 내 마음 한구석에 끊임없이 같은 만화를 보여 주는 작은 TV 스크린을 가지고 있는 것 같았다. 그 덕분에 많이 웃게 되었다.

나는 또한 다양한 방법으로 확신의 말을 사용했다. 처음에 진단을 받고 죽는다는 것에 대해 몹시 걱정했을 때에도 "날마다 나는 모든 면에서 더 좋아지고 있다."를 약간 변형해서 나만의 확신의 말을 만들었다. 내가 만든 것은 이것이다. "나의 면역 체계는 아주 강하고, 날마다 내 세포들은 깨끗해지고 건강해지고 있다. 내 면역 체계는 아주 강하다." 여하튼 뇌에 이런 확신을 심어 주려면 확신의 말을 반복해야 했다.

이 방법은 효과가 있었다. 왜냐하면 한밤중에 겁에 질려 깨어날 때마다 나의 확신의 말이 다시 시작되었고, 잠시 그 일에 집중을 한 다음에는 다시 잠을 이룰 수 있었다. 다음 날 밤에도 또 밤중에 잠이 깼는데, 이번에는 말 그대로 눈을 뜨자마자 내 머릿속에서 확신의 말이 들려왔다. 그러자 잠을 자면서도 내 몸이 나를 위해 일하고 있다는 확신이 들었고 곧 잠이 들었다. 좀 지난 후에는 한쪽 눈을 뜨기도 전에 내 머릿속에서 확신의 말이 들렸다. 이 녹음테이프는 스위치를 켤 필요도 없이 항상 재생되고 있었던 것이다! 이 사실을 깨달은 후로 한 번도 자다가 밤중에 깨지 않았다.

나는 낮 동안에도 항상 확신의 말을 들을 수 있었다. 거울을 마주 보고 마치 다른 사람과 이야기하는 것처럼 말했다. "그거 알아? 내 면역 체계는 아주 강하다고." 그리고 내가 거울을 보고 정신이상자 같은 대화를 하고 있을 때 누군가가 걸어 들어오는 것을 상상하며 자주 웃음으로 끝나곤 했다.

또 내가 앓고 있는 암의 밑바닥에 깔린 감정적인 문제를 다루기 위해 나는 확신의 말을 사용했다. 가장 간단한 것은 루이스 헤이^{Louise Hay}가 한 말이었다. "나는 나 자신을 사랑하고 받아들인다. 문제가 될 것은 아무것도 없다." 이 말이 처음에는 불가능하게 여겨졌다. 울거나 신경질적으로 웃지 않고서는 나 스스로를 보고 "나는 나 자신을 사랑하고 받아들인다."라고 말할 수 없었다.

그럼에도 루이스 헤이의 말로 확신의 말을 하면서 깊은 상처와 오랜 원한 등이 쌓여 생겨난 암을 어떻게 해 보려고 했다. 그런데 그것이 적중했다. 그래서 나는 또 온 힘을 다해 "나는 기꺼이 과거를 용서하고 전부 놓아 버린다."라는 말을 했다. 아직도 이 확신의 말을 할 때면 마음이 열리는 것을 느낀다.

4월에 나의 마흔다섯 번째 생일에 암이라는 진단 결과를 받았는데, 12월에는 암 종양이 70퍼센트나 줄어들었다. 그리고 이듬해 초에는 깨끗이 사라졌다. 궁금하거든 스코틀랜드의 베일오브레븐 병원 Vale of Leven Hospital 에 있는 나의 상담의인 패트리샤 클락에게 이 모든 사실을 물어보라. 거침없는 삶을 위하여!

캐시는 그녀의 T세포가 암세포를 먹어 치우는 장면을 상상했는데, 이 치유 장면은 암이 있는 상태에서 암이 없는 상태로 변하는 것을 묘사하는 것이다. 이것이 신체에 암이 발생한 부위와 그 부분을 담당하는 뇌의 영역을 자극했을 것이며, 뇌와 암이 발생한 부분에 이로운 화학적, 유전적 변화를 일으켰을 것이다.

그리고 캐시는 자기 몸을 적이 아니라고 확신의 말을 하면서 사랑으로 대하고 있었다. 줄곧 잘못된 일에 연연하면서 자신에게 잘못이 있다고 생각하면 스트레스가 생기고, 스트레스가 또 우리 몸에 부정적인 영향을 미친다. 그 대신에 캐시는 단지 세포의 일부가 방황하고 있는 것뿐이라고 확신을 했다. 이런 확신은 또한 사랑과 수용하는 태도를 보여 주는 것이었는데, 그 덕분에 긍정적인 효과가 나타났을 것이다.

반사 요법을 사용한 것도 도움이 되었을 것이다. 대부분의 대안 치료법과 마찬가지로 반사 요법의 효과를 보여 주는 강력한 증거는 아직 많지 않지만, 나는 반사 요법의 효과를 입증하는 증거를 찾는 것은 시간문제라고 생각한다.

반사 요법에 대한 그녀의 믿음도 효능에 도움이 되었을 것이다.

운동을 하고 건강한 유기농 식단으로 바꾼 것, 야채 주스를 마시는 것도 캐시의 건강에 유익했을 것이다. 과일과 야채 섭취를 늘리고 고기를 덜 섭취하는 것이 암 발생에 영향을 준다는 증거가 있다.

많이 웃는 것이 스트레스를 줄이고 그녀의 몸을 행복한 화학물질로 채워주었을 것이다. 그것이 분명히 긍정적인 치유 역할을 했을 것이다. '미암, 미암, 미암'이라는 귀여운 의성어를 사용한 것도 그녀가 이미지힐링을 하는 동안 얼굴에 미소를 떠올리게 했을 것이다.

가르치는 일을 그만둔 것도 좋은 생각이었다. 왜냐하면 그렇게 함으로써 잠재적인 스트레스 원인을 없애고 캐시가 치유에만 집중할 수 있게 되었기 때문이다. 그녀가 매우 긍정적인 태도를 가지고 있었고 스스로 암을 극복하려고 굳게 다짐했다는 것은 명백하다.

매우 긍정적인 캐시의 태도는 또한 그녀가 이미지힐링을 많이 했다는 것을 의미한다. 그녀의 치유 장면은 깨어 있는 동안 매 순간 그녀의 일부가 되었고, 그것이 상당히 긍정적인 결과를 가져왔을 것이다.

그녀가 확신의 말을 사용한 것도 그녀의 면역 체계를 향상시켜 치유 과정에 아주 긍정적으로 작용했을 것이다.

그리고 캐시는 자신의 암을 깊은 상처와 오래된 원한의 결과로 보았기 때문에 그런 감정적인 문제와 대적할 힘을 가질 수 있게 되었다. 나는 암이 어떤 형태의 억압되고 부정적인 감정과 연관이 있다고 생각한다. 나의 저서 『중요한 것은 마음이다』에 이런 주장을 뒷받침하는 몇 가지 증거를 실었다.

사라^{Sarah}의 이야기

2005년에 나는 사타구니에 난 혹을 검사한 결과 비호지킨 림프종 진단을 받았다. 더 자세히 검사해 보니 내 몸 양쪽과 골수에 질병이 있다는 사실이 밝혀졌다. 의학적으로 말하자면 질병의 4기로 분류되는 상태였다.

나는 화학요법 치료를 받게 될 것이고 앞으로 골수 이식을 받게 될 가능성도 있다는 설명을 들었다. 또한 림프종이 아직 심각하지 않은 단계이기 때문에 즉각적인 치료는 하지 않을 것이고, 경과가 어떻게 바뀌는지 지속적인 검사를 받게 될 거라는 말을 들었다. 이런 조치를 취할 거라는 설명을 듣고 처음에는 몹시 혼란스러웠다. 암 치료에서 초기 대응이 가장 중요하다고 알고 있었기 때문이다. 하지만 이 병에 대해 좀 더 잘 알게 되면서 이런 상황을 좀 더 편하게 받아들였다. 이 병의 증상이 거의, 또는 아무런 변화 없이 아주 오랜 시간이 지날 수도 있다는 사실을 알게 되었다. 그래서 나로서는 다른 방안을 찾을 시간을 벌게 된 것이다.

1980년대에 나는 삭티 거웨인^{Shakti Gawain}의 『간절히 원하면 기적처럼 이루어진다』라는 책을 읽은 후에 명상에 대해 알게 되었으며, 한동안 확신의 말과 이미지힐링을 사용하며 살아왔다. 심지어 런던에서 개최된 삭티의 워크숍에도 참여한 적이 있다. 하지만 지금은 여러 가지 이유로 그런 일을 계속하지 못하고 있다.

하지만 대체 의학·치료 분야에는 여전히 흥미가 있었기에 현재의 내 상황과 관련해서 좀 더 상세하게 이 분야를 알아보기 시작했다. 브랜던 베이^{Brandon Bay}의 저서 『여정^{The Journey}』(해묵은 감정적 고통을 내려놓음으로써 암을 치유한 브랜던의 여정을 적은 이야기다)을 사서 책장에 꽂아 두었는데 1년 이상이 지났지만 아직 그 책을 읽지 않고 있었다. 그래서 그 책부터 읽기 시작했다.

진단을 받고 2주 후에 나의 첫 '여정'을 시작했는데, 이것이 삶을 송두리째 바꿀 만한 경험이라는 것을 알게 되었다. 그리고 대안적인 암 치료법을 개발한 전인적 치료사를 찾았다. 내가 명상과 이미지힐링을 습관화하게 된 것은 그때부터였다.

과거에 가벼운 병으로 동종 요법(그 질병과 비슷한 증상을 일으키는 물질을 극소량 사용하여 병을 치료하는 방법 – 옮긴이)을 사용한 적이 있었는데, 그 효과에 아주 감명을 받았다. 그래서 이번에도 동종 요법 의사에게 조언을 구하고 도움을 받았다. 내가 사용한 동종 요법은 나의 건강을 위해 모든 면에서 도움이 되었다. 그녀는 또한 나에게 기(氣) 치료를 소개해 주었는데, 나는 그것이 가장 심오한 조정 기법이라는 것을 알게 되었다. 기 치료 덕분에 내가 사용하고 있던 명상과 이미지힐링이 강화되었다.

기 치료법을 얼마간 사용하자 나의 이미지힐링이 더욱 강화되어, 나중에는 처음에 이미지힐링을 하고자 마음먹는 것만으로도 저절로 이미지힐링이 되는 경지에 이르렀다. 이미지힐링이 한결 수월해진 것이다. 눈을 감는 순간부터 선명한 이미지힐링이 시작되었다. 명상과 여정, 기 치료, 강아지를 산책시킬 때 나는 다양한 이미지힐링 경험을 했고, 이런 일들이 나의 치유 여정에 깊은 영향을 준다고 믿게 되었다.

암 진단을 받은 사람들이 질병과의 관계를 바꿀 수만 있다면, 그것만으로도 장기적인 예후에 엄청난 영향을 줄 수 있을 것이다. 너무나 많은 사람들이 암 진단을 받았을 때 무력감을 느끼고 의심할 여지없이 의사의 예측을 받아들인다. 많은 사람들의 경우 안타깝게도 그런 예측이 현실이 된다. 나도 한동안 그런 상태에 있었다. 하지만 나는 서둘러 치료를 시작하는 상황이 아니었고, 그 덕분에 대안을 찾아볼 시간이 있었다. 2년이 지난 지금 나는 마음가짐이 곧 건강이라고 확신하게 되었다. 내 삶이 모든 면에서 나아졌고, 나는 지금 훨씬 나은 상태에 있다. 아직도 내 상담의를 정기적으로 만나기는 하지만, 나의 증상이 안정적으로 유지되면서 병원에 가는 횟수가 현저히 줄어들었다.

가장 주목할 만한 이미지힐링의 효과는 신체적인 것이라고 생각한다. 2005년에 스캔을 한 결과 양쪽 사타구니에 더 커진 림프샘이 분명히 보인다는 말을 들었다. 너무나 확연히 보였기 때문에 사실 굳이 이런 설명을 들을 필요도 없었다! 마치 사타구니 부분에 커다란 콩들이 주렁주렁 달린 것 같았다. 처음에 이미지힐링을 시작하면서 나는 이 덩어리들이 서서히 녹아서 결국에는 사라지고 마는 얼음 덩어리라고 상상했다. 매일 밤 잠들기 전에 이 상상을 반복해서 했다. 6개월도 되기 전에 왼쪽 혹은 상당히 줄어들어 지금은 거의 보이지 않게 되었다. 더 커다란 오른쪽 혹도 지금은 크기가 줄어들었다.

나는 매일 이미지힐링과 더불어 기 치료를 하고 있다. 그리고 한 달에 한 번, 한 시간 동안 치료사에게 기 치료를 받는다. 1단계 기 치료사가 되기 위해 초보 교육을 받고 있는 지금, 나의 기 흐름을 바꿀 수 있게 되었다. 기 치료는 이미지힐링의 한 형태이다. 지금은 이미지힐링과 기 치료를 동시에 사용할 수 있는 나만의 기술을 개발하는 중이다. 이 방법으

     Part 2 이미지힐링 성공 사례

로 이미지힐링을 보강할 수 있을 거라고 믿는다.

나에게 나타나는 가장 중요한 이미지힐링은 요즘 주기적으로 반복하는 장면이다. 바로 내 몸의 모든 암세포들이 버스를 타기 위해 기다리는 상상이다! 나는 암세포들이 하나씩 버스에 타는 것을 지켜보고 있는데, 버스가 출발하면 작은 암세포들은 더 이상 보이지 않을 때까지 나를 향해 미소를 짓고 손을 흔든다.

2년이 넘게 진행한 이미지힐링의 또 다른 주목할 만한 신체적 효과는 나의 전반적인 건강 상태다. 진단을 받기 전에는 자주 흉부 감염에 걸려 정기적으로 항생제를 복용해야 했다. 또 언제나 피로하고 힘이 없었다. 하지만 지금은 2년이 넘도록 흉부 감염에 걸리지 않았으며, 대체로 건강하고 항상 힘이 넘친다.

사라는 건강이 마음가짐에 달려 있다는 것을 믿었기 때문에 마음을 아주 긍정적으로 사용하는 데 집중했다. 그녀의 '여정'이 치유에 아주 중요한 역할을 했을 것이다. 왜냐하면 '여정'은 감정적인 치유에 도움이 되었고, 그것이 질병의 상태에 영향을 주었을 것이기 때문이다. 사라는 또한 기 치료법도 사용했는데, 기 치료법 덕분에 그녀가 하고 있던 이미지힐링이 강화되었다. 그녀가 주기적으로 기 치료 교육을 받은 것이 몸을 치유하는 데 도움이 되었다는 것은 의심할 여지가 없다. '현장 경험' 치유에 대한 최근의 과학적 연구 결과, 피부와 뼈세포의 세포 성장률이 달라지는 것으로 나타났다.

사라의 치유 장면에서 그녀는 더 커진 림프샘을 얼음 덩어리로 상상하고 이 얼음 덩어리들이 녹는 것을 지켜보았다. 그리고 암세포들이 버스를 타고 떠나는 잊지 못할 장면도 있다. 말하자면 종양이 있는 상태에서 종양이 없는 상태로 변하는 것을 묘사하는 장면이었다. 이런 상상이 그녀의 질병 부위에는 물론이고, 질병이 나타난 그녀의 신체 부위를 관장하는 뇌 지도에도 영향을 주었을 것이다.

앞에서 말했듯이, 궁극적으로 나는 뇌가 현실과 상상의 차이를 구분하지 못한다고 생각한다. 사라가 종양이 녹고 암세포가 버스를 타고 떠나는 장면을 상상했을 때, 뇌는 적절한 화학물질을 분비하고 실제로 적절한 유전자가 암의 소실을 유발하도록 영향을 받았을 것이다. 그것이 바로 그녀가 상상한 것이었기 때문이다.

팻^{Pat}의 이야기

나는 캐럴이고 내 동생은 팻이다. 어느 날 아침 팻은 깨어났을 때 몸을 움직일 수가 없었다. 동생은 피터버러 병원으로 옮겨졌다가, 다시 케임브리지의 애든브룩스 병원으로 옮겨졌다. 거기서 암 진단을 받았는데, 세 번째와 다섯 번째 척추뼈 사이에 암이 발생한 것 같았다. 팻은 방사능 치료를 받았고 몇 주 후에는 보조 기구에 의지해 걸을 수 있었다. 하지만 의사의 소견은 팻이 6주밖에 더 살 수 없다는 것이었다. 그때가 2002년이었다. 요즘 팻은 스스로 운전을 해서 나를 주기적으로 방문하고 있다. 보조 기구는 사용하지 않은 지 오래다.

팻과 내 딸, 나와 우리 친구들 몇 명은 전부 정신적인 것을 추구하는

　　　　　　　　　　　　Part 2　이미지힐링 성공 사례

영적 성향이 있다. 팻이 암 진단을 받자마자 우리는 이미지힐링을 시작했다. 나는 두문불출하고 지내면서 팻의 등을 마치 엑스레이를 쏘듯이 뚫어지게 쳐다보곤 했다. 푸르스름한 흰색 레이저로 암세포를 태워 없애기도 하고, 녹색 산(酸) 레이저로 뼈를 제외하고 오직 암세포만 태워 없애기도 했다. 이런 일을 약 1년 동안 매일같이 반복했다. 실제로 동생을 볼 때는 언제나 동생에게 손을 대고 신의 특별한 치유의 힘이 전해지기를 기도했다.

그때 우리가 한 일은 그게 무엇이든 간에 효과가 있었다. 왜냐하면 의사가 동생에게 암이 발생한 위치가 좋지 않아서 방사능 치료를 해도 완치되지 않을 거라고 했는데, 마지막으로 검사했을 때에는 암세포가 발견되지 않았기 때문이다. 동생은 완치 판정을 받았다.

나는 마음이 효과적인 도구라고 믿고 있지만, 마음을 강하게 만들기 위해서는 연습이 필요하다. 나는 하느님을 믿고, 천사와 기도의 힘을 믿는다. 기도는 내 마음의 아주 강력한 도구다.

이 방법이 효과가 있는 이유

팻과 그녀의 가족과 친구들은 집단적으로 그녀의 치유를 이미지힐링했다. 캐럴의 치유 장면은 암세포가 근절되는 이야기였다. 이런 상상이 암이 발생한 부위와 그 부분을 관장하는 뇌의 영역을 자극해서 암이 발생한 부위와 뇌에 생화학적, 유전적 변화가 일어났을 것이다.

이미지힐링을 하는 동안 캐럴이 대부분 동생과 같이 있지도 않았다는 점에 주목할 필요가 있다. 치유는 다른 사람들에게 전해질 수도 있다. 단지 그들의 신체 부위에 대한 치유 장면을 상상하면 된다.

캐럴은 또한 마음의 힘을 굳게 믿었는데, 이것이 도움이 되었을 것이다. 하느님과 천사와 기도의 힘에 대한 그녀의 믿음과 더불어 마음의 힘이 정말로 효과적인 도구라는 사실이 입증되었다.

지닌Jeannine의 이야기

2007년 7월에 나는 스미어테스트(자궁 경부암 검사법)를 한 후에 자궁경관에 비정상적인 세포가 있다는 진단을 받았다. 심각한 정도는 아니었다. 10월 11일에 질경 검사 클리닉에 가 보라는 권유를 받았다. 이런 일이 내 나이(52세) 여성들에게는 아주 흔한 일이었고, 치료도 빠르다는 사실도 알았다. 하지만 나는 몹시 놀랐다. 처음에 충격을 받은 후에 나는 일기에 시를 써서 표현했고, 가장 친한 친구들에게도 털어놓았다. 이 일에 대해 뭔가를 하고 싶었다.

나는 9월에 스코틀랜드의 세계적인 의사이자 나에게 약초 처방indol-plex with DIM-estrobalance을 해 준 얀 드 브리스Jan de Vries 씨에게 편지를 썼다. 하루에 한 알씩 복용했지만, 클리닉에 가기 2주 전에서야 하루에 최소 두 알씩 복용해야 한다는 사실을 알았다.

나는 또한 마음의 힘을 믿었고, 이완법의 효과 같은 것도 믿었다. 진료 예약 전 약 2주 동안 비정상적 세포를 지우는 데 마음을 집중했다. 세포가 서너 개씩 줄지어 있는 모습을 상상했다. 각 세포에는 비정상적으로 큰 검은색 점이 찍혀 있었는데, 세포들이 전부 건강해 보일 때까지 한

줄씩 차례로 건강해 보이는 세포로 변화시켰다. 그리고 상상의 지우개를 가지고 비정상적인 세포를 하나하나 지우고 정상적인 세포로 바꾸어 놓았다. 건강한 세포가 줄지어 있는 모습을 매일 밤 상상했다. 이런 이미지힐링을 매일 밤 반복했다.

예약된 날짜에 질경 검사 클리닉에 갔더니, 상담의는 비정상적 세포의 흔적을 하나도 찾아내지 못했다. 그리고 부인과 전문의는 심지어 내 나이에 비해 질이 젊어 보인다고까지 말했다! 그가 무슨 의미로 그런 말을 했는지는 모르겠다!

지닌의 이야기는 비정상적 세포가 건강한 세포로 바뀌는 것을 묘사한다. 그녀는 검은 점이 찍혀 있는 세포들이 줄지어 있는 모습과 그 세포들이 건강한 세포로 바뀌는 모습을 상상했다. 지닌은 또한 상상의 지우개를 사용해서 비정상적 세포들을 지워 버렸다. 뇌는 실제와 상상의 차이를 구분하지 못하기 때문에 이 상상이 실제로 이루어지도록 적절한 화학적, 유전적 변화가 일어났을 것이다.

그녀는 약초 치료도 병행했는데, 처방된 양을 다 복용하지는 않았지만 긍정적인 효과가 있었을 것이다.

병에 대해서 시도 쓰고 친한 친구들에게 처음 받은 충격에 대해 털어놓기도 했다. 이렇게 함으로써 꾹꾹 쌓아 놓은 부정적인 감정을 표출할 수 있었을 것이며, 그것이 치유 과정에 도움이 되었을 것이다.

린다^{Linda}의 이야기

이미지힐링을 통해 치유된다는 것은 나에게는 언제나 놀라운 일이었다. 5년 전에 나는 당뇨병 진단을 받았고, 2년간 당뇨병 환자로 살았다. 3년 전에 천식 스프레이를 처방받으러 의사에게 갔을 때, 곧장 병원으로 옮겨져 수혈을 받아야 했다. 대장암이 있었던 것이다. 피로감 외에는 별다른 증상이 없었지만, 내 오른손이 하얀 것을 보고 피가 부족하다는 신호를 알아차린 관찰력 있는 의사 덕분에 지금까지 내가 살아 있다.

대수술을 기다리는 동안 이미지힐링을 시작했다. 나는 수년간 마음 공부를 했고, M파워 마인드워크스^{Mpower Mindworks}라는 내 사업을 시작하려는 참이었는데 청천벽력 같은 암 진단을 받은 것이다. 이미지힐링은 환자가 받는 공포를 다스리기에 아주 좋은 방법이며, 병원 치료와 대기실에서 오래 기다리면서 얻게 되는 트라우마를 다루는 데도 적합하다. 나는 금방 아름다운 장소로 대피했고, 그래서 스캔을 받는 동안 밀실 공포증 등의 고통을 받는 환자들에게 제공되는 바륨 같은 진정제가 필요하지 않았다. 통 안에 들어가 40분 동안 스캔하는 동안, 나는 마음속으로 관목 지대를 쏘다녔고, 스캔이 끝난 후에 일어나자 한참이나 하이킹을 한 것처럼 다리가 아팠다.

외과 의사는 대부분의 사람들이 내가 받은 종류의 수술을 받은 후에 3개월간은 일을 하지 못한다고 말했다. 의사는 상처가 아무는 데는 7일이면 충분하지만, 나머지 기간은 마음에 달려 있다고 말했다. '좋아,' 나는 생각했다. '한번 해 보는 거야!'

3주 반이 지난 후에 나는 대중교통을 이용해서 출근을 해서 풀타임으로 근무했다.

암이 림프계로 퍼져 있어서 화학요법을 받아야 했다. 하지만 지난 일에 대한 부정적인 생각이 산더미처럼 쌓이고, 그런 것에 매달려 내가 암을 만들어 낸 것이라는 생각이 들었다. 그러니 이제는 내 마음이 몸을 치유해야 할 때가 되었다고 생각했다. 하루에 세 번씩 이미지힐링을 했고, 몸에 독소를 넣지 않기 위해 오직 내가 준비한 음식만 먹었다.

다음에 기술한 것이 바로 내가 사용한 이미지힐링이다. 효과적인 치유 체계인 실바 기법Silva Method이라는 마인드 컨트롤 기법에서 가져온 것이다.

효과를 극대화하기 위해 나는 조용한 장소에 앉거나 누웠다. 하지만 기차 같은 번잡한 곳에서도 효과는 있다. 앉거나 누워서 천천히 10부터 1까지 세는데, 물속으로 점점 더 깊이 헤엄쳐 들어가는 느낌으로 했다. 왼쪽에서 오른쪽으로 눈을 옮기면서 숫자 3…3…3을 보았다. 다시 왼쪽으로 눈을 옮기면서 2…2…2를 보았고 다시 1…1…1을 거듭했다. 여기까지 하고 나면 완전히 이완되는 것을 느낀다.

나는 하느님이나 부처님과 같은 더 높은 존재와 연결되어 있다고 스스로에게 말한다. 손을 뻗쳐 하느님의 손을 잡는 내 모습을 본다. 그러면 우주의 떨림이 내 몸 안으로 흘러들어 오는 것을 느낀다. 네 귀퉁이의 대천사와 천사들에게 나를 보호해 달라고 부탁한다.

나 자신에게 모든 부정적인 지난 삶의 경험을 놓아 버리라고 말한다. 내가 자유로운 듯이 가볍게 떠다니는 것이 느껴진다. 나에게 슬픔이나 고통을 준 모든 이들을 용서한다. 처음에는 그 얼굴이 내 얼굴과 아주 가까이에 있지만, 시간이 지날수록 그 얼굴이 점점 더 멀어지며 나중에는 누가 있었는지 기억조차 하기 어렵게 된다. 나를 향해 달려오던 화난 얼굴들이 아주 작은 점으로 바뀐다.

그리고 내 몸은 건강하고 튼튼하며 완벽한 조화를 이루며 작동하고 있다고 나 자신에게 말한다. "내 마음은 완벽한 상태에 있고, 내 몸의 모든 기관과 어우러져 잘 작동하고 있다. 눈은 똑똑히 보이고 소리도 아주 잘 들린다."

나는 천식과 부비강 문제로 고생한 적이 있기 때문에 진공청소기가 내 코와 허파에서 과도한 점액을 빨아들여 청소하는 것을 상상한다. 공기가 나의 허파로 자유롭게 흐르고, 계절이 바뀌는 냄새를 만끽한다.

나의 입은 아주 건강하며 충분한 점액이 있어서 치아를 보호하고 말을 정확하게 할 수 있다고 스스로에게 말한다. 내 마음과 입은 완벽한 조화를 이루고 있으며, 누군가를 화나게 하는 일이 없이 내 생각을 말로 표현할 수 있다.

나는 식도와 기도가 완벽하게 건강하며 위와 대장, 창자도 완벽하게 건강하고 잘 작동하고 있다고 스스로에게 말한다. 내 손을 보면 건강한 간을 볼 수 있고, 췌장과 혈액이 완벽한 혈당을 조절하기 위해 조화롭게 작동하는 것도 볼 수 있다.

나는 쓸개와 방광, 콩팥이 전부 건강하고 완벽하게 잘 작동하고 있다고 스스로에게 말한다. 그리고 심장도 튼튼하고 건강하며 모든 정맥과 동맥이 잘 뚫려 있고 깨끗해서 혈액이 신체 모든 부분으로 거리낌 없

     Part 2 이미지힐링 성공 사례

이 흐를 수 있다고 말한다.

그리고 나는 면역 체계가 강하고 언제나 질병과 싸우고 내 몸을 복구하고 회복시키고 치유하고 보호하고 있다고 확신의 말을 한다. 때로는 작은 존재가 내 몸에 있는 외부 세균을 먹어 치우는 것을 상상해 본다. 이 작은 생물들은 내 몸 전체에 존재한다.

나는 림프계와 모든 림프샘이 아주 건강하다고 확신을 한다(재빨리 보디 스캔을 한다). 림프 암에 걸렸을 때 내가 건강하고 튼튼하고 행복하던 15년 전의 세포 기억을 내 세포가 가지고 있다고 상상했다.

나는 생식 기관과 조직이 건강하며 뼈가 안팎 모두 건강하고 튼튼하다고 확신을 한다. 그리고 작은 존재의 내가 마치 뼈 안에 있는 것처럼 몸 안을 돌아다니고, 꼬리뼈에서 척추, 머리, 가슴, 팔, 다리, 발가락까지 여행한다.

나는 피부가 부드럽고 탄력 있다고 확신을 한다. 끈질기게 남아 있는 피부암을 없애 버리기 위해 내 손에 집중한다(대부분 48시간 후에 사라진다).

밝고 흰빛이 내 머리 위에 비치는 것을 상상한다. 내 머리 꼭대기를 통해 그 빛을 내 몸 안으로 끌어들인다. 그 빛이 모든 부정적인 것과 병, 죽은 세포를 청소하고 제거하면서 내 몸 안을 천천히 통과할 때 나는 기분 좋은 훈훈함을 느낀다.

아픈 내 모습이 찍힌 사진을 보고 마치 지우개를 사용하듯이 발에서부터 시작해서 조심스럽게 그 이미지를 지워 버린다. 그러고 나면 나 자신의 모습이 담긴 아름다운 하얀 사진 액자가 보인다. 대장암을 앓는 동안 나 자신이 그 이미지를 가로막고 'NO 암'이라고 쓰인 바리케이드에

못질하는 것을 보았다. 지금은 더 이상 이렇게 할 필요가 없다.

이 사진 액자 안에 에너지, 친구들, 돈, 일, 정원 가꾸기, 여행하기, 춤추기 등 내가 하고 싶었던 모든 것을 하는 이야기를 만들어 낸다. 이완하는 시간을 늘리기 위해 각각 희망 사항을 시행하는 것까지 자세히 상상한다.

이제는 진짜 기억을 끄집어내는데, 긍정적이고 행복한 기억을 생각해 낸다. 소리와 냄새, 느낌을 되새기고 강도에 변화를 주어 즐기도록 한다. 원하는 만큼 오래 이 단계에 머문다.

마무리로 1부터 5까지 숫자를 세고, 발가락을 꼼지락거린다. 그리고 나는 활짝 깨어 있으며, 예전보다 기분이 더 좋다고 스스로에게 말한다.

나는 주기적으로 스캔을 했는데, 그때마다 결과는 같았다. 내 몸에는 암세포가 없다. 의사들은 믿기 어려워했다. 내 삶에서 이토록 행복하고 건강하고 활기가 넘쳤던 적은 없었다. 아직도 매일 20분씩 이미지힐링을 하고 고등학교에서 10대들에게 분노를 다루는 데 이미지화가 얼마나 강력한지를 가르친다. 당뇨병은 완전히 나았고 이제는 천식 스프레이도 사용하지 않는다!

린다는 온몸 치유 이미지힐링을 했다. 그 덕분에 자신이 상상한 모든 신체 부위와 그 부분을 관장하는 뇌의 영역이 자극을 받았을 것이다. 그녀가 말과 이미지로 건강한 장면을 묘사하면서 몸 전체가 치유되었을 것이다.

그녀가 사용한 이미지힐링은 효과적인 치유 체계인 실바 기법이라는 마인드 컨트롤 기법에서 가져온 것이다. 나도 개인적으로 이 방법을 신뢰하고 있고 추천하고 싶다.

이미지힐링을 하는 동안 린다는 암을 치료하는 것은 물론이고, 췌장이 건강하고 폐와 기관지도 점액이 없이 깨끗하다고 상상했다. 결국 그녀는 당뇨병과 천식도 함께 고쳤다.

린다는 매우 긍정적인 태도를 가지고 있었으며, 그 덕분에 치유에 전념할 수 있었을 것이다. 그녀가 암이 지나간 일에 대한 부정적인 생각과 관련이 있다는 사실을 깨달은 것은 마음을 이용해서 스스로를 치유할 수 있다고 굳게 믿었다는 것을 의미한다. 이미지힐링을 통해 그녀는 용서를 했고, 그렇게 함으로써 모든 부정적 감정을 놓아 버릴 수 있었다. 이미지힐링을 반복한 것도 중요한 역할을 했다. 그녀는 하루에 세 번씩 이미지힐링을 했다.

그녀는 또한 스스로 준비한 음식만 먹었는데, 이것은 사전 포장된 식품에 흔히 들어 있는 식품 첨가물을 피하기 위해서였다. 식품 첨가물은 그녀의 증상에 부정적인 영향을 줄 수 있었다.

린다는 더 높은 힘에 대한 믿음이 있었고, 우주의 떨림이 그녀 자신을 통해 흐르는 것을 상상했다. 이렇게 함으로써 그녀는 아주 강한 치유의 힘이 자기 몸을 통해 흐르는 것을 믿게 되었다. 나는 실제로 그랬으리라고 믿는다.

11

심장
질환

케빈Kevin의 이야기

나는 침실에서 컴퓨터로 하던 작업을 마치고 다리미판을 꺼냈다. 그 몇 초 만에 오른손 엄지손가락이 부어오르면서 딱딱해졌다.

곧바로 든 생각은 혈전증일지도 모른다는 것이었는데, 최악의 시나리오는 이 증상이 뇌나 심장으로 옮겨간다는 것이었다. 즉시 동네 병원의 응급실로 갔다. 그때는 엄지손가락이 파란색으로 변하기 시작해서 더 무서웠다.

나는 지역 보건의에게 보내졌는데, 그는 내가 기다리는 것보다 병원으로 돌아가는 것이 빠를 것이라고 권유했다. 그는 빈틈없는 사람이었는데, 내 손가락과 눈을 진찰한 후에 내가 열이 있고 심장에서 잡음이 들린다고 말했다. 의사는 이 모든 정황을 종합해 보았을 때 내가 심장 판막 감염이 있을지도 모른다고 생각했는데, 아주 심각한 상태여서 판막 교체 수술을 할 수도 있었다. 그는 박테리아가 판막에 덩어리져서 그중 일부가 떨어져 나와 혈전을 만들 수도 있다고 설명했다. 그는 이것 때문에 내 엄지손가락이 파랗게 변한 것이라고 생각했다. 그는 병원에 전화해서 나를 즉시 이송해 달라고 요청했다. 이때는 엄지손가락이 완전히 파란색이 되었고 여전히 딱딱하게 부어올라 있었다.

병원으로 다시 걸어가면서 나는 우리 삶이 한순간에 얼마나 달라질 수 있는지에 대해 생각했다. 죽음을 면할 수 없는 나의 운명을 뼈저리게 느꼈다. 그것이 꼭 나쁜 일은 아니지만 얼마나 큰 불안감과 생경한 공포를 느끼게 하는지!

응급실에서 좀 더 검사를 한 후에 의사들도 심장 판막 감염일 것 같다는 결론을 내렸다. 그날 밤 아주 늦게 입원을 했고 다음날 초음파 심장 검진과 흉부 엑스레이 예약을 했다.

잠을 이루기가 어려웠다. 누워서 내 삶에서 아직 하고 싶은 일에 대해 생각했다. 죽을 확률이 있는 대수술은 받고 싶지 않았다. 이런 생각을 계속할수록 더 무서워졌다. 두려움은 스스로 더욱 커져서 마침내 마음속으로 '그만둬!'라고 소리를 내질렀다. 이 상황에 대처할 수 있는 다른 방도가 있을 거라고 다짐했다. 두려움을 억누르기보다는 받아들이는 것이 좋다고 마음을 다잡고, 끝없이 부정적인 마음으로 뻗어 나가게 두는 것은 해악이 될 뿐이라고 생각했다.

나는 심장 판막 수술을 받을 필요가 없으며, 스스로 치유될 수 있을 거라고 다짐했다. 죽지도 않을 것이고, 나의 두려움이 나의 병에 부정적인 영향을 미치도록 내버려 두지 않을 생각이었다.

내 몸에게 말을 걸기 시작했다. 내 몸이 얼마나 놀랍고 강력하고 튼튼하며, 스스로를 치유할 수 있는 놀라운 힘이 있는지에 대해 이야기해 주었다. '초강력 치유' 모드로 바뀌도록 내 몸에 힘을 북돋아 주었다!

갑자기 내 마음에 이미지가 떠올랐는데, 너무나 무의식적으로 선명한 그림이 떠올라서 놀랐다. 나는 내 심장 안에 있었고 판막 중 하나를 바라보고 있었다. 판막의 세 부분이 열렸다가 닫히면서 밀폐되었고, 거기에 있는 박테리아를 보았다.

그리고 내 손에는 길을 청소할 때 쓰는 저압 호스가 들려 있는 것이 보였고, 이것을 이용해 심장 판막에 붙어 있는 박테리아를 날려 버리려고 한다는 것을 알았다. 하지만 내가 그렇게 한다면 약간의 박테리아가 나의 순환계에 떠돌아다니면서 혈전을 더 많이 만들어 낼 수 있다는 것을 깨달았다. 갑자기 커다랗게 방울진 면역 체계가 좀 멀리 떨어져 방어선을 만드는 것을 상상했다. 그 세포가 내가 날려 버린 박테리아들을 감싸고 흡수해서 더 이상의 손상은 입히지 않을 것이라는 사실을 알았다.

나는 저압 호스를 작동했다. 전에 사용해 본 적이 있기 때문에 어떤 느낌인지, 가압된 물이 무언가를 칠 때 느껴지는 반동이 어떤 것인지 알고 있었다. 내 심장 판막에 물을 쏘자, 박테리아들이 날아가서 방울진 세포에 의해 삼켜지는 것이 보였다.

잠에 빠져들었지만 잠에서 깰 때마다(자주 깼다!) 이미지힐링을 반복하

        Part 2 이미지힐링 성공 사례

면서 내 몸에게 아주 긍정적이고 효과적인 방식으로 말을 해 주었다. 내 몸을 격려했고 내 몸이 가진 엄청난 에너지와 치유력을 믿는다고 이야기했다. 나는 완전히 건강해져서 기운차게 활동하면서 앞으로 오랫동안 그 상태를 유지하기로 단단히 마음먹었다.

다음 날 아침 상담의를 비롯한 의료진에게 진찰을 받았다. 신기하게도 더 이상 열이 나지 않았고, 엄지손가락도 덜 부어오르고 부드러워지기 시작했다. 초음파 심장 검사와 흉부 엑스레이를 한 결과, 내 심장이 아주 건강한 것으로 나타났다! 박테리아 감염의 징후는 전혀 보이지 않았다.

솔직히 말하면 내가 이미지힐링을 하기 전에 정말로 심장 판막 감염이 있었는지도 확신할 수 없다. 하지만 그때나 후속 진찰에서도 어떤 상담의나 지역 보건의도 내가 보인 증상에 대해 다른 설명을 제시할 수는 없었다.

적어도 나는 이미지힐링 덕분에 긍정적인 마음을 가지고 두려움을 없앨 수 있었다. 좋게 보면 이미지힐링이 정말로 내 생명을 구했는지도 모르는 일이다.

이 방법이 효과가 있는 이유

우선 케빈이 굳은 결심을 했다는 점에 주목하고 싶다. 지난 13년간 심신 과학 분야의 연구를 한 결과 이런 상태에서는 종종 치유의 기적이라 일컬어지는 일이 나타날 수 있음을 알게 되었다.

케빈은 마음속으로 '그만둬!'라는 단순한 말을 외치는 것으로 결심을 하기 시작했다. 그는 자신이 느끼는 두려움에 더 이상 관심을 두지 않기로 하고 그 대신 긍정적인 마음을 가지기로 다짐했다. 그런 결심을 하자 어떤 것도 건강보다 중요하지 않다는 사실이 명백해졌으며, 그의 무의식과 신경계가 그를 치유하는 일에 더 직접 관여할 수 있게 되었다.

케빈은 자신과 대화를 많이 했는데, 자기 몸이 얼마나 놀랍고 강력하고 튼튼하며, 스스로를 치유할 수 있는 힘이 있는지에 대해 이야기했다. 심지어 그는 자기 몸이 '초강력 치유' 모드가 되도록 격려하기도 했다. 이 모든 자신과의 대화가 뇌의 특정 부위를 활성화시켜 실제로 몸이 '초강력 치유' 모드가 되도록 북돋워 주었을 것이다.

초강력 치유 모드에서 이미지가 무의식적으로 케빈의 마음에 떠올랐다. 나는 우리가 신체나 뇌에게 지시 사항을 물어볼 때 이따금 이런 일이 일어난다는 사실을 알았다. 그의 신체가 초강력 치유 모드가 되도록 격려함으로써 케빈은 가능한 모든 가르침을 받을 준비가 되어 있었다.

그 결과 그는 심장 판막 감염이 사라지는 장면을 이미지화하게 되었다. 심장 판막에 집중함으로써 심장 판막을 관장하는 뇌의 영역이 활성화되었을 것이고, 실제로 심장 판막과 관련된 신체 부위도 자극을 받았을 것이다. 그의 치유 장면도 홀가분한 느낌으로 나타났는데 방울진 면역 세포가 박테리아들을 집어삼키는 장면 덕분에 두려움과 스트레스가 최소화되었을 것이다.

케빈은 치유 장면에서 저압 호스를 사용했다. 저압 호스는 전에 사용해 본 적이 있기 때문에 그에게 익숙한 물건이었다. 호스를 사용할 때 어떤 느낌이었는지 기억하고 있었기 때문에 더 선명하게 상상할 수 있었을 것이다. 치유 장면은 선명할수록 좋다.

     Part 2 이미지힐링 성공 사례

2주 전에 내 아이의 심장 박동이 167bpm으로 불규칙하다는 말을 들었다. 나는 아이의 심장 세포 안으로 들어가서 사랑과 '정상적이고 규칙적인 심장 박동'을 의미하는 천사 날개가 붙은 분홍색 심장을 집어넣는 이미지힐링을 날마다 했다. 그러자 어제 아이의 심장 박동이 147bpm으로 내려가서 심장 박동이 완전히 정상적이고 규칙적이 되었다는 말을 들었다.

사랑과 치유만으로 이런 일이 생긴 것인지는 확실하지 않지만, 그렇게 믿고 싶다.

이 방법이 효과가 있는 이유

헬렌의 치유 목표는 아이의 심장이었다. 나는 우리가 생각을 집중하는 상대의 무의식으로 인해 우리의 의도가 더 강해진다고 확신한다. 하트매스HeartMath 사는 1킬로미터 떨어져 있는 두 사람이 의식적으로 같은 감정(사랑)을 품고 있을 때 심장 간섭파를 동시에 발생하게 하는 실험을 했다. 어른들은 이따금 치유 목적·목표에 집중하는 데 가끔 어려움을 겪기도 하지만 아이들은 그렇지 않다. 아이들은 어른들이 배운 규칙을 배우지 않았기 때문이다.

헬렌의 치유 의지는 그녀 아이의 뇌와 심장을 치유하는 방향으로 자극했을 것이다. 그녀는 자신의 이미지힐링에 엄청난 사랑을 담았고(천사 날개가 달린 분홍색 하트들) 더불어 정상적이고 규칙적인 심장 박동이 되기를 바라는 마음도 실었다. 사랑은 심장에 좋다.

나는 약 9년 전에 건강이 썩 좋지 않았고 대장암에 걸린 것 같다는 생각이 들었다. 모든 검사 결과가 음성으로 나왔다. 하지만 검사 결과를 알기 전에 혈액 검사를 통해 위험할 정도로 콜레스테롤 수치가 높고 왼쪽 경동맥에 폐색이 생겼다는 사실을 알게 되었다. 내 몸의 콜레스테롤 수치가 너무 높아서 대장암이 생긴 것 같았다!

한 의사가 내 심장과 목 주변의 심장 박동 소리를 측정했는데, 그때는 이게 이상하다고 생각했다. 나중에 그 의사가 나에게 이런 말을 해 주었다. 자기가 스코틀랜드에서 개업하기로 했을 때 항상 심장마비와 뇌졸중 가능성을 확인하기로 마음먹었다는 것이었다. 내가 경동맥에 폐색이 생겼다는 사실을 알게 된 것은 그 의사 덕분이었다. 내가 어지럼증을 느꼈던 이유도 이 병 때문이었다.

그때는 콜레스테롤 문제에 대해 아무것도 몰랐지만, 나는 늘 그랬듯이 내가 읽을 수 있는 모든 것을 다 읽었다. 내 콜레스테롤 수치는 11이었고 스타틴 statin(콜레스테롤 저하제)을 처방받았다. 나는 채식을 했지만 치즈와 버터, 크림을 아주 좋아했는데 그런 것들을 모두 끊고 나자 체중이 확 줄었다.

약 9개월 동안 의사에게 근육통과 피로에 대해 호소했지만 아무 소용이 없었고, 그 후에 뇌졸중이 의심되는 상태에서 병원으로 이송되었다. 왼쪽 신체를 전혀 움직일 수 없는 상태였다. 다행히도 뇌졸중은 아니었지만 스타틴 때문에 근육이 마비되었다.

의사들은 내 처방을 바꾸고 싶어 했지만 나는 거부했다. 나는 긍정적 사고의 힘을 믿었으므로 이미지힐링을 하기 시작했다.

폐색이 있는 경동맥을 상상했다. 부스러기가 동맥 안에 떠돌아다니는 것을 원하지 않았기 때문에 폐색을 폭파하는 것은 좋은 생각이 아닌 것 같았다. 수년 전에 내 딸이 제일 처음으로 했던 컴퓨터 게임이 '파키 Parkie'였는데, 게임을 하는 사람이 '파키'가 되어 꽃받침 주위를 날아다니며 '이것들'이 꽃을 다 먹어 치우기 전에 잡는 것이었다(마치 노란 공이 입을 벌려서 꽃을 먹는 것 같았다). 그래서 나는 마치 '먹보'들이 녹아내린 콜레스테롤을 집어삼키고 내 몸 밖으로 꺼내서 안전하게 제거하는 것처럼, 폐색이 천천히 녹아내려 건강한 세포가 되는 것을 상상했다.

효과가 있었고, 지금은 폐색이 없다. 이제는 긍정적인 생각과 식단과 운동으로 내 콜레스테롤 수치를 관리하고 있다.

이 방법이 효과가 있는 이유

플로라는 긍정적 사고의 힘을 이해했고, 긍정적인 방향으로 마음을 사용하기로 단단히 결심을 했다. 플로라의 치유 장면에서 그녀는 익숙한 이미지를 사용했는데, 그렇게 하는 것이 언제나 치유 장면을 선명하게 만드는 데 도움이 된다. 폐색이 녹아 사라지고 먹보들이 녹아내린 콜레스테롤을 먹어 치우는 장면을 상상하면서 마치 이것이 실제로 일어난 일인 것처럼 그녀의 뇌와 신체를 자극했다. 뇌와 신체의 해당 부위에서 화학물질이 분비되고 유전자가 표현되었을 것이다.

12

재생 및
재활

톰^{Tom}의 이야기

1996년에 나는 심각한 차 사고를 당했다. 2층 버스가 내 차의 운전석을 향해 돌진했던 것이다. 그 결과 나는 빗장뼈와 갈비뼈, 엉덩뼈, 고관절, 등뼈가 부러지고 두개골에 금이 갔으며 슬개골이 다리 뒤쪽으로 돌아갔다. 3개월 동안 입원해 있었는데, 어쩌면 동작의 민첩성을 75퍼센트 정도는 회복할 수 있겠지만 오랜 시간이 걸릴 거라는 말을 들었다. 그때 그 자리에서 나는 의사에게 내년 글래스고에서 42.195킬로미터 마라톤을 완주할 수 있을 만큼 건강해질 것이고 민첩성을 100퍼센트 회복할 것이라고 장담했다.

의사는 만약 내가 성공하면 내가 원하는 어떤 자선 단체에라도 천 파운드를 기부하겠노라고 웃으면서 말했다.

나는 날마다 치유하는 데 마음을 쏟았다. 마음속에 조촐한 치료 시스템을 만들어 내었다. 작은 크기의 내가 내 몸의 부상당한 신체 부위로 가서 작은 인부들이 다친 뼈를 다듬고 저마다 특수한 연장으로 나의 환부를 아물게 하는 등 제각기 다른 일을 하는 장면을 상상했다. 예를 들어 용접공은 엉덩뼈를 용접했으며, 목수는 울퉁불퉁한 뼈를 다듬었고, 가구 마광공은 뼈를 문질러 광택을 냈다.

나날이 나는 더 강해졌다. 나의 골반을 스캔해 보고는 의사가 깜짝 놀라서 정말로 뼈를 다듬어 놓은 것 같다고 말했다. 다음 해 나는 마라톤을 4시간 8분 만에 완주했고, 의사로부터 천 파운드를 받아서 자선단체에 기부했다. 의사는 그 결과를 몹시 놀라워했다.

나는 여전히 아픈 곳이 생기면 이런 식으로 자가 치유를 한다.

이 방법이 효과가 있는 이유

톰의 치유 장면은 그가 치료를 상상했던 신체 각 부분은 물론이고 그 부위를 관장하는 뇌 영역도 활성화하는 것을 묘사한다. 톰의 이미지힐링은 그가 치료를 상상했던 신체의 각 부위는 물론이고 그곳을 관장하는 뇌 영역도 활성화시켰다. 이것은 뇌와 상처 부위, 줄기세포에서 어떤 타입이든 필요한 세포로 자라도록 지시를 내리며 유전자 변화를 유도했을 것이다.

톰은 또한 질병을 완치하기로 굳게 마음먹었고, 그 결과 이미지힐링에 전념할 수 있었다. 이것이 그의 회복에 중요한 역할을 했다.

몇 년 전에 나는 10킬로미터 마라톤 경주를 하던 중에 장딴지 근육이 손상되었다. 매우 유능한 스포츠 전문 치료사를 만나 봤지만, 장딴지 근육이 이전처럼 회복될 수는 없을 거라는 말을 들었다. 그런 비관적인 진단은 손상 조직이 있다는 사실에 근거한 서양 의학적인 접근법이었다.

물론 나는 이런 진단이 몹시 마뜩찮았지만 받아들여야 했다. 휴식과 스트레칭 등을 했음에도 훈련 중에 일정 강도와 속도에 이르면 어김없이 번번이 재발했다.

얼마 후에 나는 『중요한 것은 마음이다』는 책을 탐독했다. 또한 한 강연에서 데이비드 당신이 이미지힐링을 통해 어깨가 예상보다 훨씬 빨리 완치된 운동선수에 대해 이야기하는 것을 들었다(이 이야기는 6장에서 언급한 바 있다). 그래서 나도 장딴지를 스스로 완치할 수 있을 거라고 마음먹었다.

나는 건강한 조직이 자라도록 하는 방법을 내 몸이 알고 있다고 계속해서 말했다. 나는 결코 내가 했던 것을 의식적으로 망가뜨리지는 않았지만, 실제로 나의 몸이 아주 작은 인부들처럼 근육을 복구하는 것을 보고 느꼈다. 확실히 나의 장딴지에 마음을 집중하자 건강하지 못한 조직이 망가지고 건강한 조직으로 바뀌는 것을 분명히 느낄 수 있었다.

장딴지에 반흔 조직이 있는지 재검사를 해보지는 않았지만, 100퍼센트 완치되었다는 것을 느낌으로 알 수 있었다. 1년 반 동안 그래 왔다. 그 시기에 나는 다시 10킬로미터 마라톤에 도전하기 위해 일주일에

48~56킬로미터 정도를 달렸으며, 장딴지에 전혀 통증이나 불편함을 느끼지 않고 나의 목표 속도를 성취했다.

달리기나 스포츠를 즐기는 사람들이 흔히 부상을 완치할 수 없을 거라는 말을 듣고 있는 것으로 알고 있다. 하지만 나는 누구나 부상을 완치할 수 있다고 믿는다.

에드는 다친 후에 줄곧 통증을 느꼈고 스포츠 전문 치료사에게서 완치될 수 없을 거라는 말까지 들었지만, 자신의 장딴지가 저절로 완치될 수 있을 거라는 믿음을 가지고 치료를 시작했다. 이런 치유가 가능했던 것은 그가 긍정적인 믿음을 가지고 있었기 때문이었다.

그는 주기적으로 자기 몸은 스스로 치유하는 법을 알고 있다고 확신했다. 확실히 이 방법은 그의 무의식이 상위의 중추신경계가 완치하는 방향으로 작용하도록 하는 데 효과적이었다.

그의 장면은 근육이 회복되는 이야기를 함으로써 이런 과정을 도왔다. 그는 그 일이 실제로 행해지는 것을 상징하는 작은 인부들을 생각해 냈던 것이다.

메리^{Mary}의 이야기

약 10년 전에^(지금 나는 70세다) 나는 웨일스 산맥에서 남편과 등산을 하다가 넘어진 후에 무릎 관절이 부어올라 몹시 고통스러웠다. 지역 보건의는 연골 조직이 손상되었다면서 연골 일부를 잘라 내는 수술을 받아야 할 거라는 진단을 내렸다. 하지만 나는 전문 상담의를 만나기 위해 예약을 했다.

대안적이고 심신 통합적인 치료를 이용해서 이 병이 호전될 수 있을 거라고 생각했다. 나는 영적 치유와 지압을 받았고, 무엇보다도 다양한 건강 보조 식품을 섭취했다.

날마다 아침 식사 전에 한 시간 동안 불교 명상을 했다. 때로는 모든 잡념이 사라져 완전히 깨어 있는 아주 고요한 상태에 들기도 했다. 그런 상태에 있을 때 나는 이미지힐링을 했다.

나는 무릎 관절로 가는 혈액 공급이 강화되는 것을 상상하면서, 무릎 관절에서 식세포(외부 침입자를 집어삼켜 파괴하는 면역 세포)가 손상된 세포 조직을 삼켜서 운반하는 것을 상상했다. 그런 다음 회복을 위해 필요한 영양분을 관절로 운반하는 풍부한 혈액 공급을 상상했다. 그러자 무릎 관절이 완전히 건강해져 치유되었고, 마침내 다시 하이킹을 즐길 수 있게 되었다.

예약된 날짜에 전문 상담의를 만났더니, 그는 내게 엑스레이를 찍게 했다. 연골이 보이지 않았지만 그는 내 뼈의 말단이 나이에 비해 건강한지 알아보려고 했다. 결과는 완벽한 것으로 나타났다. 내 다리를 조작해 본 후에 그는 연골 손상이 있다는 증거를 전혀 찾아내지 못했다.

그에게 내가 한 모든 일을 말해 주었다. 그는 이렇게 대답했다. "아, 그런 건 전혀 몰랐네요."

가파른 길을 내려올 때는 여전히 쑤시는 듯이 아프지만, 지금 나는 지팡이를 이용해서 잘 걷고 있다.

메리는 자신의 무릎 관절이 완전히 건강해져서 완치된 것을 보았으며, 자신이 다시 하이킹을 즐기는 것을 보았다. 그녀는 또한 혈액과 영양분과 면역 세포가 관절로 흘러가서 치료에 필요한 모든 것을 제공하는 모습을 보았다. 이런 끊임없는 이미지힐링이 그녀의 무의식에 침투해서 상처 부위와 뇌의 해당 부위를 자극했기 때문에 결국 그녀가 떠올린 장면이 실현된 것이다.

루카^{Lucca}의 이야기

몇 년 전에 나는 건조 허브가 든 음식을 먹다가 작은 허브 조각이 이빨 사이에 끼였다. 그날 밤에 치실을 이용해서 가까스로 허브 조각을 잇몸 밑으로 밀어냈다. 이튿날 아침에는 잇몸 농양이 심각하게 진행되어 있었다. 농양이 곧 수그러들 거라고 생각했지만 악화되기만 했다. 곧 미열이 나면서 통증 때문에 아무것도 씹지 못할 지경이 되었다.

치과의사를 찾아갔는데, 그녀는 고름을 빼내 부기를 완화한 후에 집으로 가서 소금물로 헹구도록 지시했다. 의사는 항생제를 권했지만, 나는 어쩔 수 없는 경우가 아니면 항생제를 복용하고 싶지 않았다. 며칠 후에 다시 와서 진찰을 받았는데, 상태는 다시 악화되어 있었다. 치과의사는 나에게 치주 전문의를 찾아갈 것을 권했는데, 치주 전문의는 나에게 잇몸이 감염되어 치근으로 내려가 턱까지 감염이 확대되었다고 말했다.

치주 전문의는 잇몸을 절개하여 농양을 깨끗이 빼내고 절개한 부위를 닫기 전에 치아를 깎고 소독제를 넣어 두었는데, 거의 나흘 만에 감염된 부위는 깨끗이 나았다. 내가 복용한 약이라고는 평소에 두통 때문에 먹는 것보다 혈액을 묽게 만들지 않는 약간 강한 진통제뿐이었다.

진료실 의자에 앉아 있는 사이에 치주 전문의는 치아가 찬 것에 어떻게 반응하는지를 검사했다. 치근이 손상되었는지를 알아보려는 것이었다. 그녀는 또한 검사하는 치아의 왼쪽과 오른쪽 치아도 검사했다. 의사의 의견은 치아 세 개가 모두 신경 치료를 해야 할 거라면서, 가운데 치아는 완전히 빼야 할지도 모르겠다는 것이었다. 수술하는 동안 잇몸이 퇴행·위축되었는데, 의사는 퇴행·위축이 더 진행되어 치아를 지지할 수 없을 거라고 말했다.

이런 진단이 마음에 들지 않았다. 신경 치료를 하고 싶지도 않았고 하나, 혹은 그 이상의 치아를 잃고 싶지도 않았다. 20년 전에도 마음의 힘으로 3도 화상을 치료한 적이 있었기 때문에, 나는 치아와 잇몸도 치료할 수 있을 거라고 마음먹었다. 그때 사용했던 똑같은 방법을 써 보기로 했다.

매일 밤 잠자리에 들기 전에 나는 건강한 치근이 에메랄드그린 빛의 형태로 그 세 개의 치아로 가는 것을 상상하고, 건강한 분홍색 잇몸이 치아를 단단히 붙잡고 있는 모습을 그렸다. 내 기억이 맞다면 나는 약 한 달간 이런 상상을 계속했다. 그러자 잇몸이 나았고 더 이상 문제가 진행되지 않았다. 나는 치과의사에게 결국에는 신경 치료를 할 필요가 없게 될 거라고 말했다.

약 3개월이 지난 후에 정기적인 스케일링을 받으러 다시 그 치과에 갔을 때, 의사는 내 치아와 잇몸이 어떻게 되었는지 다시 살펴보았다. 그녀는 조수에게 차트를 확인해 보라고 말했다. 농양의 흔적도 찾을 수 없었기 때문에 자기가 올바른 치아를 보고 있는지 확인하려는 것이었다. 잇몸이 완치되었을 뿐 아니라 재생되고 있었다. 진료실 안의 모든 사람들이 믿을 수 없을 정도로 재생되고 있는 잇몸을 보아야 했다! 의사는 "이런 경우는 본 적이 없지만 눈앞에 벌어진 일이라 믿지 않을 수가 없네요."라며 의아해했다.

루카는 스스로 치유할 수 있을 거라는 믿음을 가지고 있었다. 오래전에 그녀는 3도 화상을 스스로 치유한 적이 있기 때문에 어떤 일이 가능한지에 대한 기억이 있었다.

그녀의 장면은 건강한 치근이 자신의 치아로 가는 것을 묘사했고, 그녀는 장면의 이 부분에서 녹색 빛을 사용했다. 일부 문화에서 녹색은 재생과 치유를 상징한다. 그래서 이것은 틀림없이 치유에 도움이 되었다. 그녀는 또한 잇몸이 건강해지는 것을 상상했다.

그녀의 장면을 통해 그녀는 뇌와 잇몸과 신경이 자극받았을 것이다. 뇌와 잇몸은 물론이고, 줄기세포의 유전자가 활성화되었기 때문에 그녀의 잇몸은 자신이 상상하는 대로 완전히 재생될 수 있었다.

13

통증,
만성피로증후군

리사^{Lisa}의 이야기

두통이나 다른 통증이 생기면, 나는 심장에 주의를 집중한다. 나는 심장이 뛰는 것을 느끼고 보고 알아차린다. 그런 다음 심장 한가운데서 작고 밝은 빛이 고동치는 것을 상상한다. 이것을 몇 분 동안 꽉 잡고 있다가, 고동치는 빛을 아프거나 불편한 신체 부위로 옮긴다.

그 빛이 몸 전체에 치유 에너지의 파도를 보내는 동안(이것은 빛과 파도가 몸 전체와 근육, 순환계 등에 고동칠 때까지 증가할 수 있다) 나는 치유 의지를 갖고 빛을 지켜본다. 그것이 항상 통증을 완전히 없애지는 못하지만 확실히 줄여준다.

리사는 심장에 집중함으로써 통증으로부터 주의를 돌릴 수 있었다. 게다가 그녀가 고동치는 빛을 상상하는 장면은 사랑과 치유 의지를 상징하며, 그런 다음 그녀는 통증을 느끼는 신체 부위로 이동한다.

이것이 신체 부위와 그 부위를 관장하는 뇌의 영역은 물론이고 통증의 원인이 되는 신경 경로를 자극하게 된다. 아마도 통증 부위를 관장하는 뇌의 영역에 엔도르핀이 분비되어 통증을 완화시켰을 것이다.

이미지힐링과 더불어 통증이 완화되리라는 리사의 기대는 또한 엔도르핀 분비를 도울 것이며, 좋은 결과가 나올 때마다 그런 기대가 쌓이게 된다.

사샤Sasha의 이야기

두어 해 전에 나는 심한 만성피로증후군chronic fatigue syndrome, CFS에 시달렸다. 이전에 나는 공연 예술 강사로 성공적인 경력을 가진 활동적인 사람이었고, 심신 통합 관련 자격증도 몇 개 가지고 있었다.

만성피로증후군이 순식간에 덮쳐서 나는 완전히 속수무책이었다. 양말조차 신을 수 없었고 욕실에서 들려 나와야 했다. 하지만 내 이야기는 거기서 시작하는 것이 아니다. 나 자신을 치유하는 데 도움이 되는 마음의 힘을 깨달은 전환점에서 이야기는 시작된다.

내가 만성피로증후군이 마음에 달려 있다는 말을 하려는 것이 아니라는 점을 이해하는 것이 중요하다. 만성피로증후군은 신경계와 면역 체계에 영향을 미치는 생리적인 질병이다. 내가 말하려는 것은 회복을 촉진하려는 의지와 놀라운 이미지힐링의 힘을 발견했다는 것이다.

나의 전환점은 병상에 누워 굉장히 비참한 기분을 느끼던 어떤 날이었다. 그날도 평소처럼 식사나 세수를 하거나 화장실에 가기 위해 일어날 때를 제외하고는 하루 20시간 이상을 병상에 누워 지내고 있었다. 의식적으로 알아차리지는 못했지만, 나는 늘 하던 일을 하고 있었다. 나의 잠재의식은 나 자신에게 줄곧 일련의 메시지를 보내고 있었다. 그것은 '이거 참 끔찍한 병이군', '절대로 회복하지 못할 거야', '다시는 예전처럼 살지 못할 거야'라는 등의 메시지였다. 하지만 그 와중에도 머릿속에서 속삭이는 또 하나의 목소리가 있었는데, 그 목소리는 도대체 누가 나의 병을 끔찍한 것으로 만들고 있느냐고 다그쳐 물었다.

순간 모든 것이 정지되었다. 머릿속에서 들려오는 작은 목소리가 침묵을 깨뜨렸다. '나야!' 갑자기 내가 겪고 있는 통증을 피할 수 없을지라도, 나의 생리적인 상태를 고려하더라도 나의 고통은 선택이라는 생각이 들었다. 문득 그런 깨달음이 왔다. 그 후로 남은 날들은 병상에 누워 편안하고 고요히 지낼 수 있었다. 무한한 안도감을 느꼈다. 나는 더 이상 만성피로증후군의 희생자가 아니었으며, 나 자신의 회복을 촉진할 힘이 내 안에 있다는 사실을 깨달았다.

그 후로는 건강과 깨달음을 향한 여정이 이어졌는데, 삶의 진로를 송두리째 바꿔 놓은 그런 커다란 깨달음을 얻게 된 데 대해 만성피로증후군이 고마울 정도였다. 나는 스스로 'CFS 환자'로 부르는 것을 그만두고, 나 자신을 '회복 중인 사람'으로 생각하기 시작했다. 나 자신이 가진 치유 의지의 힘을 깨닫고, 건강이라는 목표에 확실히 집중했다. 또한 나 자신이 대단히 건강한 상태에 있는 것을 이미지화하기 시작했다. 나는 신경계와 모든 세포와 기관이 치유되는 것을 상상했다. 병상에 누워 날마다 명상을 하면서, 조용히 신체 각 부위에 치유를 지시하고 긍정의 에너지를 보냈다.

새로운 신념 체계를 지지하는 정보로 나 자신을 가득 채웠다. 또한 그렇게 하기 시작하면서 치유를 위해 필요한 모든 도구가 내 앞길에 나타나는 것 같았다. 브루스 립턴^{Bruce Lipton}, 캔더스 퍼트^{Candace Pert}, 데이비드 해밀턴^{David Hamilton}, 도나 이든^{Donna Eden}의 저서를 통해 몸과 마음이 하나라는 것을 이해할 수 있었다. 『시크릿』, 『평화로운 전사』, 『블립: 일상의 현실을 바꾸는 무한한 가능성의 발견』 같은 용기를 주는 책들이 내가 치유에 집중하고 이미지힐링을 하는 데 도움이 되었다. 나는 우연히 EFT^{Emotional Freedom Technique}(부정적 감정 제거 기법)라는 심리 치유 기법을 알게 되었는데, 그것이 나의 증상을 완화하고 나의 과거를 깨끗이 하는 데 도움이 된다는 사실을 발견했다. 또 사이키-K^{PSYCH-K}라는 기법을 알게 되었는데, 그것이 나의 잠재의식을 재편성하는 데 도움이 되었다.

나는 지금 100퍼센트 치유되어 만성피로증후군에 걸린 사람치고는 놀랄 만큼 빨리 완치되었다. 나는 이직을 하고 자영업을 하고 있다. 만성피로증후군에 시달리는 다른 이들을 위해 일하면서 그들이 자기 제한적인 믿음을 극복하고 이미지힐링을 통해 건강해지도록 돕고 있다. 나는 또한 『만성피로증후군을 극복한 치유의 기쁨^{Joyful Recovery from CFS/ME}』이라는 책도 저술했다.

결국 효과를 보았던 것은 EFT와 사이키-K 덕분이었다. 나는 EFT 를 사용해서 질병을 대부분 극복했지만, 아직 완전히 회복된 것은 아니 었다. 그다음에 나는 '핵심 믿음 균형 Core Belief Balance'으로 알려진 45분짜리 사이키-K 과정을 했다. 그 세션을 시작할 무렵에 나는 여전히 만성피로 증후군을 앓고 있었는데, 결국에는 깨끗이 나았다! 세상은 위험한 곳이 라는 생각을 바꾸었을 때, 나는 지나치게 활동적인 HPA축(HPA, 즉 시상하부 뇌하수체 부신계는 스트레스를 조절하는 뇌와 신체를 연결하고 신체의 많은 기관에 영향을 미치는 계 통이다 - 옮긴이)이 꺼지는 것을 느꼈다! 게다가 흥미롭게도 휴식하고 있던 나의 심장 박동 수가 106bpm에서 72bpm으로 떨어졌다. 이따금 바이 오 피드백 biofeedback(심장 박동처럼 보통 의식적인 제어가 안 되는 체내 활동을 전자 장치로 측정 하고 그 결과를 이용하여 의식적인 제어를 훈련하는 방법 - 옮긴이) 소프트웨어로 모니터한 결과, 그 후 쭉 그 상태를 유지하고 있다.

나로서는 질병을 극복하는 것이 인생행로를 찾는 데 도움이 되었 던 것 같다. 이 행로의 핵심은 치유 의지와 그것이 가능하게 하는 믿음 이었다.

사샤는 날마다 줄곧 자신을 환자로 잠재의식에 각인하고 있었다는 사실을 알 아차렸다. 그녀의 전환점은 그 사실을 알아차리고 고통은 선택이라는 사실을 깨닫는 것이었다. 두 사람이 똑같은 질병을 앓고 있더라도, 한 사람이 다른 사 람보다 훨씬 더 괴로울 수도 있다. 차이는 각자의 태도에 달려 있다.

사샤는 매우 긍정적인 태도를 가지고 스스로 치유하는 쪽으로 방향을 돌

   Part 2 이미지힐링 성공 사례

렸다. 다양한 신체 기관과 신체 부위가 치유되는 것을 이미지화하면서, 자신의 몸이 치유를 향해 나아가도록 이런 신체 기관과 그 부위를 관장하는 뇌의 영역을 자극했다. 틀림없이 '나는 나아지고 있어', '이 정도는 할 수 있어' 같은 새로운 잠재의식이 가동되기 시작했고, 그것이 그녀의 회복을 엄청나게 촉진했던 것이다.

그녀는 또한 스스로 치유할 수 있다는 믿음을 지지하는 정보로 그녀 자신을 가득 채웠다. 때로는 회복하는 중에 우리는 나을 수 있다는 믿음이 흔들리곤 한다. 하지만 우리의 믿음을 지지하는 긍정적인 정보로 자신을 가득 채울 때, 그런 믿음이 강해질수록 치유가 속도를 내게 된다.

사샤는 또한 EFT와 사이키-K 같은 에너지 치료 기법을 사용했다. 나는 개인적으로 이런 치유 방식으로 치료한 사람들이 매우 신속하고 극적인 회복세를 보이는 것을 목격했다. 그런 것들이 그녀의 회복에 중대한 역할을 했으리라고 확신한다.

줄리엣Juliette의 이야기

나는 근육통성 뇌척수염ME과 신경쇠약 등 갖가지 질병에 시달리다가 회복되었다. 여전히 완전히 회복되지는 않았지만 예전보다 많이 호전되었다. 내가 이처럼 호전될 수 있었던 것은 때때로 이미지힐링을 했던 덕분이었다.

발병 초기에 종종 나는 누워서 내 몸 위로 물이 쏟아지면서 질병 부스러기가 깨끗이 씻겨 나가는 것을 상상하곤 했다. 때로는 아름다운 장미 이미지를 떠올리는 게 도움이 되기도 했다. 내 몸 안에, 보통은 심장에 장미가 있다고 상상했는데, 이렇게 하는 것이 정서적 측면에서 상처를 치유하는 데 도움이 되었다. 또한 건강한 사람으로서 제대로 구실을 하는 나 자신의 이미지를 머릿속에 줄곧 떠올렸는데, 보통 병이 나기 전에 즐기던 등산을 하는 내 모습을 그리곤 했다. 때로는 이 마지막 이미지 힐링이 다소 흐려져서 때때로 선명하게 보기 어려웠는데, 너무나 많은 변화를 겪었기 때문이다. 하지만 항상 이처럼 흐릿한 이미지만 본 것은 아니었던 것 같다.

또한 마지막 6개월 동안은 심상 유도 음악 치료^{guided imagery and music, GIM}라는 것을 받았는데, 이것이 매우 효과적이었다. 음악 자극에 반응하여 이미지가 자연스럽게 떠오르면 이런 이미지에 대한 지각과 경험이 나의 물리적 신체와 정서적 신체에 모두 매우 효과가 있다는 사실을 발견했다. 상담을 받는 사이에 이런 이미지가 떠오르면, 남은 시간 동안 알아차림한 상태로 그런 이미지를 유지하기가 더 쉽다는 것을 알고, 강한 느낌을 가질 필요가 있을 때면 수시로 그 이미지를 사용한다.

내 경우에 두드러진 이미지는 하얀 천사 날개를 달고 내 몸이 가벼운 발광체가 되는 것이다. 나는 이 이미지가 나 자신을 매우 영적으로 강화한다는 것을 알게 되었다. 내가 이 지구상에서 영적인 존재이며 존엄성과 가치, 내면의 평정을 가지고 있다는 것을 기억해 냄으로써 나날이 스스로를 더 강하게 느끼는 데 도움이 되었다. 나 자신의 이미지는 종종 산과 바닷가에서 건강하고 활력이 넘치는 유연한 몸을 가진 것으로 보인다. 대체로 매우 자유로운 존재로 그려진다.

나는 지금 이 일을 하고 있고, 그래서 내가 얼마나 건강해지고 있는지를 보고 있으며, 확실히 그것으로 내 삶이 나아지고 있다. 올해 나는 지난 12년 동안 가지 못했던 산과 바다를 방문했으며, 수영을 훨씬 더 많이 하고 타인에게 더 확실한 태도를 보이기 시작했다. 그렇게 함으로써 내가 오랫동안 시도하고 싶었던 변화를 도모할 만한 정신적이고 정서적인 강인함을 얻게 된 것 같다.

음악 치료사는 또한 나에게 이미지를 그려 볼 것을 권했다. 이미지를 그려 보면 이미지가 강화되어 더 분명해지기 때문이다.

나는 매월 한 번씩 음악 치료를 받고 나서 그 사이에는 주기적으로 이미지를 상상하고 지각하고 있다.

심상 유도 음악 치료를 받는 동안 많이 떠올랐던 이미지가 한 가지 더 있다. 그것은 유니콘이다. 치료를 받는 동안 나는 또한 종종 내 곁에 유니콘이 있는 것을 상상하는데, 이것이 나에게 영적으로 버팀목이 되어 주는 것 같다는 생각이 든다.

이 방법이 효과가 있는 이유

줄리엣은 그녀의 장면에 몇 가지 효과적인 상징을 사용하고 있다. 그녀의 몸 위로 물이 쏟아져서 온갖 질병 부스러기를 씻어 내는 상상은 그녀의 무의식에 침투하여 해당 신체 부위와 뇌를 자극하고, 그러면 실제로 질병이 그녀의 몸에서 씻겨 나오게 될 것이다.

사랑을 상징하는 장미 이미지는 많은 경우에 현재의 질병을 얻게 된 원인이 되는 과거의 상처를 치유하는 데 확실히 도움이 될 것이다.

그녀에게는 심상 유도 음악 치료가 효과가 있었다. 음악은 종종 사람들이 더 선명한 이미지를 떠올리는 데 도움이 된다. 그 치료로 떠올리게 된 강력한 상징들 중 한 가지는 줄리엣이 스스로 가벼운 발광체가 된 모습을 보는 것이다. 이처럼 이미지힐링을 함으로써 그녀는 영적으로 강해지고 자신이 소중하고 건강과 성취를 누릴 만한 사람이라는 믿음을 가질 수 있었다. 때로는 자존감의 결여가 질병을 일으키는 중요한 원인이 되기도 한다. 자신의 이미지를 그려 보는 것이 이미지힐링의 힘을 더욱 확고히 하는 데 도움이 될 것이다.

유니콘의 이미지도 그녀가 영적으로 강해지는 데 도움이 되었다. 영적으로 건강할 때 우리는 스스로 유능하고 가치 있는 느낌을 가지게 되어 스스로 치유하는 것을 비롯해 주의를 기울이는 무엇이든 성취할 수 있다. 우리는 또한 정서적으로 더 충만한 기분을 느낀다. 이런 마음 상태에서 줄리엣의 뇌와 몸은 당연히 치유가 일어나는 방식으로 자극을 받게 될 것이다.

14

바이러스,
알레르기,
자가면역질환

바바라^{Barbara}의 이야기

나는 인간의 잠재의식에 강력한 힘이 있다는 깨달음에 대해서는 잘 알지 못했다. 하지만 나는 많은 경우에(지금은 어느 때보다 자주) 중요한 질문은 '삶이 당신을 어떻게 대하는가'가 아니라 '당신이 삶을 어떻게 대하는가'라는 것을 깨달았다.

나는 대체로 건강한 사람이고, 내가 건강을 유지할 수 있는 것은 잠재의식의 힘 덕분이라는 사실을 깨달았다. 건강에 대한 내 생각은 항상 긍정적인 말투에서도 드러났다. 나는 나 자신이 아픈 것을 용납하지 않는다.

나는 혼자 사는 사람이기에 고통과 괴로움을 좋아하지 않으며, 아프다는 것은 선택 사항이 아니다. 자영업을 하는 사람이라는 것도 아프지 말아야 할 이유 중 한 가지였다.

나는 사람들을 바로 곁에서 보면서 자주 접하는 업종에서 일하고 있다. 이것 때문에 사람들은 아플 때 내게 전화를 걸어 어떤 바이러스로 병이 나서 약속을 취소하고 싶다는 말을 하곤 한다.

약속을 취소하면 내 돈을 쓰지 않아도 되기 때문에, 나의 반응은 항상 이런 것이었다. "걱정하지 마세요. 나는 바이러스에 감염되지 않으니까요. 당신이 낫거든 언제든지 만나기로 해요." 그들은 보통 나의 반응에 놀라지만, 나는 지금까지도 이렇게 해서 결코 돌아다니는 병균의 희생물이 된 적이 없었다. 나는 감기나 유행성 병에도 걸리지 않고, 항상 그런 식이다.

나의 잠재의식에 해 줄 말은 이것뿐이라고 나는 확신한다.

바바라는 긍정적인 태도를 가지고 있다. '삶이 당신을 어떻게 대하는가'가 아니라 '당신이 삶을 어떻게 대하는가'라는 질문을 하는 것이 훨씬 중요하다는 그녀의 말은 매우 고무적이다. 그런 태도를 가짐으로써 우리는 힘을 얻게 된다. 삶을 우리가 통제할 수 없는 것으로 보는 것보다는 이런 태도가 훨씬 낫다.

이런 태도는 바바라가 자신은 바이러스에 감염되지 않는다는 확신을 하는 데 도움이 되었다. 이런 믿음은 매우 효과적인 확신이어서, 그녀의 면역 체계를 강화하여 바이러스가 근접하지 못하게 막아 주는 역할을 하고 있다.

나는 몹시 찌뿌드드한 기분을 느끼면서 일어났다. 금방이라도 병이 날 것 같은, 감기가 시작될 것 같은 기분이었지만, 나는 그런 것을 원하지 않는다고 마음을 다잡고 나의 면역 체계가 작동하기 시작하는 것을 상상했다. 나의 모든 백혈구가 미친 듯이 증식해서 시커멓고 흉측하고 불필요한 세균을 마구잡이로 먹어 치우는 것을 보았다. 또한 나의 면역 체계가 작은 병사들처럼 일사불란하게 행동을 개시해서 온갖 허접쓰레기를 전부 파괴하고 없애 버리는 것을 상상했다. 아주 작은 빗자루와 쓰레받기로 다시 감염을 일으킬 만한 부스러기가 없도록 남아 있는 티끌까지 깨끗이 청소하는 것을 상상했다. 나는 모든 세포가 완벽하게 작동하는 것을 상상하고, 작은 세포와 분자 하나하나에 사랑과 감사를 전했다.

나는 또한 더 큰 뭔가를 믿고 있다. 그래서 천상의 순수하고 신성한 치유 에너지를 정수리를 통해 끌어내려 몸을 통과해 발바닥에서 치유하는 지구로 뿌리를 내리도록 균형을 맞추었다.

이 모든 것의 결과는? 오늘 나는 놀라울 정도로 기분이 좋다. 아직 100퍼센트 완벽한 것은 아니지만 말이다! 낮에는 직장에서 정말로 열심히 일하고, 이제 집에 돌아와서는 근사한 저녁 식사를 하고 뜨거운 물로 목욕하고 일찍 잠자리에 드는 사치를 누리고 있다.

이 방법이 효과가 있는 이유

수잔의 치유 장면은 그녀의 면역 체계가 불필요한 세균을 먹어 치우는 것을 묘사했다. 이런 상상이 무의식과 자율 신경계를 자극해서 그녀의 면역 체계는 불필요한 세균의 공격을 막을 정도로 강해지게 된다.

'아주 작은 빗자루'의 사용도 수잔의 장면에 다소 홀가분한 느낌을 더해 주었다. 또한 그녀는 이런 식으로 티끌까지 깨끗이 제거하는 것에 집중함으로써 불필요한 세균이 전혀 남아 있지 않다는 것을 확신할 수 있게 되었다.

수잔은 또한 자신의 마음을 사랑과 감사의 상태, 즉 강력한 치유 상태로 만들었고, 그런 마음을 상징적으로 그녀의 세포에 전했는데, 그것이 실제로 세포를 강화했다.

그리고 더 큰 뭔가에 대한 믿음도 수잔의 치유에 한몫했다. 그녀는 신성한 에너지가 하늘로부터 자신의 몸으로 흘러들어 그녀 자신을 신성한 근원에 연결하는 것을 상상함으로써 이런 믿음을 상징화했다.

케빈^{Kevin}의 이야기

웬일인지 나는 오른발 엄지발가락 안쪽에 무사마귀가 돋았다. 전형적인 증상을 보이는 무사마귀였다. 원인을 일으킨 바이러스가 감염된 무사마귀의 가운데 검은 부분의 피부가 도드라져 있었다.

요즘 약국에서 살 수 있는 얼음 찜질팩을 사용하고 싶었지만, 무사마귀가 난 부위가 발가락의 민감한 부분이어서 머뭇거릴 수밖에 없었다. 그래서 나는 이미지힐링을 해 보기로 했다.

나는 의자에 앉아서 눈을 감고 긴장을 풀었다. 곧바로 나는 마음속으로 무사마귀 아래쪽의 이미지를 선명하게 떠올렸다. 머리 위로 무사마귀의 검은 아랫 부분을 볼 수 있었다. 갑자기 무사마귀의 아래쪽이 건축 대지처럼 느껴졌다! 무사마귀 아래쪽의 검은 부위는 무사마귀와 피부 사이에 형성된 그물 모양의 보호 피부였다. 이 그물 조직은 마치 주위에 콘크리트를 부어 굳혀 놓은 금속 구조물처럼 보였다. 바이러스가 결코 이 그물 모양의 보호 피부를 침투하지 못할 거라는 내면의 치유 의지가 있었다. 사실 이 그물 층은 천천히 움직여 무사마귀를 내 발가락 밖으로 밀어내는 것이었다.

한 번밖에 하지 않았음에도 이 이미지힐링은 그 이면의 치유 의지를 느낄 수 있는 매우 선명하고 강력한 것이었다.

일주일쯤 후에 나는 샤워를 하고 나서 무슨 일이 일어난 건지 궁금해졌다. 실망스럽게도 무사마귀 아래쪽의 검은 부위는 내 발가락에 그대로 남아 있었다. 하지만 기쁘게도 호기심으로 무사마귀의 한쪽에 손톱을 대자 그것이 떨어져 나갔다. 피부의 상처는 이제 거의 완치되었다.

케빈은 무사마귀 아래에서 그물 모양의 피부가 자라나서 무사마귀를 일으킨 바이러스가 침투하지 못하도록 하는 장면을 상상했다. 이것이 그의 신경계에 명령을 해서 이처럼 치유가 이루어지도록 했다.

나는 또 그가 치유 의지를 갖고 적합할 것 같은 이미지힐링을 한 것이 마음에 든다. 이 치유 의지 덕분에 무사마귀의 원인이 무엇인지, 어떻게 없앨 수 있는지 등 무사마귀에 대한 상세한 정보를 가진 그의 무의식은 그가 상상할 필요가 있는 것을 전부 떠올릴 수 있었다. 따라서 그의 이미지힐링은 그의 뇌와 발가락을 적절하게 자극하여 무사마귀가 떨어져 나갈 수 있도록 했다. 그의 이미지힐링이 그토록 뚜렷했던 것, 즉 그가 정확히 볼 필요가 있는 것만을 보았던 것도 아마 이 때문이었을 것이다.

흥미롭게도 케빈은 이미지힐링을 단 한번밖에 하지 않았다. 때로는 필요한 것이 한 번뿐일 수도 있다. 아마도 그것은 적절한 이미지힐링을 하려는 그의 치유 의지 덕분이었을 것이다.

토멕^{Tomek}의 이야기

나는 양발에 두 개의 커다란 무사마귀가 있었다. 왼쪽 발에 난 무사마귀는 엄지발가락을 완전히 덮을 정도로 컸다. 당신이 나에게 이미지힐링으로 무사마귀를 치료할 수 있을 거라는 말을 해 주어서, 그렇게 했더니 정말 무사마귀가 사라졌다! 와! 킥킥! 대여섯 해 동안 무사마귀를 달고 지냈는데, 그 녀석들을 태워 보기도 하고 약을 먹어 보기도 하고 한방 치료도 해 보는 등 백방으로 애를 썼지만 소용없었는데 지금은 깨끗이 사라졌다. 이제는 발 마사지를 받으러 가도 되겠다. 히히.

내가 이미지힐링을 했던 방법은 다음과 같다. 우선 나는 산(酸)으로 무사마귀를 태우는 것을 상상했다. 때로는 산(酸) 처리가 된 솔로 무사마귀를 쓸기도 했고, 때로는 산을 넣은 총으로 무사마귀를 정확히 조준해 쏘기도 했다. 그런 후에는 또 내 발과 발가락에 무사마귀가 없는 말쑥한 피부를 상상하기도 하고, 또 때로는 무사마귀를 태우는 것을 상상하기도 했다.

아, 가장 좋은 것을 들자면 나는 직장에서나 집에서나 차 안에서나 곧잘(하루 두어 차례씩) 빅토리 댄스를 추곤 했다. 아주 재미나는 일이다.

나는 또한 과거에는 무사마귀에 대해 항상 부정적이었다는 사실을 알아차렸다. 여자 친구가 나에게 무사마귀를 어떻게 좀 해 보라는 말을 할 때마다 나는 "아니, 효과가 없어."라고만 했던 것이다. 그러니 당신에게 무지하게 감사할 일이다. 말할 수 없이 고맙다.

토멕은 자신의 무사마귀가 사라지는 이야기를 듣는 장면을 상상했다. 이것이 그의 뇌와 무사마귀가 난 부위를 자극했고, 또 그의 면역 체계를 자극했기 때문에 커다란 무사마귀였음에도 그토록 빨리 사라질 수 있었다.

또한 그의 묘사에서 누구든 그가 훌륭한 유머 감각의 소유자라는 사실을 알 수 있다. 나는 2008년에 그에게 이미지힐링을 해 보라는 말을 한 후에 그를 만났는데, 그때도 분명히 그랬다. 이런 성격 덕분에 그는 스트레스를 최소한으로 줄일 수 있었던 것이다.

그는 또한 곧잘 빅토리 댄스를 추었는데, 그것이 스트레스를 확 날려 주었을 뿐 아니라 그의 뇌가 무사마귀가 사라질 거라고 믿는 신경망 패턴을 만드는 데 도움이 되었다. 적절한 화학물질을 전부 방출함으로써 이런 일이 실제로 일어날 수 있도록 무사마귀를 자극했던 것이다.

린^{Lynn}의 이야기

1978년 12월에 나는 감기에 걸렸다. 나는 감기에 걸리는 것을 싫어했는데, 감기 때문에 몸이 쑤시고 컨디션이 완전히 엉망이 되기 때문이다. 나는 다시는 감기에 걸리지 않겠다고 맹세했고, 정말로 다시는 감기에 걸리지 않았다!

내가 이렇게 할 수 있었던 것은 이미지힐링과 확신의 말을 했던 덕분이었다. 해마다 나는 감기에 걸려 누워 있는 것이 아무짝에도 쓸모가 없으며 나는 건강하다고 말한다. 1978부터 매년 감기가 시작될 것 같은 기분이 들면, 나는 나의 사병인 면역 체계를 이미지화하곤 했다.

'린의 사병'은 활과 화살을 갖춘 부대로 시작했지만, 몇 년 사이에 적을 공격하는 빛의 전사 부대로 발전했다. 그들은 붉은빛을 사용해서 적을 섬멸하고 나서, 푸른빛으로 치료하고 녹색 빛으로 재생을 했다. 나는 나 자신이 푸른색과 녹색, 그리고 그 사이의 모든 색조가 교차하는 거품 안에 들어가 있는 것을 상상했다.

이 방법이 효과가 있는 이유

린의 이야기는 자신의 사병이 감기라는 적을 물리치는 것을 묘사한다. 이것으로 그녀의 면역 체계가 강해서 실제로 적을 공격하고 있다는 사실을 확실하게 한다. 하지만 계속되는 린의 이야기에서 보게 되겠지만, 그녀의 의견은 자신의 면역 체계를 적을 공격하는 부대로 보는 것이 어느 정도 부정적인 효과가 있다는 것이다. 이것을 앞에서 이미지힐링한 사람들이 병든 세포에게 사랑을 보여 준 방식과 비교해 보라.

   Part 2 이미지힐링 성공 사례

린의 이야기 계속

하지만 이 방법으로 2002년 크리스마스에 진단받은 다른 질병에 대비할 수는 없었다. 신부전증으로 입원했는데, 생체 조직 현미경 검사를 해 본 결과 전신 홍반성 루푸스로 드러났다. 이 병은 신체의 면역 체계가 자신을 공격하는 것에 기인하는 자가면역질환이다. 나의 부대가 폭동을 일으킨 것이다!

4개월간 입원해 있는 동안 나는 너무 아파서 자는 것 외에는 아무것도 할 수 없었다. 나는 화학요법을 포함해서 핵 약물로 독극물 칵테일 치료를 받았는데, 4시간 걸리는 투석을 일주일에 3번씩 해야 했다.

나는 매우 영적인 사람이어서 이 시기에 나는 마치 천사들에게 둘러싸여 보호받고 있는 것처럼 느꼈다. 아마도 나의 치료와 회복을 책임지고 있는 사람들에게 내가 느끼는 신뢰감을 나의 잠재의식은 이런 식으로 해석했던 것 같다. 깨어 있는 시간 동안 줄곧 나를 둘러싸고 있는 무지갯빛의 아우라가 나를 치유하고 보호하고 있는 것 같은 느낌이 들었고, 이런 시련을 극복할 수 있을 거라는 확신이 들었다.

마침내 퇴원하게 되었을 때 나는 근육 위축증으로 걸을 수가 없었다. 나는 꼼짝없이 휠체어에 의지해야 하는 신세를 너무나 싫어했는데, 그 때문에 바람결에 머리카락을 날리며 달리는 자유를 만끽하는 꿈을 수없이 꾸게 되었다. 화학요법의 영향으로 내 머리카락이 몽땅 뽑혀 나간 것을 생각하면, 정말이지 순진하기 그지없는 꿈이었다!

하지만 나는 나 자신이 걷고 있는 모습을 보는 상상하고 나서 실제로 그 일을 수행했고, 매주 더 멀리 걷는 연습을 해서 마침내 휠체어를 없애 버릴 수 있게 되었다. 아직도 병이 나기 전에 했던 것처럼 하루 8마일씩 조깅을 즐길 수 있게 되려면 많은 시간이 필요하고, 여전히 장애인으로 등록되어 있다. 하지만 이미지힐링을 통해 나의 능력이 향상될 수 있을 거라는 기대를 버리지 않고 있다.

루푸스에 맞서 싸우다 보니 나의 이미지힐링을 돌아보게 되었다. 나의 부대가 폭동을 일으킨 것은 부대원 사이의 부조화 때문이다. 나는 병을 다른 각도에서 보기 시작했다. 루푸스 lupus는 '늑대 wolf'를 의미하는 라틴어 단어다. 신화에 대한 관심이 나의 병에 대처하는 법을 배우는 데 큰 역할을 했던 것 같다.

어린 시절부터 오랫동안 나는 신화에 매료되었는데, 특히 동물이나 새, 물고기 따위의 형상으로 변신할 수 있는 인간에 관한 전설을 좋아했다. 나는 성년기의 대부분을 거의 도를 닦듯이 보냈는데, 거기에는 주술사의 길을 걷거나 수호 동물에 대해 배우는 것이 포함되었다.

나는 여러 해 전에 나의 수호 동물을 만났다. 나의 수호 동물은 은회색 털을 가진 아름다운 늑대의 형태로 나타났다.

우리는 함께 여행을 했고, 그녀는 나에게 많은 것을 가르쳐 주었다. 아메리카 인디언 원주민 전통에서 늑대는 선생이다. 러디어드 키플링 Rudyard Kipling은 그의 책 『정글 북』에서 이런 묘사를 했다. "아켈라 Akela는 우두머리 수컷 늑대다. 그는 고아가 된 모글리 Mowgli를 발견하고, 그를 데려다가 손수 키운다." 스카우트 연맹이 무리의 대장을 '아켈라'라고 부르는 이유도 그 때문이다.

켈트 신화에서 늑대는 멘토다. 늑대는 자연의 신, 케르눈노스 Cernunnos

나 출산의 여신, 브리짓^{Bridget}과 함께 나타나는데, 둘 다 늑대의 형상을 하고 세상 사이를 걸어 다니는 것으로 생각된다. 우두머리 수컷과 암컷은 남을 가르치고 이끄는 능력으로 선택되며, 따라서 협동은 무리의 구성원들 간에 특별히 중요시된다. 이런 덕목은 대부분의 사람들이 조화롭게 살기를 원하는 사회에서 가장 중요한 것으로 여겨진다.

내 경우에 루푸스는 질병 이상의 것이다. 루푸스는 내 안에 사는 아름다운 짐승이다. 모든 야생동물이 그렇듯이, 나는 루푸스에 조심스럽게 접근해야 한다. 그녀는 특별한 간호와 관심을 필요로 하지만, 자주 스테이크를 줄 때마다 번번이 받아먹을 만큼 기분이 좋다! 내가 그녀의 신경을 건드리면 나의 경솔함에 대한 벌을 받게 만든다. 나는 물러나 하루쯤 그녀를 편안히 쉬게 한다.

때로는 물러나 한참 동안 그녀를 지켜본다. 그녀는 사납고 난폭하지만, 아름답고 현명하다. 나는 그녀가 가장 중요한 무언가를 나에게 가르쳐 주며 그런 것이 루푸스에 대해 배우는 현장에서 소용되리라는 것을 알고 있다. 내가 가진 흉터에도 불구하고, 그녀는 나의 일부다. 그리고 나는 그녀의 요구를 나의 것처럼 여길 수 있게 된다면 우리가 나란히 걸을 수 있다는 것을 배웠다.

나의 병을 또 하나의 나로 상상한 것이 루푸스를 극복하는 데 도움이 되었다. 내가 퇴원을 한 지 6개월 후에 나의 상담의는 내가 그토록 심하게 아팠던 것을 생각하면 얼마나 호전되었는지 모르겠다고 말했다. 지금 4년째 나는 루푸스 관련 약을 모조리 끊고도 증세가 완화되는 것을 즐기고 있다.

린은 신뢰와 관심을 보여 주었고, 자신이 회복할 거라고 확신했다. 이런 강한 긍정적인 믿음은 흔히 기적적인 회복을 보이는 환자들의 특징이며, 또한 플라세보를 복용하는 사람들이 회복되는 이유이기도 하다.

린은 자신이 걷는 것을 이미지힐링하고 나서 실제로 걷기를 했는데, 그것이 그녀의 근육과 그 근육을 관장하는 뇌의 영역을 자극했을 것이다. 그래서 그녀는 6장에서 뇌졸중 환자나 척수손상 환자, 파킨슨병 환자들이 이미지힐링을 통해 움직임을 회복했던 것처럼 실제로 걸을 수 있게 되었다.

그녀는 루푸스를 '린의 부대'의 부조화로 보았다. 말하자면 린의 부대가 그녀 자신을 공격했던 것인데, 이런 깨달음이 그녀의 치유에 엄청난 도움이 되었다. 루푸스는 신체의 면역 체계가 자기 몸을 공격하는 자가면역질환이다. 다른 자가면역질환에는 당뇨병(1형)과 다발경화증, 중증근무력증, 류머티즘성 관절염이 있다.

린이 자신의 병과 화해하기 위해 사용한 상징은 내면의 아름다운 짐승을 사랑하는 법을 익히는 것이었는데, 그것이 결국 자신의 회복을 촉진하는 것이었다. 그렇게 함으로써 그녀의 신경계를 적절히 자극하여 신체의 해당 부위가 치유되었고, 면역 체계가 그녀를 공격하기를 그만두었다.

나는 린에게 그녀가 '린의 부대'를 사용하는 것이 공격적이고 어쩌면 루푸스와 연관이 있을지도 모른다고 생각하는지 물어보았다. 그녀는 이렇게 대답했다.

"내가 생각한 것도 어쩌면 나의 전략이 공격적일지도 모른다는 것이다.

한 번도 말한 이는 없지만, 내가 루푸스에 걸렸다는 사실을 안 후에 나는 '그것'을 〈스타워즈〉의 악당 캐릭터 자바 더 헛Jabba the Hutt으로 상상하고 공격하기 시작했다. 하지만 나의 가이드가 나에게 그것은 증오·공격·거부 등이기 때문에 틀렸으며, 내 병을 극복하는 방법은 그 병에 사랑을 보내는 것이라고 일러주었다. 그러자 '늑대'라는 존재가 총체적으로 나에게 다가왔고, 늑대를 사랑하게 되자 나의 병을 사랑하는 법을 익히기가 훨씬 쉬워졌다.

어쩌면 우리는 질병과 싸우는 대신에 질병을 끌어안고 그 병이 우리에게 우리 자신에 대해 가르치려 하는 것을 배울 필요가 있다는 생각이 든다. 내 경우에는 질병에 대해 명상을 하고, 나의 동반자 매트의 도움으로 전생 퇴행 요법(최면을 통해 전생의 기억을 찾을 수 있다고 믿는 기법으로 현재 증상의 원인이 되는 장면을 보고 경험함으로써 병이 치유되는 치료법 – 옮긴이)을 받았다. 루이스 헤이는 루푸스가 '포기, 즉 분노와 처벌'에 관한 것이라고 말하는데, 이것은 나에 대해 알아 온 것과 들어맞는다. 나는 내 몸을 원망하지 않고 사랑하려고 열심히 노력하고 있다. 내가 하고 싶은 말은 불로는 불과 싸울 수 없다는 것이다. 무엇이든 연료가 될 만한 것을 없애 불길을 잡는다면 불을 끌 수 있을 것이고 병세가 완화될 것이다. 우리는 자신을 조건 없는 사랑으로 둘러쌈으로써 그렇게 할 수 있으며, 그 과정에서 이미지힐링이 도움이 될 것이다."

이미지힐링을 할 때 우리가 괴로운 뭔가를 본다는 점에서 볼 때, 우리는 공포나 증오, 폭력을 사용할 필요가 없다. 질병이 사라지는 것을 보는 것은 괜찮지만, 그러기 위해 폭력을 사용할 필요는 없다. 따라서 적을 몰아내듯이 공격적으로 하지만 않는다면 레이저나 총알을 발사하는 것도 괜찮다. 예를 들어

캐럴은 마음속으로 암세포를 태워 없애기 위해 푸르스름한 흰색 레이저나 녹색 산(酸) 레이저를 사용했지만, 그녀는 그것을 적으로 보거나 괴로움을 상상하지는 않았다. 그것은 어떻게 보면 마치 벽지를 긁는 것을 상상하는 것과 같았다.

하지만 우리는 질병이나 질병 세포를 인격화하거나 폭력을 써서 이겨야 할 적으로 보지 않았다. 또 우리가 병을 물리치더라도 체내 공격을 사용하게 되면 더 많은 공격을 유발할 수도 있다. 항상 그런 것은 아니며 실제로 당신 자신의 개인적 믿음과 의지에 달렸지만, 제거나 청소, 치유를 상징하는 상상을 하더라도 장면을 더 가벼운 느낌으로 만들면 좋은 점이 있다.

드루^{Drew}의 이야기

2004년 10월에 나는 불치병으로 알려진 중증근무력증에 걸렸다. 근육 무력증은 면역 체계의 붕괴로 인한 질환인데, 나는 이 병을 명상으로 다스렸다. 2005년 10월에 나는 스코틀랜드 북부의 네른 주에서 열린 이틀 과정의 교육 프로그램인 진동 의학 vibrational medicine 워크숍에 참가했다.

둘째 날이 지나자 나는 매우 심각한 상태로 악화되었다. 눈꺼풀이 풀려 내려왔다. 시야가 둘로 겹쳐 보였고, 턱을 움직일 수도 없어서 말을 하지고 못하고 음식을 먹거나 삼키지도 못했다. 그때 근육 무력증이 폐 부근까지 내려오기 시작했다. 의사가 내게 와서 이렇게 말했다. "드루, 당신이 너무 아파서 여행할 수도 없게 될까 봐 걱정이에요. 나와 같이 우

232　　　　　　　　　　　　　　　

리 집으로 갑시다. 우리 가족과 같이 지내면서 당신을 치료해 줄게요.”

이 단계에서 내 병의 증상을 완화할 수 있는 유일한 제도권 의학은 스테로이드와 수혈뿐이었다. 하지만 나는 약물치료를 하지 않고 페트로프Petrow 박사에게 일주일에 서너 번씩 진동 의학 치료를 받았다. 이 요법은 심신 통합 치료였다. 2006년 2월에 파이프 주의 집으로 돌아왔는데, 석 달이나 지난 후였다!(환자를 석 달 동안이나 자기 집에 데려갈 수 있는 의사가 얼마나 되겠는가?)

2005년 크리스마스이브에 50일간이나 무력증에 시달리면서 27킬로그램이나 살이 빠진 후에 나는 포레스 근처의 플루스카르덴 수도원Pluscarden Abbey에 다녔다. 그곳의 수사들은 그레고리오 성가로 예배를 진행했다. 신도석에 앉아 성가를 듣고 있는데 갑자기 눈이 떠졌다. 볼 수가 있었고, 턱을 자유롭게 움직이며 말을 할 수도 있었다! 나의 모든 증상이 깨끗이 사라졌던 것이다! 그 후에 바로 재발했지만, 바로 그 순간부터 치유될 수 있을 거라는 확신을 하게 되었다.

2005년 11월부터 2006년 2월까지 회복 기간 중에 주기적으로 나는 이미지힐링을 했다. 근무력증은 혈류 내의 항체가 원인이 되어 발병해서 결국 면역 체계를 붕괴시킨다. 데이비드, 당신도 기억하겠지만 나는 당신에게 항체 없애는 것을 이미지힐링하는 방법을 물었었다. 당신은 박람회장에 가서 공기총으로 움직이는 컨베이어 벨트 위에 있는 오리(항체)를 쏘아 떨어뜨리는 상상해 보라고 권했다. 이미지힐링이 나의 회복에 얼마나 기여하는지를 정확히 알기는 어렵지만, 내 생각에는 그것이 일주일에 서너 번씩 받고 있던 집중적인 진동 의학 치료에 도움이 되없던 것 같다.

나는 의사와 치료, 이미지힐링에 전폭적인 신뢰를 가지고 있었고, 그래서 언젠가는 완치될 거라고 믿었다. 이런 확고한 믿음은 내가 알지 못한다는 데서 비롯된 것이지만, 마음의 힘이 몸을 치유하는 데 있어서 가장 중요한 요인이라는 것에 대해서는 믿어 의심치 않았다.

2006년 2월부터 다음해 1월까지 11개월 동안 나는 혈액과 근육, 눈 검사를 받았다.

퇴원할 때 신경과 과장이 나에게 이렇게 말했다. "프라이드 씨, 내가 알기로 당신은 중증근무력증에서 완치된 유일한 사람이오."

지금 나는 건강을 누리면서 충만하고 행복한 삶을 살고 있다. 아직 도 때때로 "왜 하필 나였을까? 그리고 이제 뭘 하지?"라는 생각이 들기 는 하지만 말이다.

드루의 완치에 가장 크게 기여했을 법한 요인이 여러 가지 있다. 한 가지는 자신이 회복될 것이라는 그의 확신이다. 중증근무력증이 불치병으로 여겨지는 것을 생각할 때, 이것은 믿음의 힘이 신체에 깊이 영향을 미친다는 사실을 말해 준다. 이와 같은 믿음은 흔히 기적적인 치유와 연관이 있다.

그녀가 받은 강력한 진동 의학 치료가 효력이 있었던 것처럼, 페트로프 박사의 사랑과 보살핌도 병이 호전되는 데 크게 기여했다. 현재 진동 의학의 효능에 대한 과학적 증거가 부족하기는 하지만, 내 생각에는 그 방법이 신체의 깊은 단계에서 작용하는 매우 효과적인 치유 시스템인 것 같다. 많은 경우에 과학의 발전이 과학계에서 충분히 받아들여지기까지는 오랜 시간이 걸린다. 의학계에서도 결국 온갖 비난을 잠재울 만한 명백한 증거가 나오기까지는 새로운 치료법을 개발한 의사들은 종종 '이단자' 혹은 '돌팔이 의사'로 불린다.

진동 의학은 모든 물질이 일정한 주파수로 진동한다는 사실에 입각해 있다. 모든 원자가 본래 순수한 에너지 파동이라는 사실을 고려할 때, 이것은 그다지 납득하기가 어렵지 않다.

주류 과학에서 물의 진동 주파수는 적외선 분광 광도 측정법으로 알려진 기술의 연구 분석에 사용된다. 적외선 분광 광도 측정법은 통상적으로 전 세계의 대학과 약학이나 의학 연구 실험실에서 사용된다. 진동 의학은 신체 질병의 완화를 목표로 진동 주파수를 조절한다.

소리는 진동이기 때문에 진동 치유의 한 형태다. 그래서 드루는 그레고리오 성가를 듣는 사이에 극적으로 호전되는 경험을 했던 것이다.

드루의 치유 장면 또한 그의 회복에 도움이 되었다. 중증근무력증 환자의 경우 항체가 중요한 동작을 관장하는 뇌의 영역에서 아세틸콜린 수용체를 방해한다. 드루는 박람회장의 컨베이어 벨트에서 이들 항체가 장난감 총으로 무력화되는 것을 상상했다. 그 의미가 그의 무의식에 침투해서, 결국은 실제로 항체가 사라지는 방식으로 그의 신경계를 활성화하게 되었다.

또한 총을 사용한 것을 폭력으로 생각할 수도 있겠지만, 드루의 치유 장면이 폭력이나 지나친 힘을 사용하지 않았다는 점에 주목하라. '오리 맞히기'라는 아동용 게임이 그렇듯이, 어린이의 박람회라는 장소는 마음 편한 장면을 설정한다. 이미지힐링은 대체로 상징적인데, 이 경우에는 특정한 뇌의 영역에서 분비되는 항체뿐만 아니라 중증근무력증을 제거하는 것을 상징했다.

엘리자베스 Elizabeth 의 이야기

나는 수년간 심한 꽃가루 알레르기에 시달리면서 매일 항(抗)히스타민제를 복용해야 했다. 나는 이미지힐링을 하기로 결정했는데, 한두 번 이미지힐링을 한 후로는 지난 8개월 동안 항히스타민제를 고작 두세 번밖에 복용하지 않았다. 그러고는 여름 내내 꽃가루 알레르기 증상이 보이지 않았다.

작은 '나'가 나의 면역 체계를 향해 다가가는 것을 보았는데, 내가 상상한 면역 체계는 수많은 작은 사람들로 이루어져 있었다. 그들을 향해 다가가면서, 나는 그들을 제대로 볼 수 있었지만, 안개가 자욱이 끼어 있어서 그들은 나를 잘 볼 수 없었다. 그 때문에 나의 면역 체계는 나를 적으로 오인하고 공격하고 있었다. 하지만 안개가 걷히자 나의 면역 체계와 나는 서로 볼 수 있었고, 그래서 나는 이렇게 말했다. "이봐, 나야. 싸울 필요가 없잖아. 진정해. 내 건강을 지키기 위해 네가 해야 할 일이나 하고 오늘은 그만 쉬어."

그때 나는 우두머리가 부하들에게 소리치는 것을 보았다. "이봐, 엘리자베스야. 저이와 우리가 싸울 필요는 없지." 그러자 그의 부하들은 환성을 지르고 테니스를 치기 시작했고, 벤치에 누워 일광욕을 하기도 했다. 나는 우두머리를 꼭 껴안아 준 다음 떠났다.

이 방법이 효과가 있는 이유

엘리자베스는 자신의 면역 체계와 소통했다. 그녀는 면역 체계에게 긴장을 풀고 진정하라고 요구했다. 알레르기는 알레르겐(알레르기를 일으키는 물질)에 대한 면

    Part 2 이미지힐링 성공 사례

역 체계의 과도한 반응으로 유발된다. 엘리자베스는 자신의 면역 체계에게 단지 자신의 건강을 지키는 일을 충실히 해 줄 것을 요구했다. 그러고 나서 그녀는 자신의 면역 체계가 긴장을 풀고 테니스를 즐기는 것을 상상했다. 이런 소통이 그녀의 무의식에 침투해서 실제로 면역 체계가 민감성을 진정시키도록 자극했다.

그녀의 장면에서 안개의 존재는 면역 체계와 관련해서 상황이 선명하지 않다는 것을 상징했는데, 면역 체계가 과도한 반응을 하는 것도 그 때문이었다. 일단 그녀의 마음속에서 안개가 걷히자 소통이 가능해졌고, 면역 체계가 다시 제구실을 할 수 있게 되었다.

일부 알레르기와 자가면역질환 사이에는 생화학적 유사성^{biochemical similarity} (현대의 생명계에 널리 존재하며 필수적이라는 것이 알려진 생화학적 물질과 과정은 생명 진화의 초기에도 존재하여 생명의 기원에 필요하였다는 가설 – 옮긴이)이 있다. 그래서 이런 이미지힐링이 자가면역질환에 적용될 수 있는 것이다. 나는 그렇게 했고, 이 책의 끝부분에 있는 「부록 2」의 이미지힐링 항목에 그 이야기를 실었다.

15

다이어트

타마라 ^{Tamara}의 이야기

나는 평생 동안 과체중과 씨름을 했다. 그것은 나의 안전망이자 상처를 멀리 하는 장벽이었다. 마침내 나는 더 이상 여분의 살이 필요치 않다고 중대한 결정을 내렸고, 몇 개월 전부터 팩맨(일본 회사가 만든 비디오 게임) 같은 존재가 나의 지방 세포를 먹어 치우는 장면을 상상하기 시작했다. 3개월 전인 1월부터 나는 약 6킬로그램이나 살이 빠졌다. 때때로 알아차리는 식습관의 무의식적 변화를 빼고는, 나의 생활 방식은 달라진 게 전혀 없어서 여전히 눈코 뜰 새 없이 분주하게 지내고 있다.

나는 일주일에 평균 다섯 번씩, 주로 매일 밤 잠자리에 들기 전에 이미지힐링을 했다. 명상을 하지 않는 어중간한 시간에는 잠깐씩 휴식 시간을 가졌다. 이미지힐링은 몇 개의 팩맨이 내 몸의 특정 부위를 먹어 치우고는 폭발하거나 희박한 공기 중으로 사라지는 장면으로 이루어져 있다.

그러고 나면 다른 몇 개의 팩맨이 실제로 허벅지와 허리의 지방을 가슴으로 옮긴다(알다시피 체중이 감소하는 동안 여성의 신체에서 처음 살이 빠지는 부위가 가슴이지만, 나는 이런 식으로 함으로써 오히려 반 컵이 늘었다). 그 다음에는 나의 피부가 팽팽해지는 것을 이미지화한다. 신진대사를 촉진하고 나머지 부분과 조화를 이루지 못하는 신체 부위를 확인하기 위해 온몸을 보디 스캔하는 것으로 치유를 마친다.

지금까지 결과는 다음과 같다.

체중 감소: 약 4개월 반 만에 9.5킬로그램 감소.

꼭 끼는 22사이즈에서 편안한 20사이즈가 되었다.

최소한 8시간 수면이 필요했는데 이제는 6시간 수면으로도 충분하고 피로하지 않게 되었다.

그렇다고 주름이 늘어난 것도 아니었다!

배고플 때 내가 먹고 싶은 것을 먹지만(매우 바쁜 생활을 하는지라 테이크아웃 음식도 포함된다) 초콜릿이나 단것에 대한 흥미를 잃은 것 같고, 먹을 때 더 빨리 배가 부르는 것을 느낀다. 뇌와 마음은 두 가지 놀라운 도구다!

타마라의 치유 장면은 팩맨이 지방을 먹어 치워 더 날씬하고 건강한 몸이 된다는 이야기다.

8장「이미지힐링 요법」에서 말했듯이, 이미지힐링을 통해 우리는 흔히 무의식적으로 얼마간 생활 방식의 변화를 도모하고 싶은 생각을 하게 된다. 타마라의 경우에 그녀는 초콜릿이나 단것에 대한 흥미를 잃었다. 하지만 이것만이 그녀가 살이 빠진 유일한 이유는 아니다. 그녀의 장면이 그녀의 무의식에 침투해서 결국 신경계에서 체중 감소가 일어나도록 했고, 그녀의 신진대사가 적절한 방식으로 자극을 받았던 것이다.

누구나
할 수 있다

이런 이야기를 통해 우리는 마음이 실제로 몸을 치유하는 강력한 능력이 있다는 사실을 알 수 있다. 실제로 이런 치유가 일어나는지 믿으려면 진료 기록을 봐야겠다는 사람들도 있겠지만, 이런 형태의 치유가 지금 이 순간에도 세계 곳곳에서 일어나고 있다. 눈앞에 보이는 의학적 증거에 너무 의지하다 보면, 마음을 열고 그런 놀라운 치유가 가능하다는 사실을 믿기 어렵게 된다. 우리 자신의 신뢰나 불신이 치유를 강화하거나 방해할 수 있다. 따라서 여러분이 마음을 열고 이런 치유에 있어서 마음이 정말로 중대한 역할을 할 수 있다는 가능성을 인정하기를 바란다.

나는 사람들이 약을 사용하면서 경험하는 수많은 회복에 있어서 마음이 중대한 역할을 한다고 믿고 있다. 우리가 약을 복용할 때 우리는 희망을 갖게 된다. 그런 희망이 우리를 생물학적으로 바꾸어 놓기 때문에 사실, 약효의 일부는 플라세보 효과라고 할 수 있다.

우리가 이미지힐링을 할 때 뇌 지도가 확장되거나 축소하면서 뇌의 미시적 구조가 바뀐다. 이미지힐링은 우리가 이미지힐링하는 부위의 세포를 자극하고, 뇌에 신경 펩티드를 생성하여 신체 각 부분으로 방출된다. 이것이 많은 기관은 물론이고 우리가 이미지힐링하고 있는 목표 부위에도 화학적 변화를 일으킨다. 목표 부위와 몸 전체에서 유전자 스위치가 켜지거나 꺼지면서 질병이 치유되는 방향으로 신체의 유전자 균형을 이끌어 간다. 또한 앞에서 말했듯이 줄기세포의 유전자는 손상된 세포를 대체하기 위해 필요한 바로 그 형태의 세포로 변형을 일으키는 단백질을 생성할 가능성이 높다. 아직 이런 것에 대해 과학적으로 충분한 연구가 이루어지지 않았지만, 나는 이런 일이 일어난다고 확신하고 있다. 결국 몸은 실제든 상징이든 간에 우리가 마음속에 떠올리는 이미지에 따라 치유된다.

병이 자연적으로 치유되는 것을 포함해서 역사에 기록된 수많은 치유의 기적은 이런 과정과 관련이 있다. 기적은 실제로 마음속에서 시작되어 치유를 일으키는 데 필요한 생물학적 변화를 가져오는 것이다.

"이에 예수께서 그들의 눈을 만지시며 이르시되 너희 믿음대로 되라 하시니."(마태복음 9장 29절)

Part 3

사랑의
힘

위대한 사랑이 있는 곳에
언제나 기적이 있다.

– 윌라 캐더 Willa Cather

16

사랑은
치유의 기적을
부른다

치유와 관련해서 한 가지 더 언급하고 싶은 것이 있다. 그것은 몸과 마음을 치유하는 힘이 너무 강해서 그것만으로도 한 장을 할애할 만하다는 생각이 든다. 그것은 바로 사랑이다. 사랑은 영혼을 기른다.

에런 Aaron 은 너무나 심한 스트레스를 받았고, 재정적으로 허덕였다. 그는 일터에서 고용주에게서 정당한 보수를 받지 못했다. 최근에는 기대했던 임금 인상도 이루어지지 않았다. 그에게는 하루하루가 악몽 같았다. 끊임없는 불안과 공포, 두려움을 떨쳐 낼 수 없었다. 그때 뜻밖에도 그가 남몰래 연모하던 여인이 그에게 사랑을 고백했다. 순식간에 에런의 모든 고민이 눈 녹듯이 사라졌다.

물론 상황은 여전히 바뀌지 않았다. 하지만 그 상황에 대한 에런의 경험은 완전히 달라졌다. 불안과 공포, 두려움이 하룻밤 사이에 깨끗이 사라졌던 것이다.

사랑은 사물에 대한 우리의 인식을 바꾸어 놓는다. 기적이 일어나는 곳은 바로 우리 마음속인 것이다. 사랑은 우리 마음속에 닿아 영혼을 흔들어 놓는다. 사랑의 빛이 우리 삶을 비추는 순간, 삶은 전혀 다른 모습을 띠게 된다.

몸과 마음의 연결에 대한 연구를 해 온 결과 나는 정서적 고통이 만병의 근원이라고 확신하게 되었다. 하지만 그런 병은 사랑으로 치유될 수 있다. 또한 사랑은 우리의 신체적 질병을 치유하는 힘을 지니고 있다.

사랑을 경험하는 가장 확실한 곳은 연인이나 가족, 친구 관계에서다. 그들은 삶의 경험에서 기초가 된다. 그들이 없는 삶은 무의미할 것이다.

우에시바 아이키도(合氣道, 합기도) 스쿨Aikido Schools of Ueshiba의 창시자 사오토메 미츠기Mitsugi Saotome는 그의 저서 『아이키도와 자연의 조화Aikido and the Harmony of Nature』에서 이렇게 말한다.

만약 당신이 이 세상에 혼자 있다면, 함께 말을 걸 사람도, 도란도란 별의 아름다움을 이야기할 이도, 함께 웃을 이도, 손잡을 이도 없다면, 삶의 목적이 무엇이겠는가? 당신의 삶에 의미를 부여해 주는 것은 이와는 다른 삶이며, 그것은 곧 사랑하는 삶이다. 우리는 서로의 기쁨과 어려움을 알아야 하며 성장의 기쁨을 깨달아야 한다.

나는 삶의 중요한 목적은 사랑의 경험을 깊게 하는 것이라고 생각한다. 임종을 앞둔 많은 사람들은 자기 삶에서 가장 중요한 것이 무엇이었는지를 생각하게 된다. 대부분의 사람들이 그것은 인간관계의 질, 즉 그들이 사랑하는 이들과 함께 보낸 시간이라고 말한다.

사랑을 경험할 때 우리는 또한 마음과 정서, 신체가 치유되는 것을 경험한다. 심각한 질병을 치유하는 데 있어서 오직 관계가 절대적으로 필요하다는 말을 하는 것은 아니다. 하지만 진정한 사랑은 심각한 질병에 대한 우리의 경험을 바꾸어 놓을 수 있다. 그러고 나면 이전에 중요했던 많은 일이 전처럼 중요해 보이지 않게 되고, 정말로 중요한 것이 무엇인지 스스로 발견하게 될 것이다. 몸과 마음의 질병을 부르는 스트레스가 사라지고, 살아 있는 모든 존재에 대한 깊은 존경과 감사가 자리하게 된다. 바로 그 지점에서 우리는 무엇이든 신체적 치유를 촉진하는 데 필요한 실제적인 것이 있다면 그것을 하기에 완벽한 환경에 놓이게 된다. 우리는 그 어느 때보다도 더 많은 에너지와 진동과 동기를 이용할 수 있다.

사랑은 우리를 고양시킨다. 사랑은 우리를 훨씬 더 나은 사람으로 만든다. 우리는 훨씬 더 크게 확장되며, 훨씬 더 나은 사람이 된다. 우리가 사랑하는 사람은 우리가 거울을 통해 자신의 모습을 보는 것보다 우리의 모습에서 훨씬 더 많은 것을 본다. 거기서부터 우리는 자신을 확장해 나가는 것이다.

로이 크로프트 Roy Croft는 그의 시 「사랑 Love」에서 이렇게 쓰고 있다.

내가 당신을 사랑하는 것은

당신이기 때문에,

그리고 내가 당신과 함께 있을 때 비로소

나이기 때문입니다.

모든 일이 그렇듯이, 물론 관계는 지속적인 관심을 필요로 한다. 관계를 유지하려면 노력이 필요하다. 우리가 때때로 어떤 일에 도전하지 않는다면 어떻게 성장할 수 있겠는가? 몰린 마쓰무라Molleen Matsumura는 그의 유명한 상담 칼럼 「달콤한 이유Sweet Reason」에서 이렇게 말한다.

사랑은 모닥불 같아서 순식간에 불이 붙는다. 처음에 불이 붙으면 많은 열을 내지만 곧 다 타 버린다. 이따금 뜨거운 열정과 더불어 오래 지속되는 끈끈한 정을 이어가고자 한다면, 조심스럽게 사랑의 불씨를 돌보아야 한다.

어슐러 르귄Ursula LeGuin은 이것을 달리 표현한다.

사랑은 돌처럼 한번 놓인 자리에 그냥 있는 게 아니다. 사랑은 빵처럼 항상 다시, 새로 구워져야 한다.

또한 우리는 경험을 통해 사랑을 새롭게 만드는 기술을 습득했다. 때로는 다른 사람의 욕구를 위해 우리 자신의 욕구를 포기해야 한다는 사실을 배운다. 이것은 모든 부모가 알고 있는 사실이다.

     Part 3 사랑의 힘

아동 복지는 언제나 무엇보다 먼저 고려되어야 한다. 연인 관계에서 우리는 사랑이 깊어 갈수록 사랑하는 이의 욕구를 만족시키기 위해 기꺼이 자신의 욕구를 포기한다. 옳고 그름을 가리기보다는 상대방의 말에 귀 기울이고 싶어지게 된다. 또한 우리는 이렇게 하는 데서 커다란 기쁨을 발견하고 깊은 치유를 경험한다.

나는 사랑이 상상할 수 있는 가장 복잡한 것이면서도 또한 가장 단순한 것이라는 것을 배웠다. 무엇을 하고 무엇을 하지 말아야 하며 무엇이 최선이며 사랑하는 이의 감정을 어떻게 다루어야 하는지를 배웠다. 이런 것은 다루기 힘든 일일 수도 있다. 그러나 사랑이 지성적이라면, 우리가 선택을 해야 할 때 그것은 과거나 지금이나 항상 아주 단순할 것이다. 우리는 우리의 입장을 대단히 중요하게 생각하기 때문에 이해시키기를 원했을 수도 있다. 그렇게 하는 것이 사랑하는 이에게 상당히 도움이 될 수도 있다고 생각한다. 하지만 시간을 들여 조용히 앉아 사랑하는 이에게 온전히 집중하면서 우리가 다음에 무슨 말을 할지 계산하지 않고 진정으로 상대방의 말에 귀 기울일 때 우리는 엄청난 행복을 발견하게 된다. 이런 선택을 하고 나면 순식간에 마음에서 우러나온 사랑이 환하게 빛을 내며 우리가 사랑하는 이의 얼굴을 밝게 비추고 우리 자신의 심장과 우리의 삶을 비춘다.

원래 그렇게 단순한 것이다. 단지 우리가 복잡하게 만들 뿐이다.

연인들이 사랑을 경험하기 위해 기다릴 필요가 없다. 사랑은 우리 주변에 널려 있으니까. 실제로 사랑은 우리 안에 있다. 어떤 형태의 사랑이든 간에, 사랑이란 우리가 사랑을 경험하게 되는 삶의 순간을 경험하기 위해 우리가 선택하는 태도이다.

우리는 갖가지 방식으로 사랑을 경험한다. 낯선 이에게 친절을 보여 줄 수도 있다. 거리에서 누군가에게 미소를 지어 보일 수도 있다. 도로에서 운전할 때 누군가가 우리를 추월하도록 봐 줄 수도 있다. 이런 일을 할 때 어떤 기분이 드는지에 주목해 보라. 그런 일을 많이 할수록 그런 일이 우리에게 영향을 미친다. 우리의 영혼이 우리의 길을 비추는 것이 쉬워지게 된다. 우리는 또한 연민과 감사를 보여 줄 수도 있다.

감사의 힘

"행복은 돌아다니거나 소유할 수 있는 것이 아니다. 행복을 얻거나 다 써 버리거나 소비할 수 있는 것도 아니다. 행복은 매순간 사랑과 자비, 감사와 함께하는 정신적인 삶의 경험이다." 이것은 데니스 웨이틀리Denis Waitley의 말이다.

한 친구가 나에게 감사하는 것을 습관화했더니 한 달 만에 자신의 삶이 확 바뀌었다고 말한 적이 있다. 그 무렵에 그는 침울했고, 한동안 그런 상태가 계속되었다. 어느 날 그는 간단한 일을 한 가지 해 보기로 했다. 날마다 감사한 일을 50가지씩 써 보았는데, 이 일을 한 달 내내 계속했다.

처음에는 어려웠지만, 언제든지 그럭저럭 50가지를 찾을 수 있었다. 때로는 하루 종일이 걸리기도 했다. 그는 아침에 조금 감사하기 시작해서 하루 종일 감사 목록을 추가했는데, 언제나 잠자리에 들 때쯤에는 감

　　　　Part 3 사랑의 힘

사 목록이 완성되어 있었다. 날이 갈수록 그 일이 수월해졌다. 2주가 지나자, 하루에 감사 목록을 75가지 쓰는 것도 거뜬하게 생각되었다. 한 달이 끝날 무렵에 그는 다른 사람이 되어 있었다.

웃기게도 흔히 있는 일이지만 우리가 안에서부터 바깥으로 변화할 때, 우리의 가장 내밀한 기대와 희망이 우리를 향해 움직인다. 그는 꿈꾸던 이상형의 여성을 만났고 바라던 직업을 얻었다.

30일 간 이런 일을 해 보고 그렇게 함으로써 당신의 삶이 얼마나 달라지는지 알아보는 것은 어떨까? 처음에는 어렵겠지만, 지금 힘겨운 삶을 꾸려 가고 있는 처지라면 그 편이 오히려 더 쉬울지도 모른다. 감사의 힘은 힘든 삶의 장막에 틈을 내주어 당신 영혼의 빛이 퍼져 나오게 해 준다. 당신이 처음 느끼는 것은 심장 부근이 간지러운 느낌이다. 신체적 간지럼이 아니라 정신적 간지럼이다. 그냥 기분이 나아진다. 하지만 그 틈이 더 커지고 머지않아 당신의 빛은 더욱 강해져 마치 마술처럼 삶에 대한 당신의 경험도 바뀔 것이다. 그러고 나면 당신의 삶이 달라진다.

한층 더 노력하라

엘리자베스와 나는 최근에 우리 가족을 방문하기 위해 윈저에 있는 우리 집에서 스코틀랜드로 갔다. 우리는 아침 식사를 하기 위해 고속도로 휴게소에 들렀다. 둘 다 약간 지쳐 있었는데, 아침 일찍 길을 떠난 데다가 여행을 떠나기 며칠 전부터 무척 분주해서 잠도 부족했기 때문이었다.

하지만 아침 식사 서빙을 하는 여성을 만났을 때 우리는 언제 그랬냐는 듯이 피로가 싹 가셨다. 그녀는 기다란 카운터 뒤쪽에서 일하고 있었는데, 우리가 계산을 하기 위해 카운터로 가까이 다가가기도 전에 우리의 주문을 받았다. 그녀는 다정한 미소로 인사를 하면서 상냥하게 말을 건넸다. 그녀의 진심에서 우러난 친절과 긍정적인 태도는 마치 한 줄기 상쾌한 소나기 같았다. 우리가 지쳐 있다는 것을 그녀는 알았던 것 같다. 왜냐하면 그녀가 우리에게 특별히 커다란 아침 식사와 함께 커다란 기쁨을 가져다주었기 때문이다. 그게 바로 우리가 필요로 하는 것이었다. 단 몇 초 만에 엘리자베스와 나는 기운을 차렸는데, 아직 식사를 하기도 전이었다.

식사 중에 나는 테이블 위에 고객 의견함이 놓인 것을 보게 되었는데, 거기에는 그 식당이 내건 새로운 사훈이 적혀 있었다. 그것은 "한층 더 노력하라.Go that Extra Mile"라는 것이었다. 그 의견함은 훌륭한 서비스를 제공하는 종업원이 있을 경우에 고객들이 의견을 말할 기회를 제공했다. 우리는 정말로 훌륭한 서비스를 경험했고, 그래서 고객 의견을 적었다.

고객 의견에는 종업원의 이름과 날짜, 시간을 적도록 되어 있었지만 우리는 그 여성의 이름을 알지 못했다. 그래서 나가다가 카운터로 돌아가서 그녀의 명찰을 보고 이름을 읽으려고 했다. 하지만 그 식당이 만원이어서 그녀는 몹시 바빴다. 그녀는 금세 등을 돌려 버렸고, 그래서 우리는 그녀의 이름을 알아낼 수가 없었다.

이제 우리가 그냥 자리를 떴다는 것을 시인해야겠다. 왜냐하면 배고 픈 사람들의 행렬 옆에 서 있는 것이 다소 불편하게 느껴졌기 때문이었 다. 몇몇 고객들은 우리가 새치기를 하려는 것으로 생각하는 눈치였다. 하지만 인생에서 사랑은 종종 우리를 잡아당겨 돌연 안전지대를 벗어나 게 만들기도 한다. 이런 때가 오면 우리는 기회에 맞게 행동에 옮기며 조 금 더 성장하거나, 아니면 그냥 걸어 나가서 다음 기회를 기다린다.

그래서 나는 저쪽에 있는 그 종업원에게 큰소리로 이름을 물었다. 나는 그녀에게 고객 의견함을 적고 있는데, 아까 우리가 도착했을 때 그 녀 덕분에 아주 기분이 좋아졌던 것에 대해 정말로 고맙다고 말했다. 그 순간, 그녀의 얼굴이 환해졌다. 그녀는 입이 귀에 걸릴 듯이 함박웃음을 지었다. 문득 줄을 서 있는 고객들에게도 고객 의견에 대해 말해 주어야 겠다는 생각이 들었다. 나는 이렇게 말했다. "이 종업원은 정말로 미소가 예쁘지 않나요? 얼마나 서비스가 훌륭한지…… 게다가 멋진 미소까지!" 이제 사람들이 전부 웃고 있었다.

공교롭게도 그때 이 식당의 지배인이 나타났다. 나는 한창 신이 나 서 떠들고 있었고, 그만둘 생각이 없었다. 나는 고객 의견함에 적은 내용 을 지배인에게 이야기했다. 바로 그 종업원과 고객들이 보고 있는 앞에 서 말이다. 지배인도 갑자기 웃음을 터뜨렸다. 고객들 중 누구도 내가 행 렬의 흐름을 방해하고 있는 것에 신경 쓰는 것 같지 않았다. 이것은 작은 기적의 순간이었고, 모두들 거기에 참여했다. 그런 순간을 중단시키고 싶은 사람은 아무도 없었을 것이다.

지배인은 이따금 긍정적인 의견을 듣는 것은 굉장히 기쁜 일이라고 말했다. 고객 의견함이 언제 만들어졌는지는 모르지만, 그런 반응은 분명히 우리가 처음이었던 것 같았다. 노상 듣는 것이 불평뿐이라고 그녀가 말했다. 긍정적인 말을 듣는 것은 정말로 특별한 일이고, 특히나 이렇게 직접 듣는 것은 더욱 드문 일이라고 그녀는 덧붙였다.

아마 이전에도 틀림없이 많은 고객들이 이 식당의 서비스에 만족했겠지만, 그런 이야기를 해 주지는 않았을 것이다. 대부분의 사람들이 부정적인 이야기를 해야 할 때 비로소 의견을 말한다는 것이 웃기지 않는가? 근사한 식사를 했을 때 그저 감사하다는 말을 하기 위해 식당에 카드를 보내는 사람이 얼마나 될까? 하지만 얼마나 많은 사람들이 자신의 기대에 미치지 못하는 식사를 했을 때 불평을 하는가?

긍정적인 피드백이 없다면, 사람들은 자신이 얼마나 대단한 일을 하고 있으며 자신의 직업이 다른 사람들에게 얼마나 훌륭한 선물인지를 알아차리지 못한다. 우리는 그들에게서 이런 즐거움을 박탈하고 있는 셈이다. 그들에게 그런 이야기를 해 주는 것은 우리들의 몫이다.

나는 너무나 많은 경우에 불평하는 사람들의 목소리가 제일 크다는 이야기를 줄곧 해 왔다. 너무나 자주 다수에게 맞추어 상황이 바뀌었던 이유는 불평하는 사람들이 시끄럽게 수선을 떨기 때문이다. 이제 우리가 세상에 더 많은 감사를 보여 주기 시작할 때다. 좋은 일에 대해서는 수선을 피우자. 감사의 말이 가장 큰 목소리를 내게 함으로써 상황이 개선되도록 하자. 다른 사람들을 위해 정말로 좋은 말을 하거나 행동을 하기 위해 한층 더 노력한다면 다른 사람의 삶은 물론이고 우리 자신의 삶에도 엄청난 영향을 미칠 수 있을 것 같다. 성가신 일이 있을 때에만 비로소 의견을 말하려고 기다리지 마라.

게다가 다른 사람들을 위해 친절을 베풀 때 얼마나 기분이 좋아지는지 아는가? 그 식당에서 그런 대화를 나눈 후에 나는 세상의 꼭대기에 앉은 듯이 우쭐한 기분을 느꼈다. 놀랍지 않은가? 그저 친절을 베푸는 단순한 행동 한 가지로 나의 기분과 엘리자베스의 기분, 세상에 대한 우리의 경험이 확 바뀌었을 뿐 아니라, 그 종업원과 지배인, 그리고 줄을 서 기다리던 모든 사람들에게도 기분 좋은 감동을 줄 수 있었던 것이다.

친절
던지기

칼 메닝거 Karl Menninger 는 "사랑은 사람들을 치유한다. 사랑을 주는 사람과 받는 사람 모두를 치유한다."라고 말했다.

나는 '친절 던지기'를 좋아한다. 번화한 거리를 걸어가면서 슬퍼 보이는 사람을 보면, 나는 그를 향해 작은 친절 공을 던져 주는 것을 상상한다. 공이 허공을 가로질러 그들에게 날아가는 것을 이미지화하는 것이다. 나는 보통 마치 사람들에게 친절 공을 튀기듯이 짐짓 손가락을 튀기는 시늉을 한다.

이따금 나는 꽤 독창적인 구석이 있다. 보통 나는 그 순간에 내키는 대로 친절 공에 색깔을 입힌다. 또한 그 사람이 필요로 할 것 같은 성질의 공을 던져 준다. 그러다 보니 때로는 친절 대신에 행복을 던져 주기도 하고, 때에 따라서 성취나 사랑, 기쁨, 용서를 던져 주기도 한다. 그 사람을 보고 처음 떠오르는 성질의 공을 던지는 것이다.

때로는 작은 공을 던지는 것으로 그치지 않는다. 공을 잡아 늘여서 동시에 몇 사람에게 주기도 한다. 때로는 커다란 공을 작은 조각으로 쪼개서 사람들에게 뿌리기도 한다. 어떤 때는 거리에 공을 굴려 보내 공이 사람들의 행렬 전체를 빠르게 지나가는 것을 지켜보기도 한다.

때때로 웃기는 일이 일어난다. 내가 뭔가를 던져 줄 때 사람들은 나를 보고 미소 짓는다. 슬프거나 감정적으로 보이던 사람들이 갑자기 달라 보이는 경우가 여러 번 있었다. 그러면 그 무렵에 우리 사이에 뭔가를 주고받은 것이 있었고, 그 사람이 실제로 자신에게 도움이 되는 뭔가를 받았다는 생각을 하게 된다.

하지만 그런 일은 항상 나에게도 도움이 된다. 이른바 남에게 베푼 대로 돌려받는다. 친절을 베풀 때 우리는 베풀 친절을 가지고 있음을 알아차리는 상태에 이르게 된다.

셰익스피어는 『로미오와 줄리엣』에서 이렇게 썼다.

나의 하사품은 바다처럼 가없고
내 사랑은 바다처럼 깊어
내가 당신에게 많이 줄수록 나는 더욱 많이 갖게 되나니
둘은 무한하기 때문이다.

사랑은 무한하다. 어떤 형태로든 사랑을 베풀면 그 보답으로 뭔가를 받는다. 친절, 동정, 기쁨 또는 당신이 내뿜는 어떤 가치든 간에, 그것을

의식하는 순간 그것은 먼저 당신의 심장을 관통하며 당신의 영혼을 빛나게 한다. 그것이 당신을 기쁘게 하는 이유가 여기에 있다. 당신이 기쁠 때 치유가 시작된다.

게다가 친절은 또한 실용적이기까지 하다. 다른 사람들을 위해 친절을 베푸는 것은 우리 자신에게도 도움이 된다. 자선 단체에 가입하는 것은 도움을 받는 사람들의 삶에 중대한 영향을 미친다. 하지만 자선 활동에 전념하는 행위는 그 자체로 엄청난 치유 효과가 있다. 그런 일은 치유력이 있어서 종종 우리 자신의 고통을 없애 준다. 고통을 호소하던 마음속 이야기는 점차 "내가 어떻게 받을 수 있을까?"에서 "내가 어떻게 줄 수 있을까?"로 바뀐다.

많은 사람들이 자선 활동을 시작함으로써 우울증을 극복할 수 있었다. 오래 전에 패치 애덤스^{Patch Adams}라는 의사가 같은 이름의 영화에서 인기 몰이를 한 적이 있다. 이 영화의 주연으로 패치 역할을 맡은 로빈 윌리엄스가 내 친구 마거릿 맥캐시에게 이런 조언을 했다. "나가서 봉사를 하세요. 그러면 우울증이 싹 달아날 걸요." 그녀는 그렇게 했고, 그러자 정말로 우울증이 사라졌다.

나는 이와 같은 정신적, 정서적 치유가 일어난다는 사실을 정말로 믿고 있다. 의식적으로 세상에 더 많은 사랑을 베풀수록, 우리는 더 많이 자신을 치유하게 된다. 치유를 뜻하는 'heal'이라는 단어는 '온전하게 만드는 것'이라는 의미의 고대 영어 단어 'haelen'에서 온 것이다. 사랑을 베풀 때, 우리는 자신을 온전하게 만든다.

자신을 바꾸면
세상이 바뀐다

나는 종종 사람과 소리굽쇠 사이의 유사성에 대해 이야기해 왔다. 우리가 소리굽쇠를 때리면 다른 물건이 진동하기 시작한다. 우리가 기분이 나쁠 때는 마치 소리굽쇠처럼 우리 주변에 침울한 기분을 퍼뜨린다. 사람들은 우리가 행동하듯이 행동하기 시작한다. 물론 우리가 행복을 느낄 때도 같은 일이 일어난다. 우리가 행복하면 우리 주변에도 행복을 퍼뜨린다.

우리는 어디서나 정신적, 정서적 진동을 내보내는 것 같다. 신경 과학은 이런 현상을 규명하는 데 관심을 가지기 시작했다. 우리는 무의식적으로 다른 사람들의 기분을 인식하고 있으며, 거울 뉴런은 그것을 우리 자신에게 재연한다.

이와 같은 진동을 색이라고 생각해 보라. 우리는 어느 날은 빨간색을 내보내고 다른 날은 황금색을 내보냈을 것이다. 사람마다 대부분의 시간에 곧잘 가지고 있는 자신의 평균적인 상태를 나타내는 색이 있는 것 같다. 더 많이 사랑을 베풀수록 우리의 색은 사랑스러운 색채를 띠게 된다.

과학은 상호 연결된 세상, 즉 당신과 내가 깊은 수준에서 연결되어 있는 세상의 그림을 그리고 있다고 다른 책에서 쓴 적이 있다. 칼 융은 이것을 '집단 무의식^{collective unconscious}'이라 일컫고, 모든 사람들을 연결하고 있는 집합 의식^{collective consciousness}이라고 설명했다. 우리는 저마다 무의식을 가지고 있는데, 그것이 집단의 구성원들 사이에 공유된다는 것이

다. 따라서 마치 모든 사람들의 컴퓨터가 인터넷으로 연결되어 있는 것
과 마찬가지로, 어떤 면에서 우리는 서로 연결되어 있다.

　나는 또한 이런 연결을 설명하기 위해 거미줄 비유를 사용했지만,
그것은 지성의 거미줄이다. 또 여기서 재미있는 것은 거미줄의 색깔을
바꾸는 것이다. 즉 우리가 해야 할 일은 오직 자기 자신을 바꾸는 것이
다. 그러면 우리의 진동이 거미줄 가닥을 따라 파문을 일으킬 것이다. 따
라서 이 세상에서 더 많은 사랑을 보고자 한다면, 우리는 자신을 사랑하
는 것에서부터 시작해야 한다. 이 세상에 더 많은 평화가 깃들기를 바란
다면, 우리 스스로 내면에서부터 더욱 평화로워지는 것에서 시작해야
한다. 달라이 라마는 이렇게 말했다.

　국가 지도자들, 혹은 특별한 직무를 수행하도록 선출되거나 지명된 사람
들만 책임이 있는 것이 아니다. 우리 각자에게 책임이 있다. 예를 들어 평화는
우리 각자의 내면에서 시작된다. 우리가 내면의 평화를 지니고 있을 때, 우리
는 주변 사람들과 함께 평화로울 수 있다.

괴로워하는 것도 괜찮다

　나는 사람들을 행복으로부터 멀어지게
만드는 한 가지는 '해야 한다'라는 말이라는 사실을 알았다. 우리는 이런
저런 일을 해야 한다거나 뭔가 다른 일을 해야 한다고 생각한다. 더 괴로
운 것은 우리 자신이 뭔가 달라야 한다고 생각하는 것이다. 하지만 나는

우리가 자신을 사랑할 때, 즉 "있는 그대로의 내가 되어도 괜찮아!"라고 말할 때, 행복과 평화를 느끼고 치유를 경험하게 된다고 생각한다.

만약 당신이 지금 괴로워하고 있다면, 그것도 괜찮다. 그래서는 안 된다는 생각으로 자신을 괴롭히지 마라. 만약 당신이 지금 행복하지 않다면, 반드시 행복해야 한다는 생각으로 자신을 학대하지 마라. 자기 계발서를 읽는 사람들은 흔히 자신이 충분한 견식을 가지지 못했다거나 다정하고 평온하지 못하다고 생각한다. 그러고는 자신이 하는 모든 부정적인 일을 비난하고, 심지어 온갖 부정적인 생각을 하는 것에 대해 자신을 학대한다. 나는 이것이 사실이라는 것을 알고 있다. 왜냐하면 아직도 이따금 그런 일을 하고 있으니까. 하지만 괜찮다. 모든 것이 성장의 일부니까. 누구나 그럴 수 있다. 하지만 그 시간에 당신 자신을 위해 기운을 내라.

나의 친한 친구 스티븐 멀허른은 스코틀랜드의 브리고 오 터크^{Brig o' Turk}에 있는 렌드릭 로지^{Lendrick Lodge}라는 수련원을 운영하고 있는데, 굉장한 유머 감각의 소유자다. 한번은 그가 새로운 영양 식단에 집착하는 한 친구에 대한 이야기를 해서 배꼽이 빠지게 웃은 적이 있다. 스티븐의 친구가 머리를 가로저으면서 마치 살인 행위라도 털어놓듯이 몹시 근엄하고 침통한 목소리로 이렇게 말하더라는 것이었다. "내가 고치지 못한 나쁜 버릇이 딱 한 가지 있는데, 바로 우유를 먹는다는 거지."

스티븐이 나에게 이 모든 이야기를 묘사하는 방식이 너무나 웃겼다. 그는 그런 재주가 있는 사람이었다. 하지만 그 이야기를 듣고 나는 우리가 얼마나 자기 자신에 대해 가차 없이 혹평을 하는지에 대해 생각하게 되었다. 사실 다른 사람들은 우리를 비평할 필요조차 없다. 우리 스스로가 그 일을 너무나 잘하고 있기 때문이다.

하지만 이제 '있는 그대로의 내가 되어도 괜찮다. 즉 지금 당장 완벽하거나 완치되거나 모든 것을 다 알아야 할 필요는 없다. 그냥 지금 이대로의 내가 될 필요가 있다'는 사실을 받아들여야 할 때다. 우리는 온전함을 향해 나아가고 있다. 이것이 우리 자신을 위한 사랑이다. 여기서부터 내면의 평화가 자라나게 된다.

1946년 노벨문학상 수상자인 헤르만 헤세는 이렇게 썼다.

잘 알다시피 당신의 내면 깊은 곳에는 단 하나의 마법, 단 하나의 힘, 단 하나의 구원이 있다. 그것은 바로 사랑이다. 그러니 당신의 고통마저 사랑하라. 고통에 저항하지도 말고, 고통으로부터 달아나지도 마라. 고통을 주는 것은 다름 아닌 당신의 저항이다.

지금 이 순간의 우리 자신과 화해할 때, 우리는 비로소 자기 자신을 사랑하게 된다. 우리 자신으로부터 달아나지 않는 이 지점에서 비로소 진정한 치유가 이루어질 수 있다.

하루가 끝날 무렵에는 우리 자신을 위한 사랑이든, 남을 위한 사랑이든, 어떤 형태든 간에 사랑이 특효약이다. 그런 까닭에 나는 훈훈한 담소로 이 책을 마무리하고 싶다. 이 글의 출처를 찾을 수는 없지만 이 글을 쓴 사람에게 감사드린다.

한 현명한 의사가 나에게 이런 말을 했다. "지난 30년 동안 의사로서 수많은 약을 처방해 왔지만, 결국 인간을 가장 아프게 하는 것이 무엇인지 알아냈소. 최고의 치료약은 사랑입니다."

내가 물었다. "그게 듣지 않으면요?"

그러자 그가 이렇게 대답했다. "용량을 두 배로 늘리시오."

참으로 정곡을 찌르는 명언이다.

부록

바다를 여행하는 사람은
바다가 물로 구성되어 있다기보다는
파도로 구성되어 있다는 느낌을
더욱 생생하게 갖게 된다.

– 아서 S. 에딩턴 Arthur S. Eddington

양자장
치유법

나는 한때 세계 굴지의 제약 회사에서 연구원으로 근무하다가 1999년에 사직했다. 그 무렵에 나는 어떻게 마음으로 치료가 이루어질 수 있는지, 그 불가사의에 매료되어 있었다. 나는 수년간 이미지힐링에 심취하여 틈틈이 마음이 물질을 지배하는 힘에 대해 연구했으며, 수많은 영적인 글을 읽었다. 과학적 지식을 배경으로 하여 플라세보 효과에 대해 이해함으로써 나는 마음이 생물학적 작용에 엄청난 영향을 미친다는 사실을 알게 되었다. 하지만 어떤 사고의 단계가 생물학적 작용에 영향을 줄 수 있는지 알고 싶었다. 생각이라는 것이 뉴런들의 가지 사이에서 상호 작용하는 힘인가? 생각이 분자를 그 주변으로 이동시키는 것인가?

나는 대학에서 양자 과학 몇 과목에서 아주 우수한 성적을 받았으며, 그 후 독학으로 더 많은 것에 대해 공부했다. 나는 생각이 뇌에서 화학 물질 사이의 상호 작용과 동떨어져서 일어난다고는 믿지 않았으며, 지금도 마찬가지다. 물론 화학적 변화 때문에 우리가 어떻게 생각하고 어떻게 느끼는지가 달라질 수 있지만, 실제로 생각은 우리 자신의 것이다. 또 생각은 화학물질과는 무관하게 일어나는 것 같다.

과학자들은 화학적 변화가 마음을 바꿀 수 있기 때문에 생각은 화학 작용의 결과라고 말한다. 하지만 최근에는 생각이 또한 화학적 변화의 원인이 되기도 하는 것으로 알려졌다. 그렇다면 생각이 먼저인가, 화학 작용이 먼저인가? 생각과 화학 작용은 서로 영향을 미치지만, 둘 중 한 가지가 우선되어야 한다. 아주 작은 입자가 생성되는 단계에서 나는 근본적으로 생각이 우선이며, 생각이 실체의 핵심에 영향을 미친다고 확신한다.

신체 내부를 살펴보면 세포들을 볼 수 있다. 세포 내부를 살펴보면 분자들을 볼 수 있다. DNA는 분자의 일종이다. DNA가 무엇으로 이루어져 있는지를 살펴보면, DNA는 원자들로 이루어져 있다는 것을 알 수 있다. 하지만 원자 내부를 살펴보면 원자는 거의 빈 공간이다. 대부분의 사람들은 원자가 양성자, 중성자, 전자 및 아원자 입자(실제로 매우 많은 입자들이 있다)로 구성된 것으로 알고 있지만, 우리는 이들 입자들이 무엇처럼 보이는지, 또 어떻게 멀리 떨어져 있는 것처럼 보이는지에 대해 알지 못한다. 만약 양성자가 포도알 굵기라면, 전자는 머리카락 두께보다 더 가늘며 양성자로부터 약 3.2킬로미터나 떨어져 있다. 이처럼 원자 내부의 양성자와 전자 사이에는 많은 공간이 있다. 우리의 신체는 원자들로 이루어져 있다. 이런 '양자' 수준에서 보면, 실체는 거의 빈 공간이다. 그러므로 우리라는 존재는 거의 텅 빈 공간인 셈이다.

더욱 불가사의한 것은 아원자 입자(양성자, 중성자, 전자 등)는 고체의 구(球)가 아니므로 전혀 입자가 아니라는 사실이다. 아원자 입자는 에너지의 진동이다. 양자 물리학계의 최근 연구에서 아원자 입자가 실제로 아주 미세한 진동의 끈이라는 사실이 밝혀졌다. 어떤 끈이 일정한 속도로 진동함에 따라 계측기는 어떤 입자(예를 들어 양성자)가 진동하는지를 탐지할 수 있다. 만약 입자가 서로 다른 속도로 진동하거나 두 가지 진동이 상호 작용을 한다면, 우리는 다른 입자(예를 들어 전자)를 탐지할 수 있다. 한 가지 진동이 빨간색 입자를 발생하고, 다른 속도로 진동하는 다른 진동이 파란색 입자를 발생하는 것으로 생각해 보라.

요컨대 실체는 고정된 것이 아니라 에너지의 진동들로 이루어진다. 과학자들은 이런 진동들이 종종 '양자장'이라고 불리는 큰 에너지 장에서 발생된다고 믿는다. 그러므로 원자를 구성하고, 분자를 구성하고, 세포를 구성하며, 인간(그리고 질병)을 구성하는 아원자 입자들은 모두 양자장에서 나온 것이다.

내가 알기에는 궁극적으로 마음은 실체의 그림을 만들어 내는 도구이기에 물질이 생성되는 단계에서 마음은 물질과 연결되어 있다. 실제로 에너지의 진동이 존재하는 곳에서만 마음이 우리로 하여금 물질을 볼 수 있게 했다. 나는 우리가 마음을 그 수준에 맞출 수 있다면 우리의 생각이 보다 더 강력해질 수 있을 것이라는 결론을 내리게 되었다. 우리는 의식적으로 자신의 현실을 구체화함으로써 질병을 몰아낼 수 있다.

나는 우리의 잠재의식적인 사고는 항상 이 단계에서 상호 작용하지만, 실체에 대한 많은 믿음과 가정이 의식적인 사고의 특성을 왜곡한다고 믿는다. 그 이유는 치유 결과의 관점에서 보면, 우리가 무언가를 얻을 준비가 되어 있는 경우에만, 즉 우리가 믿음을 가지거나 어떤 일이 가능하다거나 일어날 거라고 믿을 때만(예를 들면 플라세보 효과) 치유 효과를 얻을 수 있기 때문이다. 우리는 과거의 믿음과 가정을 뛰어넘어 우리 자신을 온전히 자신의 잠재의식과 본성의 더 깊은 단계에 맞추었다.

나는 신앙심이 매우 큰 힘을 가지고 있으며, 이 신앙심이 신비론자나 위대한 영적 지도자들이 행했던 기적을 설명할 수 있을 거라고 생각한다. 그들은 지식과 깨달음, 즉 의식 수준, 사고의 단계에서 통상적인 믿음과 가정이 잘 정립되어 있으므로 보통 사람들보다 훨씬 더 강력한 영향력을 가지는 것이다.

제약 업계를 떠나고 몇 년 후, 나는 누구나 사용할 수 있는 효과적인 이미지힐링 방법을 고안하길 원했다. 즉 누구나 금방 떠올릴 수 있고 우리의 믿음과 가정을 뛰어넘어 상징적으로 마음을 실체의 핵심에 맞추는 이미지힐링을 찾고자 했다. 나는 2001년 어느 날 밤 마음속에 일련의 이미지를 떠올리며 꼬박 밤을 새웠다. 나는 이 이미지를 기록했는데, 이것이 바로 내가 양자장 치유Quantum Field Healing, QFH라고 명명한 것이 되었다.

양자장 치유는 상징적으로 가벼운 병이나 심각한 질병의 원인 단계에 작용한다. 이것의 주요 원리는 가벼운 병이나 심각한 질병을 물리적으로 보는 것이 아니라, 그 병이 생기는 양자장 내의 에너지 파동(또는 진동)으로 본다. 곧 질병을 물리적인 것으로 보기보다는, 고요한 연못에 돌을 던지면 파문이 일어나듯이 변화할 수 있는 에너지 진동의 형태로 보는 것이다. 양자장 치유에서 연못에 던진 돌은 생각을 말한다.

양자장 치유법

당신이 특정 질병(가벼운 병이나 심각한 질병, 통증 등)에 걸려 있다고 하자. 뼈나 근육, 살, 힘줄, 관절을 볼 수 있도록 신체 내부에 카메라를 설치한 것처럼 신체 일부나 기관을 이미지화하라. 그런 다음 신체 내부로 들어간다고 상상해 보라. 이제 세포가 무엇으로 이루어져 있는지 보일 때까지 신체 내부로 들어가 보자. 그런 다음 단백질과 효소, 그리고 DNA 내부가 보일 때까지 들어가 보자. DNA 내부로 들어가서 원자가 무엇으로 이루어져 있는지 보라. 원자 하나를 골라 원자 내부로 들어가 보자. 아원자 입자들, 즉 양성자, 중성자, 전자 등을 보자. 이 아원자 입자들을 밤하늘의 별들로 상상해 보라.

양자장은 구름으로부터 빗방울이 응축되는 것과 같은 유사한 방식으로 입자들이 응축되는 에너지 장이다. 이들 입자들의 일생은 양자장에서 시작된다. 그러니 입자들 내부로 들어가는 것을 상상하기보다는 입자들의 근원인 양자장 자체로 들어가 보자.

양자장을 완벽한 고요가 깃든 깊숙한 공간 내의 한 장소로 상상해 보라. 당신이 원하는 어떤 방식으로든 양자장을 상상해 보라. 이른 아침 고요한 연못이나 호수처럼 양자장을 아주 고요한 에너지의 호수로 상상해 보면 도움이 될 것이다.

이제 질병의 파동(진동)을 상상한 다음, 마음속으로 질병을 제거하고, 그리고 상징적으로 그 질병을 제거하는 것을 차례로 상상해 보라.

마음속으로 '어떤 질병의 파동(진동)을 내게 보여 달라'고 말하라. 병명을 알고 있다면 병명을 말하라. 그렇지 않으면 '그 병'이라고 불러도 좋다. 질병의 파동을 상징적으로 보여 달라고 당신의 잠재의식에 부탁하라. 마음에 느껴지는 어떤 방식으로든 그 질병의 파동을 보라. 나는 보통 질병의 파동을 폭풍우 치는 바다로 본다.

마음속으로 '사라져라!' 하고 자신 있게 말하고 질병의 파동이 부서지고 사라지는 것을 눈여겨보라. 당신은 지금 당신의 완벽하게 고요한 곳으로 되돌아가서 질병을 소멸시킨 것이다.

그런 다음 그곳에 새로운 파동이 일어나게 하라. 고요한 호수에 당신의 의도를 나타내는 빛의 조약돌을 던지는 것을 상상해 보라. 그 조약돌은 마음속에 떠오르는 대로 흰색이나 다른 어떤 색깔이라도 좋다. 양자장 치유를 통해 이르게 되는 가장 높은 차원의 깨어 있는 상태에서 당신은 어떤 색깔이나 상징을 볼 수도 있다. 나는 한두 차례 얼굴을 본 적이 있다. 당신은 조약돌을 당신 마음대로 상상할 수 있다. 즉 보통 당신이 바라는 것이나 특별히 바라는 것으로 생각할 수 있다. 나의 의도로는 때때로 '완벽한 건강'이나 '치유'를 사용하는데, 항상 한두 가지 특별한 덕목을 추가한다. 예를 들어 나는 가끔 평화의 조약돌, 사랑의 조약돌, 열정의 조약돌, 친절의 조약돌, 용서의 조약돌 등 감정이나 행동 덕목의 조약돌을 추가하여 질병과 관련된 것을 보거나 느끼려고 하고, 질병에 도움 되는 생각을 하려고 한다.

에너지 호수에 첫 번째 조약돌을 던지는 것을 상상해 보라. 어떤 소리가 들리는지 살펴보라. 첨벙거리는 소리가 들리는가? 나는 종종 내 마음속에 '평화'의 조약돌이 '핑' 또는 '옴' 소리를 내는 것을 느낀다.

조약돌이 조그맣게 첨벙거리는 소리를 내는 것에 주의를 기울여 보라. 그리고 당신이 선택한 색깔의 빛이 에너지 호수 바깥쪽으로 퍼져 가는 것을 보라. 이런 것이 '완벽한 건강'이나 '평화', 또는 무엇이든 당신의 의도가 만들어 내는 파동이다.

이제 호수에 조약돌을 던지고 똑같은 과정을 관찰하라. 당신 마음대로 몇 개의 조약돌을 추가할 수도 있고, 같은 의도로 몇 개의 조약돌을 추가하면서 많든 적든 원하는 만큼 시간을 추가할 수도 있다. 나는 대체로 한 번에 두세 개의 조약돌을 추가하면 충분하다는 것을 깨달았다. 하지만 그 일을 얼마나 자주 하는가는 당신에게 달려 있다.

이제 당신은 질병의 파동을 제거하고 그 대신에 건강의 파동으로 대체하게 되었다. 기술적으로는 치료가 완료되었지만 말하자면 나는 그 일을 더 완벽하게 하려고 한다. 사물의 실체가 다른 것은 그 근원에서 파동이 서로 다르기 때문이라는 점을 알아차리고, 지금 우리는 천천히 출발한 원점으로 되돌아가는 것이다. 이것이 치유가 이루어질 수 있다는 당신의 믿음을 더욱 확고하게 만든다.

양자장에서 나와서 아원자 입자들을 본다고 상상해 보라. 마음속으로 '치유됐다는 것을 보여주세요.'라고 말하라. 그렇게 함으로써 당신은 치료가 완료되었다는 확신을 하게 될 것이다. 전과는 약간 다른 것을 상상해 보라. 예를 들면 입자들이 밤하늘에 별처럼 하얗지 않고 당신이 추가한 빛의 조약돌 색깔을 띠고 있다고 상상해 보라. 이런 식으로 빛의 조약돌은 현재 치유된 몸을 구성하는 입자들이다. 당신은 그 입자들이 희미하게 반짝이거나 빛의 담요가 북극광처럼 온 하늘에 잔물결을 일으키는 것을 보고 싶을지도 모른다.

이제 원자 수준으로 들어가 보자. 마음속으로 이렇게 말하라. '치유됐다는 것을 보여주세요.' 원자들이 당신이 추가한 빛의 조약돌 색깔을 띠고 있는 것을 보라. 원한다면 원자들이 희미하게 반짝이거나 이리저리 움직이는 것도 볼 수 있을 것이다.

DNA로 들어가서 이렇게 말하라. '치유됐다는 것을 보여주세요.' 이번에도 DNA가 당신이 추가한 빛의 조약돌 색깔로 희미하게 반짝이는 것을 보라. 어쩌면 치유 유전자가 매우 밝게 빛나는 것을 볼 수도 있다.

세포로 들어가서 이렇게 말하라. '치유됐다는 것을 보여주세요.' 세포들이 당신이 추가한 빛의 조약돌 색깔로 희미하게 반짝이는 것을 보라.

이제 실제로 신체 부위로 들어가서 이렇게 말하라. '치유됐다는 것을 보여주세요.' 이번에도 그 신체 부위가 당신이 선택한 색깔로 희미하게 반짝이는 것을 보라. 하지만 반드시 모든 단계에서 반짝이는 색깔을 볼 필요는 없다. 어떻게든 변화를 상상해 보라. 당신이 근육을 구부리듯이 원자나 DNA가 구부러지는 것을 상상해 보라. 당신의 세포들이 새 생명으로 호흡하듯이 똑같이 하는 것을 상상해 보라.

원한다면 이 단계에서 종양이 녹아내리고 바이러스가 사라지고 기관과 조직이 재생하는 등 질병이 근절되는 것을 이미지화할 수도 있다. 「부록 2」에 소개된 적절한 이미지힐링을 추가하거나 당신만의 치유 장면을 만들어 낼 수도 있다. 이 단계에서 이미지힐링을 추가하는 것이 반드시 필요한 것은 아니지만, 완치가 이루어지는 증거를 가시적으로 지켜보고 있는 것처럼 그렇게 하고 싶어 하는 사람들도 있다.

이제 당신의 몸 전체를 보면서 이렇게 말하라. '치유됐다는 것을 보여주세요.' 그런 다음 당신의 온몸이 당신이 선택한 색깔로 둘러싸여 있는 것을 보라. 당신은 완벽하게 건강한 상태에서 몸을 구부리는 것을 볼 수 있다.

마지막으로 마음속으로 이렇게 말하라. '고맙습니다. 몸이 치유되었습니다. 치유되었습니다.' 몇 차례 심호흡을 하고 눈을 떠라. 당신은 이미 치유가 됐다!

양자장 치유의 독보적인 장점 중 한 가지는 이 치유법이 당신의 의식을 확장한다는 것이다. 당신이 원자 안으로 들어가서 아원자 입자들이 희미하게 깜박거리는 밤하늘을 보는 순간, 의식이 확장되는 기분이 들 것이다. 이것은 몸의 한계와 믿음과 태도의 한계를 초월하는 것을 상징하는 것으로, 당신을 더 높은 의식 수준, 즉 알아차림의 경지로 끌어올린다. 당신은 또한 양자장 치유를 적용하여 마음속 깊이 자리 잡은 태도와 믿음을 바꾸거나 더 이상 경험하고 싶지 않은 오래된 감정을 제거할 수도 있다. 마음속으로 태도나 믿음, 감정의 파동(혹은 진동) 보기를 요구할 수도 있고, 같은 방법으로 그런 것을 소멸시킬 수도 있다. 그런 다음 당신이 갖고 싶은 새로운 태도나 믿음, 감정을 추가하라. 이 기법을 요약하면 다음과 같다.

① 병든 신체 부위를 이미지화하라.

② 신체 내부로 들어가서 세포들을 보라.

③ 내부로 들어가서 DNA를 보라.

④ 내부로 들어가서 원자들을 보라.

⑤ 내부로 들어가서 아원자 입자들을 보라.

⑥ 원천으로 가라. 완벽한 고요가 깃든 장소인 양자장에 있는 당신 자신을 상상하라.

⑦ "어떤 것(가령 가벼운 병이나 심각한 질병, 통증 등)의 파동을 보여주세요."라고 말하고 이런 파동을 폭풍 속의 바다로 상상하라.

⑧ "사라져라!" 하고 힘차게 외치고 질병의 파동이 부서지고 사라지는 것을 눈여겨보라.

⑨ "어떤 것(가령 완벽한 건강, 치유, 용서, 평화 등)의 파동을 보여주세요."라고 말하고, 마음에 떠오르는 어떤 색이든 밝은 빛의 조약돌을 상상하라. 고요한 호수에 조약돌을 던질 때처럼, 조용한 곳에 조약돌을 던져서 바깥쪽으로 파문이 퍼져 가는 것을 보라. 하나 혹은 몇 개의 조약돌을 더 던져 보라.

⑩ 아원자 입자로 들어가서 이렇게 말하라. "치유됐다는 것을 보여주세요." 아원자 입자들이 당신이 선택한 조약돌의 색깔을 띠거나 다른 식으로 변화하는 것을 보라(예를 들어 북극광처럼 희미하게 반짝이는 하늘).

⑪ 원자로 들어가서 이렇게 말하라. "치유됐다는 것을 보여주세요." 이번에도 색깔이나 어떤 반짝거림이나 움직임이 변화하는 것을 보라.

⑫ DNA로 들어가서 이렇게 말하라. "치유됐다는 것을 보여주세요." 그리고 색깔의 변화를 보라.

⑬ 세포로 들어가서 이렇게 말하라. "치유됐다는 것을 보여주세요." 그리고 색깔의 변화를 보라.

⑭ 원한다면 치유 장면을 눈여겨보라.

⑮ 신체 부위로 들어가서 이렇게 말하라. "치유됐다는 것을 보여주세요." 그리고 변화를 보라.

⑯ 온몸으로 들어가서 이렇게 말하라. "치유됐다는 것을 보여주세요." 그리고 당신이 선택한 색깔로 둘러싸여, 완벽하게 건강한 상태에서 몸을 구부리는 것을 보라.

⑰ 이렇게 말하라. "고맙습니다. 몸이 치유되었습니다. 치유되었습니다."

전체 과정이 단 5분 만에 끝나도록 하라. 단 중요하다고 생각되는 부분에 좀 더 오래 머물러도 좋다. 예를 들어 숨을 내쉴 때마다 평화의 조약돌을 상상할 수도 있다.

어떤 치유 장면에서는 치유의 조약돌이나 완벽한 건강의 조약돌, 용서의 조약돌을 몇 분간 추가해서 치유 시간의 대부분을 그 단계에 씀으로써 그 치유의 특성이 양자장에 깊이 각인되도록 할 필요가 있다고 느낄 수도 있다.

언젠가 당신이 이미지힐링의 전문가가 되어 마음의 힘에 대한 강한 믿음을 갖게 되면, 눈 깜짝할 사이에 양자장으로 곧장 들어가 질병을 소멸시킬 수 있게 될 것이다.

다음은 성공적으로 양자장 치유를 사용한 사람들의 실화다.

❈ 헤일리Hayley의 이야기

집에 도착해서 나는 우리 집에 방문한 시댁 식구들과 남편에게 워크숍에 대해 이야기하는 중에 이미지힐링에 대해 언급하게 되었다. 나는 갑상샘 기능항진증에 걸려 있었으므로 작은 갑상샘종을 가지고 있었다. 그다지 눈에 띄는 정도는 아니었지만, 나로서는 그 부분이 이 병을 상기시켜 주는 매우 강력한 시각적 요인이었다. 가족들에게 이미지힐링에 대해 이야기하면서, 나는 무의식적으로 손을 들어 갑상샘종을 만지작거렸다. 내가 갑상샘종에 대해 생각하거나 이야기할 때면 곧잘 하는 버릇이었다.

그런데 갑상샘종이 없었다! 문득 손동작을 의식하게 되었는데 무의식적인 접촉으로 기대했던 결과를 얻지 못했기 때문이었다. 갑상샘종이 만져지지 않았다. 나는 멈칫했다. 아주 조그마한 종기라도 만져지는지 보려고 목 뒤쪽으로 손을 가져가 쓰다듬어 보았다.

이미지힐링을 하는 동안 나는 갑상샘종이 나의 기관지를 둘러싼 부풀어 오른 분홍색 살덩어리에서 쭈글쭈글해진 회색의 하찮은 것으로 오그라드는 것을 보았다. 그런데 내가 집에 도착했을 때 바로 그런 일이 일어난 것이다.

나는 남편과 시댁 식구들, 그리고 나 자신을 한꺼번에 소스라치게 놀라게 한 것이다. 그들도 그 종기가 변한 것을 볼 수 있었는데 시댁 식구들은 상당히 의심 많은 사람들이었다.

참으로 이상한 일이지만 리젠트 칼리지(런던 워크숍 장소)에서 이미지힐링을 할 때 마지막 순간에 나는 감기 기운을 느꼈다. 대단한 것이 아니라 약간 헛기침이 나는 정도였지만, 목의 갑상샘 아래쪽이 몹시 간지러웠다. 다른 사람들에게 폐를 끼치고 싶지 않았거니와 이미지힐링에 집중하고 싶었기 때문에 어떻게든 참아 보려고 애를 썼지만, 잠시 방심하는 사이에 결국 기침을 하고 말았다. 기침을 하면서 아주 기묘한 생각이 들었는데, 내가 (상징적으로) 갑상샘종을 기침으로 내뱉고 있는 것이었다. 지금 생각해 보니 그렇게 했던 것 같다.

나는 또한 갑상샘 기능을 원활하게 유지하기 위해 나의 이미지힐링에 약간의 변화를 줄 필요가 있다는 사실을 알아차렸다. 그래서 이제 나는 갑상샘을 조용히 타오르는, 아주 차분한 녹색의 아름답고 건강한 존재로 보고 있다.

❀ 폴린Pauline의 이야기

나는 데이비드의 워크숍에 참석했다. 우리는 양자장 치유와 DNA 이미지힐링을 했다. 나는 내 딸 클로에에게 원격 치유를 했다. 딸애는 당시 네 살이었는데 수일 전에 천식 진단을 받고, 항생제와 스테로이드, 흡입기 처방을 받았다.

치유 장면을 이미지화하고 있을 때, 나는 실제로 치유의 에너지가 클로에에게 전달되는 것을 느끼고 흥분했다. 그 장면은 아주 선명했다. 나는 딸애의 DNA 색깔과 모양이 노란색이 되었다가 밝은 녹색으로 바뛰는 것을 보고 느낄 수 있었다.

다음날 아침 나는 여느 때처럼 클로에의 키스로 잠에서 깨어났는데, 딸애는 거의 곧바로 내게 "감기와 천식이 나아서 더 이상 흡입기가 필요 없어요."라고 말했다. 딸애는 내가 자기에게 치유의 에너지를 보내고 있다는 사실을 모르고 있었다. 그날(이 글을 쓸 당시에 3년 전) 이후로 딸애는 한 번도 스테로이드나 흡입기를 사용하지 않았고, 그런 것이 필요 없게 되었다.

이것은 놀라운 일이었고, 그때부터 나는 이 방법을 다른 사람들과 함께 사용해 왔다. 내가 클로에에게 치유의 에너지를 보낼 때만큼 그렇게 강하게 느낀 적은 없지만, 치유를 받는 사람은 어떻게든 가장 건강한 상태로 변화하게 된다는 것을 알고 있다.

🏵 루스^{Ruth}의 이야기

내 친구 루스는 데이비드의 워크숍에 참석했다. 그녀는 양자장 치유에 깊은 인상을 받고, 눈 밑에 있는 사마귀를 제거하기 위해 그 방법을 사용하기 시작했다. 그녀는 이미 수술로 하나를 제거했지만, 다시 수술을 하고 싶지는 않았기 때문에 그 대신에 양자장 치료에 집중했다. 추가로 그녀는 아래에서 새로운 피부가 자라서 사마귀를 밀어내 떨어지는 것을 이미지화했다.

두어 달 후에 그녀가 샤워를 하고 있을 때, 그녀가 이미지화했던 그것이 실제로 일어났다. 사마귀가 떨어져 나갔던 것이다. 그녀는 그 일이 도저히 일어날 수 없는 일이라는 말을 들었다. 사실 이제껏 그런 일은 일어난 적이 없었다!

DNA로 들어가서 치유하는 양자장 워크숍을 한 다음날, 나는 한 행사를 주관하다가 마루 한가운데 놓인 촛대가 폭발해서 화상을 입었다. 나는 데이비드가 금방 가르쳐 준 것을 사용해 보기로 했고, 그러자 통증이 사라졌다. 다음날 아침에 보니, 화상을 입은 흔적도 찾을 수 없었다.

이 이야기들은 양자장 치유가 만들어 낸 수많은 치유 사례 중 몇 가지에 불과하다. 당신도 몸소 양자장 치유를 해 보고, 어떤 결과를 얻게 되는지 확인해 보라. 우리 능력의 한계는 우리가 가능하다고 믿는 것에 달려 있다. 당신은 당신이 믿는 것이 가능하다고 생각하는가?

나는 상상력에 따라 무엇이든 자유롭게
묘사할 수 있는 부족함이 없는 예술가다.
상상력은 지식보다 훨씬 더 중요하다.
지식은 제한되고 갇혀 있지만,
상상력은 전 세계를 누비며 날아다닌다.

- 알베르트 아인슈타인 Albert Einstein

질병별
이미지힐링
목록

이 장에는 가볍거나 심각한 질병, 그리고 다양한 질병에 사용할 수 있는 이미지힐링에 대해 다루기로 하자. 어떤 질병은 단 한 가지 이미지힐링이 적용될 뿐이지만 두 가지 이상의 이미지힐링이 적용되는 질병도 있다. 이 장에서는 우리가 상상하고자 하는 다른 방식을 제공하고 있다. 어떤 사람이 좋게 느끼는 시각적 이미지가 다른 사람에게는 그다지 좋지 않게 느껴질 수도 있다.

대부분의 이미지힐링은 교체할 수 있거나 다른 질병에 적용될 수 있다. 따라서 목록에 없는 어떤 병에 걸렸으면 목록을 살펴보고 당신이 사용할 수 있는 다른 이미지힐링이 있는지, 아니면 당신이 사용할 수 있는 어떤 요소가 있는지 보라. 사실 「부록 2」에 소개된 이미지힐링을 지침으로 사용하는 것이 가장 좋을 것이다. 당신이 가벼운 질병이나 심각한 질병을 어떻게 인식하고 있는지에 따라, 당신에게 더 의미 있는 독창적인 이미지힐링을 만들어 보라고 권하고 싶다. 그렇게 하면 그 질병과 세포와 신체의 다른 부위들이 당신이 상상하는 그대로를 나타내게 될 것이다.

여기서 일부 질병이 상징적으로 묘사되었다는 사실을 알게 될 것이다. 예를 들어 세균이나 바이러스는 검은 점으로, 염증은 팽창한 풍선으로 묘사되었다. 병든 부위에 대한 해부학적 지식이 중요한 것은 아니다. 상징적 이미지만으로도 치유 장면을 쉽게 만들 수 있다.

또한 어떤 이미지힐링은 매우 유사하고 반복적이며, 대부분이 한 주제에 대한 변형이라는 사실도 알게 될 것이다. 하지만 「부록 2」에는 A에서 Z 순으로 열거되어 있기 때문에, 어떤 질병 항목이든 읽어 보면, 번거롭게 다른 페이지를 찾아 헤맬 필요 없이 상호 참조가 되는 이미지힐링을 찾을 수 있을 것이다.

당신이 받고 있는 다른 치료를 보강하기 위해서 이미지힐링을 사용할 수도 있다. 예를 들어 당신이 암에 걸려 방사선 치료를 받고 있다면, 그 방사선을 암세포를 태워 없애고 건강한 세포를 그대로 남겨 두는 특수한 레이저 광선으로 상상할 수도 있다. 화학요법에서는 약을 종양을 녹이는 작은 빛의 공으로 상상해 볼 수도 있다.

다른 사람들을 위해서도 이런 이미지힐링을 할 수 있다. 그 사람들의 몸에 손을 얹거나 단지 그들에게 정신을 집중하는 것만으로도 이미지힐링을 할 수 있다. 나는 개인적으로 기도의 힘을 믿기 때문에, 물론 그들의 허락을 받고 해야겠지만 다른 사람을 위한 이미지힐링은 적극적인 기도와 같다.

이 책이 이미지힐링에 대한 책이기는 하지만, 당신이 복용하고 있는 약이나 다른 치료를 포기하라고 권하는 것은 아니라는 사실을 기억하라. 사실 내가 하고 싶은 말은 이미지힐링이 치료를 받는 것만큼이나 치유 효과가 있다는 것이다. 약을 복용하거나 치료를 받을 때 당신은 효과가 있을지 없을지를 생각하게 될 것이다. 기왕에 생각한다면 긍정적인 것을 생각하는 편이 낫다. 이미지힐링은 당신의 사고가 긍정적인 방향으로 가도록 하는 방법이다. 이미지힐링을 하는 동안 결코 스트레스를 받지 않도록 하라. 스트레스를 받는다면 차라리 그만둬라. 당신이 사용할 수 있는 다른 요법이 있을 것이다. 어쩌면 당신에게는 이완법이나 명상 같은 것이 더 나을지도 모른다.

질병에 대한 이미지힐링 요법은 지금까지 우리가 알고 있는 가장 효과적인 의학적 처치 중의 하나로 입증될 수도 있을 것이다. 내 생각에는 새로운 연구가 그 방향에 힘을 실어 주고 있는 것 같다. 이미지힐링을 통해 우리는 생각지도 못했던 정도로 신체 건강을 촉진할 수도 있다. 보통의 건강한 삶을 영위하던 사람이 심각한 질병을 진단받는다면 그것은 마음이 주된 요인일 것이다. 질병에 따른 이미지힐링 목록은 다음과 같다.

✿ 여드름 Acne

여드름은 피지선이 막혀서 생기는 것으로 보통 과다한 피지 분비 때문에 발생한다. 피지선이 막혀 고름이 잡히거나 윗부분이 검은 점 같은 여드름이 생긴다.

① 기름이 흘러나오는 파이프나 호스를 상상해 보라. 당신의 피부 상태에 따라 적절하게 생각되는 속도로 피지가 흐르는 것을 보라. 당신의 피부가 너무 지성이라고 생각된다면, 피지가 빠른 속도로 피지선에 흘러들 것이다. 파이프나 호스에 밸브가 있다고 상상해 보라. 이제 밸브를 잠그고 피지의 흐름이 줄어드는 것을 상상해 보라. 당신의 피부에 적절하다고 생각되는 정도로 원하는 만큼 피지의 흐름을 줄여 보라.

그런 다음 고름이나 여드름 아래에 들어가서 그 부분을 쳐다보고 있는 것을 상상하라. 상상의 흡입 호스를 가지고 고름이나 여드름의 검은 점 같은 것을 빨아들여라. 흡입력을 느껴 보고, 후루룩 하는 소리를 들어 보라. 완전히 깨끗해질 때까지 모공을 완벽하게 청소하라.

② 유색 산(酸)과 원하는 색깔의 용해 젤을 사용해서 여드름 부위에 바르거나 뿌리는 것을 상상하라. 용해 젤이 여드름만 용해하고 아래에 있는 건강한 피부를 남겨 두는 마법의 산(酸)이라고 생각하라.

여드름이 용해되는 것을 눈여겨보라. 여드름이 사라지는 것을 보라. 마치 녹아 버리는 것처럼 쉭 하고 꺼지는 소리를 들어 보라. 그러고 나서 다음 여드름으로 이동하라.

여드름이 용해된 후에 찌꺼기가 남아 있다면, 상상의 진공청소기를 사용해서 깨끗이 빨아내라. 건강한 피부에 남은 여드름 흔적이 하나도 없도록 말끔히 청소하라.

③ 컴퓨터 화면에서 에어브러시로 잡지 모델의 사진을 수정해 사진에서 흠을 제거하듯이, 당신의 피부를 수정하는 것을 상상해 보라. 각각의 부위를 확대해서 포토샵 소프트웨어 지우개 도구를 사용하듯이 마음의 '지우개'로 여드름이나 여드름 흉터를 지우는 것을 상상하라.

여드름이나 여드름 흉터를 문지르거나 부드럽게 지워 버리고, 바로 당신이 바라는 무결점 피부를 되찾는 기분을 상상하라.

이 이미지힐링을 변형해서 컴퓨터로 당신의 얼굴 사진을 스캔하고 포토샵 소프트웨어를 사용해서 피부를 수정하라. 하지만 그렇게 하면서 지금 당신이 하는 일과 뇌 안의 뉴런들 간에 연결고리가 있다고 확신하라.

여드름 흉터가 있을 때에는 흉터 조직이 벽돌 같은 것으로 되어 있다고 상상해 보라. 이제 그 벽돌을 하나씩 제거하고 건강한 피부 세포로 바꾸어라. 흉터가 어떻게 완벽하게 건강한 피부로 바뀌는지를 알아차려라.

노화 Ageing

① 노화 과정을 늦추려면 주름을 잡아당겨 펴는 것을 상상해 보라. 상상의 다리미를 가지고 주름을 편평하게 펴라. 상상의 스팀다리미를 사용하라. 원한다면 신체 내부의 세포로 들어가서 늙고 주름진 세포를 찾아보라. 다리미질을 해서 그 세포들을 반듯하게 펴라.

이제 상상의 윤활유를 가지고 당신의 모든 관절에 기름칠하는 것을 상상해 보라. 모든 관절을 하나씩 기름칠을 해서 관절이 유연성을 유지하도록 하라. 빛이 당신의 머리 꼭대기에서부터 흘러들어 몸 전체에 환히 비치게 하라. 그렇게 해서 당신이 움직일 때 경쾌한 기운이 느껴지도록 하라.

② 당신의 뇌 속으로 들어가서 '노화 속도'라고 적힌 다이얼을 보고 있다고 상상해 보라. 그 다이얼이 어느 단계를 가리키고 있는지에 주목하라. 이제 시곗바늘을 뒤로 돌려 원하는 단계로 노화 속도를 늦추어라. 이렇게 하면서 당신의 몸과 마음이 더 건강해지고 있다고 확신하라.

❀ 에이즈 AIDS

HIV 참조.

❀ 알레르기 Allergies

알레르기는 어떤 물질에 면역 체계가 과민 반응할 때 발병한다. 예를 들어 꽃가루에 대한 과민 반응은 '꽃가루 알레르기'이다.

당신의 면역 체계가 수많은 작은 세포들로 이루어져 있다고 상상하라. 그 세포들이 작은 사람들이라고 상상해도 좋을 것이다. 세포들이 흥분하여 조그만 움직임에도 과민하게 반응하는 것을 보라. 그들에게 걸어가서 그 세포들이 날뛰는 것을 보라.

그들에게로 다가가서 이렇게 말하라. "이봐, 나야. 그렇게 흥분할 필요는 없잖아. 진정해. 내 건강을 지키기 위해 네가 해야 할 일이나 하라고. 오늘은 그만 쉬어."

그러고 나서 우두머리 세포가 부하들에게 이렇게 외치는 것을 보라. "이 것 봐, (당신의 이름을 대며) ○ ○ ○라고. 우리가 그렇게 흥분할 필요가 없어."

그의 부하들은 환성을 지르면서 테니스나 당신이 즐기는 어떤 운동이든 하기 시작하고 일광욕을 즐긴다. 그러면 당신을 우두머리를 껴안아 주고 거기 를 떠나라.

❀ 화 Anger

① 당신의 머릿속이나 화가 자리 잡고 있다고 느껴지는 다른 신체 부위에서 화가 쉭 하고 소리 내는 커다란 공이라고 상상해 보라(때때로 사람들은 화가 신체의 다른 부위에 초점을 맞추고 있다고 느낀다). 화를 어떤 색깔이든 적절하다고 생각되는 색깔의 불꽃같은 것으로 그려 보라.

화의 단계를 나타내는 다이얼이 있다고 상상해 보고, 다이얼이 어느 단계를 가리키고 있는지를 알아차려라. 이제 당신이 원하는 단계까지 낮 추어라(아마 제로가 아닐까?). 불꽃이 점점 더 줄어들어서 이윽고 조그맣게 '펑' 하는 소리를 내며 사라지는 것을 눈여겨보라.

이것을 보다 강력한 모습으로 바꾸어 당신을 화나게 하는 장면을 상 상해 보라. 그런 다음 이런 이미지힐링을 해 보라. 당신이 상상하고 있는 치 유 장면에 쉭 하며 꺼지는 빛을 대치해 보라. 이런 방법으로 당신이 각각의 일에 대해 느끼는 화를 상징적으로 줄임으로써 미래에 그런 상황이 생기 더라도 당신은 화가 나지 않게 될 것이다. 어떤 상황에 대한 당신의 감정을 누그러뜨리기 위해서는 잇달아 여러 차례(10회에서 20회) 이미지힐링을 해야 할 수도 있는데 그건 그럴 만한 가치가 있다.

당신이 화를 내는 대상이 어떤 사람이고 일단 당신이 화를 '터뜨렸다'면 그에게 새로운 상황을 반영하는 말, 가령 '당신을 용서한다'는 말을 한다고 상상해 보라.

② 당신 마음속의 모든 화가 압력솥 안에 들어 있는 것이라고 상상해 보라. 화가 당신 마음속에서 소용돌이치는 것을 상상해 보라. 이제 밸브를 열어 압력을 낮춰라. 압력솥이 쉭 소리를 내는 것을 들어 보라. 이윽고 쉭 소리가 멈추고 화가 사라질 때까지 당신 마음속의 압력이 낮아지는 것을 느껴 보라.

③ 빅토리 댄스를 춰라. 당신을 화나게 하는 것을 상상해 보라. 머릿속에서 그 생각을 깨끗이 없애라. 화나 짜증이 난다면 빅토리 댄스를 시작하라. 이제 다시 당신을 화나게 하는 것을 상상해 보고, 이번에도 빅토리 댄스를 추기 시작하라.

당신이 정신적 고통이나 정서적 트라우마를 느끼는 것에도 이 방법을 적용할 수 있다. 노벨상 수상자인 에릭 캔들^{Eric Kandel}(노벨 의학상을 수상한 신경 과학자이며 컬럼비아 대학교 교수. 학습과 기억과 관련한 시냅스 연구 등으로 널리 알려져 있다 – 옮긴이) 교수가 말했듯이 심리 치료는 뇌에 현저한 변화를 일으킨다. 빅토리 댄스를 추는 것도 이런 효과가 있다. 왜냐하면 빅토리 댄스는 혈액 공급을 화를 처리하는 뇌의 영역으로부터 다른 쪽으로 돌림으로써 유머(와 춤)를 처리하는 뇌의 영역에 신경 연결망을 생성하는 데 도움이 되기 때문이다.

⊗ 불안Anxiety

불안을 뇌 안에 있는 다이얼이라고 상상해 보라. 한쪽 끝에는 '평온', 다른 쪽 끝에는 '불안'이라고 적혀 있다. 다이얼이 현재 어느 단계를 가리키고 있는지에 주목하라. 약간의 불안을 느끼고 있다면 천천히 다이얼을 '평온' 쪽으로 돌려라. 그렇게 하면서 편안하게 심호흡을 하라.

⊗ 부정맥Arrhythmia, 두근거림Palpitations

부정맥은 평소의 심장 박동이 고르지 못한 것을 말한다. 여러 유형이 있지만 가장 흔한 것이 여기서 다루는 두근거림이다. 대체로 두근거림은 해가 없다.

① 당신의 심장을 상상해 보라. 그리고 ^(사랑을 나타내는) 천사의 날개가 달린 작은 분홍색 심장에 '정상적이고 규칙적인 심장 박동'이라고 적힌 것을 상상해 보라. 작은 분홍색 심장들이 당신의 심장 위에 조용히 떠다니는 것을 눈여겨보라. 심장의 리듬이 정상으로 회복되는 것을 상상하라.

② 심장의 타이밍 시스템이 고장 났다고 상상해 보라. 그러니 신체 내부로 들어가서 그것을 고친다고 상상해 보라. 타이밍 시스템을 시계의 기계나 메트로놈과 같은 것으로 상상하라. 몇 가지 마법의 도구를 불러내어 그 기계를 고쳐라. 타이밍 시스템을 고칠 때 엄청난 주의를 기울이도록 하라. 심장의 전반적인 활동이 완벽해지도록 수리하라. 시계가 듣기 좋은 완벽한 리듬으로 '똑딱똑딱' 소리를 내는 것을 들어라.

🕸 관절염 Arthritis (류머티즘성관절염이나 골관절염)

관절염의 증상은 관절 연골 조직이 손상되고 관절 사이의 윤활액이 부족해지는 것이다. 뼈와 뼈 사이에 마찰이 일어나면서 통증과 감염이 생긴다.

① 윤활유가 가득 든 커다란 주사기나 끊임없이 솟아나는 기름통을 상상해 보라. 무엇이든 좋다고 생각되는 색깔을 상상해 보라. 상상의 윤활유가 투명한지 색깔이 있는지는 당신 마음에 달려 있다.

　이제 윤활유를 관절에 주입하는 것을 상상해 보라. 끈적이는 액체가 관절로 들어가는 것을 지켜보고, 두 개의 연골이 분리되어 움직이는 것을 보라. 윤활액이 충분해진 관절이 마음대로 수월하게 움직이는 것을 보라. 가령 그 관절이 당신의 무릎이라면, 이제 수월하게 통증 없이 걷거나 달리는 것을 상상해 보라. 이런 장면을 상상하면서 당신의 관절로 들어가서 두 조각의 연골이 유동체를 사이에 두고 분리된 채 편안하게 놓인 것을 상상해 보라. 빅토리 댄스를 추면서 당신의 성공을 자축하라(실제로든 상상으로든).

② 이것을 약간 변형해서 실제 유동체로 들어가서 유동체를 구성하는 원자를 보는 것을 상상하라. 원자들을 웃음 짓는 얼굴을 가진 작은 공이라고 상상하라. 이 공들이 주사기나 기름통에서 흘러나오면서 '이야아호오오!'라고 외치며 미끄럼 타듯이 내려오는 모습을 상상해 보라. 주사기나 기름통에서 미끄러져 나와 관절로 흘러들면서 공들은 분명히 재미있어할 것이다.

작은 원자들이 관절로 흘러들어 두 뼈 사이의 틈을 나타내는 동굴 측면으로 흐르는 것을 상상해 보라(실제 원자를 현미경으로 본다면, 두 뼈 사이의 틈은 동굴만큼이나 거대할 것이다). 이 동굴이 꽉 찰 때까지 점점 더 많은 원자들이 동굴로 들어가는 것을 상상해 보라. 원자들은 매우 매끄럽고 끈적끈적해서 푹신한 유동체를 형성한다. 이제 관절에서 나와서 마찰이 없는 유동체가 분리된 두 개의 뼈를 지지하는 것을 보라.

③ 광부들이 관절로 올라가는 장면을 상상해 보라. 그들은 특수한 절삭기로 두 뼈가 서로 부딪치는 부위를 깎아 냈다. 이제 광부들이 기둥을 세워서 공간을 띄워 주어 뼈들이 다시 부딪치지 않게 하는 장면을 상상해 보라. 이제 다른 광부가 마법의 윤활유를 가득 담은 양동이를 들고 올라가서 관절에 부어 두 뼈 사이의 틈을 메우는 장면을 상상해 보라.

⊗ 천식 Asthma

천식의 증상은 때때로 기관지가 좁아져서 숨이 차는 것이다.

좁다란 터널 안에 들어가 있는 것처럼 당신의 기관지 한쪽에 들어가 있는 것을 상상해 보라. 이제 작은 인부들이 터널을 안에서 바깥으로 밀어 넓히고 있다고 상상해 보라. 그런 다음 그들이 터널의 확장된 크기를 유지하고 터널이 다시 좁아지는 것을 막기 위해 마법의 확장 링을 끼우는 것을 보라.

⊗ 죽상동맥경화증 Atherosclerosis

죽상동맥경화증은 흔히 '동맥경화증'으로 불린다. 흉터 조직과 콜레

스테롤로 동맥의 벽이 두꺼워지고 결국 칼슘 침착물이 형성된다. 이것
이 동맥의 혈류를 제한한다.

① 당신의 동맥 중 한곳으로 들어간다고 상상해 보라. 죽상동맥경화증이라는
진단을 받은 사람이라면, 하얀 공 모양의 콜레스테롤 덩어리가 커다란 라
드(돼지비계를 정제한 반고체성의 기름-옮긴이) 덩어리처럼 둥둥 떠다니는 것을 상상
할지도 모른다. 아니면 커다란 바위 덩어리 같은 칼슘이 흰색의 울퉁불퉁
한 바위처럼 벽 꼭대기와 측면, 바닥에 온통 흩어져 있는 것을 상상할지도
모른다. 아니면 당신 스스로 죽상동맥경화증을 상징하는 다른 이미지를
만들어 사용해도 좋다.

당신이 레이저를 들고 있다고 상상해 보라. 레이저 위에는 '나쁜 콜레
스테롤과 칼슘 침착물 용해제'라는 라벨이 붙어 있다. 레이저를 켜 칼슘을
향해 쏘라. 콜레스테롤이나 바위 같은 칼슘을 녹여라. 수도꼭지에서 흘러
나온 온수가 얼음 조각을 녹이는 것과 똑같은 방식으로 콜레스테롤이나
칼슘이 녹는 것을 상상해 보라. 당신의 혈관에서 나쁜 콜레스테롤과 칼슘
침착물을 모조리 씻어 내라. 상상의 흡입 호스나 진공청소기를 가지고 녹
은 찌꺼기를 모조리 빨아내라.

동맥은 구부리기 쉬운 고무처럼 유연해야 한다. 죽상동맥경화증 환
자의 경우 '튜빙tubing(특수 고무줄을 당기어 근육을 단련하는 운동 기구 또는 그런 훈련 – 옮긴
이)'이 어렵고 잘 구부러지지 않는다.

294

② 동맥벽을 형성하는 세포들을 부드러운 고무 벽돌이라고 상상해 보라. 그중에는 훨씬 더 딱딱해지고 변색된, 흉하게 갈라진 것들도 있다. 딱딱하고 못 쓰게 된 벽돌을 벽에서 하나씩 제거하고, 아주 유연한 벽돌로 대체하라. 벽돌이 수월하게 구부러지는 것을 보라.

무좀 ^{Athlete's Foot}

무좀의 증상은 발이나 발가락의 피부가 건조하고 가려운 것이다.

피부 세포를 바싹 마른 논바닥처럼 갈라져서 벗겨지기 쉬운 딱딱한 상태라고 상상하라. 먼저 갈라진 금으로 들어가서 작은 곰팡이균 부스러기를 말끔히 청소해라(무좀은 곰팡이균의 일종인 백선에 감염되어 발생한다). 어떻게든 마음대로 곰팡이균을 그려 보라. 가령 이끼로 덮인 자그마한 공으로 그릴 수도 있다.

그런 다음 흩어져 있는 곰팡이균을 모조리 녹여 버리는 마법의 보습제를 사용해서 세포들을 하나씩 축축하게 만들어 보라. 곰팡이균들이 흠뻑 젖으면, 각각의 세포 형태가 바뀌어 구부러지거나 늘어지면서 정상적이고 건강한 세포로 회복되는 것을 눈여겨보라. 세포들이 서로 뭉쳐서 갈라진 금이 사라지는 것을 보라.

자가면역질환 ^{Autoimmune Conditions}

제1형 당뇨병, 루푸스, 류머티즘성관절염 등 자가면역질환은 신체의 면역 체계가 신체 부위를 공격하면서 발병한다. 예를 들어 당뇨병의 경우, 면역 체계가 췌장의 베타 세포 ^{beta cells}(췌장의 랑게르한스섬 내의 세포로 인슐린을 분비한다 - 옮긴이)를 공격한다.

다음 이미지힐링은 신체의 면역 체계에 대한 민감성을 줄이기 위한 것이다. 첫 번째 이미지힐링은 알레르기 이미지힐링과 비슷하다. 왜냐하면 일부 자가면역질환과 면역 체계가 알레르겐에 반응하는 방식 간에는 생물학적 유사성이 있기 때문이다.

① 당신의 면역 체계가 수많은 작은 사람들로 이루어져 있다고 상상하라. 당신은 그들에게 걸어가지만, 그렇게 하면서도 안개가 자욱이 끼어 있어서 당신은 그들을 제대로 볼 수 없으며 그들 역시 당신을 잘 볼 수 없다. 선명하게 보이지 않기 때문에 당신의 면역 체계는 당신이 적일까 봐 두려워서 당신을 공격하고 있다.

당신의 면역 세포와 당신이 서로 잘 볼 수 있도록 안개가 걷히는 것을 상상해 보라. 우두머리 면역 세포에게 찾아가서 이렇게 말하라. "이봐, 나야. 싸울 필요가 없잖아. 진정해. 내 건강을 지키기 위해 네가 해야 할 일이나 하고 오늘은 그만 쉬어."

그리고 우두머리 세포가 부하들에게 이렇게 외치는 것을 보라. "이것 봐, (당신의 이름을 대며) ○○○라고. 우리가 그렇게 싸울 필요가 없어."

그의 부하들은 환성을 지르면서 테니스나 당신이 즐기는 어떤 운동이든 하기 시작하고 일광욕을 즐긴다. 그러면 당신은 우두머리를 껴안아 주고 거기를 떠나라.

② 면역 세포들이 들개가 되어 건강한 세포들을 공격하고 있는 것을 상상해 보라. 이제 들개들 사이로 걸어가라. 개들은 당신을 해치지 않는다. 개들에

게 앉으라고 명령하라. 마음속으로 강한 확신을 가지고 명령하라. "얘들아,
이제 그만 앉아!"

개들이 저마다 공격을 멈추고 앉는다. 그러면 개들의 성격이 완전히
바뀌어서 아주 순종적이고 충성스러운 애완견이 되는 것을 보라. 개를 쓰
다듬어 주고 껴안아 주라. 모든 개들에게 이렇게 해 주라.

혈압-Blood Pressure

고혈압-High Blood Pressure –Hypertension

팽창한 풍선이 당신의 혈압을 나타내고 있다고 상상해 보라. 풍선이 얼마나
팽창해 있는지를 알아차려라. 이제 풍선의 매듭을 풀어 공기가 서서히 바깥으
로 빠져나가는 것을 눈여겨보라. 공기가 빠지면서 쉭 하고 귀에 거슬리는 소
리가 나는 것을 들어보라. 풍선이 점점 더 작아지는 것을 보라. 풍선이 작아지
고 압력이 줄어들면서 당신의 혈압이 낮아지고 있다고 확신하라.

이미지힐링과 더불어 호흡을 해 보라. 혈압을 낮추는 좋은 방법은 고요히 앉
아서 호흡하며 명상하는 것이다. 명상은 걷고 있을 때나 책상 앞에 앉아서
2~3분 동안 할 수도 있다. 그저 깊고 고르게 호흡을 하라.

저혈압-Low Blood Pressure

수축한 풍선이 당신의 혈압을 나타낸다고 상상해 보라. 풍선이 얼마나 찌부러
져 있는지를 알아차려라. 이제 펌프나 다이얼을 사용해서 풍선에 공기를 주입
하라. 풍선에 공기를 주입하면서 풍선이 점점 더 커지는 것을 눈여겨보라. 당

신의 혈압이 높아지고 있다고 확신하라. 정상적이고 건강하다고 생각되는 단계에 이를 때까지 풍선의 압력을 높여라.

❀ 기관지염 Bronchitis

기관지염 환자의 경우, 기관지(공기가 드나드는 폐 속의 관)에 염증이 생기고 점액이 분비된다.

기관지 내부를 상상해 보라. 기관지에 빨간 염증과 점액 침착물이 생긴다고 상상해 보라. 이제 흡입 호스나 진공청소기를 사용해서 점액을 빨아내라. 기관지염은 흡연의 결과이므로, 흡연의 찌꺼기를 상징하는 기관지 벽에 붙은 시커먼 찌꺼기 부스러기를 모조리 빨아내라.

점액을 말끔히 빨아내고 벽을 청소한 후에 거기에 마법의 녹색 치유액을 뿌리는 것을 상상하라. 치유액이 벽에 흡수되면서 염증이 완전히 사라질 정도로 감소해서, 마침내 건강한 분홍색을 회복하는 것을 상상하라. 당신이 호흡하는 부드러운 공기가 기관지를 진정시키는 것을 상상하라.

❀ 골절 Broken Bones

일단 의사가 골절된 뼈를 맞추고 나서 이 두 가지 이미지힐링을 동시에 사용할 수 있다. 뼈를 맞추었더라도 여전히 골절된 두 절단면 사이의 새로운 골 물질이 자라게 될 곳에 아주 작은 틈이 생길 수 있다.

① 골절된 두 절단면을 그려 보라. 그리고 공사 현장 인부들이 골절된 뼈를 복

구하고 있다고 상상해 보라. 그들이 발판을 만들고, 두 절단면을 연결하는 두 절단면 사이에 3D망의 골 물질이 형성되도록 수많은 가닥의 새로운 뼈 섬유질을 쌓는 것을 보라. 섬유질이 많아질수록 망이 새로운 섬유질로 점점 더 조밀해져서 마침내 인부들이 부러진 뼈를 완전히 치료하는 것을 보라. 뼈가 부러지기 전처럼 튼튼하다고 확신하라.

다음 이미지힐링은 조금 더 재미있어서 아이들이 좋아할 것이다.

② 골절된 두 절단면을 상상해 보라. 이제 당신이 스파이더맨처럼 힘이 세고 거미줄을 발사할 수 있다고 상상해 보라. 절단면의 한쪽에 서서 다른 쪽으로 거미줄 가닥을 발사하라. 거미줄이 붙으면 당신의 스파이더맨 손목에서 거미줄을 떼어 당신이 서 있는 절단면에 연결해서 두 절단면이 거미줄로 연결되도록 하라. 하지만 이것은 보통 거미줄이 아니라 잠시 후에 굳어서 뼈로 변한다.

골절의 두 절단면이 완전히 붙을 때까지 그 사이에 수많은 거미줄 가닥을 발사하라. 이 이미지힐링에 약간의 재미를 더할 수도 있다. 양쪽 절단면으로부터 거미줄을 발사할 수 있도록 당신 자신이 한쪽에서 다른 쪽으로 그네를 타듯이 날아다니는 것을 상상해 보라.

화상·Burns

부드러운 솔과 아주 시원하고 진정 효과가 있는 마법의 '스킨 페인트skin paint'를 사용한다고 상상하라. 그 안에는 약간의 청색과 녹색 빛이 있다. 이 진정 효과가 있는 마법의 스킨 페인트로 화상을 부드럽게 솔질한다고 상상하라. 페인트가 스며들면서 화상을 입은 피부 아래에서 새로운 피부 세포가 돋는다. 계속해서 바를수록 더 많은 피부 세포가 자라서, 마침내 화상이 완전히 사라지고 건강한 피부로 바뀐다.

암Cancer

암에 대해서는 다른 질병보다 더 많은 이미지힐링을 소개했다. 왜냐하면 암은 널리 퍼져 있는 질병이고 다양한 형태로 신체에 나타나기 때문이다.

다음 이미지힐링 외에도 10장에 소개한 여러 사례들을 읽어 볼 수 있을 것이다. 화학요법이나 방사선요법을 받고 있는 환자라면, 약이나 방사선 입자를 빛의 공이라고 상상하고, 그 빛을 쬐는 순간 종양이 녹아버린다고 상상해 보라. 웃는 얼굴을 하고 있는 공 모양의 면역 세포들이 그 찌꺼기를 전부 핥아 먹는다고 상상하라.

① 종양이 점점 더 작아진다고 상상하라. 종양이 점점 더 줄어들어서, 이윽고 조그맣게 '펑' 하는 소리를 내며 사라지는 것을 눈여겨보라. 이 장면에 재미를 더하기 위해 종양이 녹고 있을 때 당신은 "내가 녹고 있어! 녹고 있어!"라고 외칠 수도 있다. 심지어 마치 녹는 과정을 연기하듯이, 팔을 흔들거나 몸을 덜덜 떨 수도 있다. 당신이 이런 재미있는 장면을 연출하고 있는 것을 볼 사람이 주위에 아무도 없다면, 치유 장면이 어쩌면 빅토리 댄스처럼 될 것이다.

② 암에 걸린 신체 부위의 세포들을 상상해 보라. 세포들 중에는 완벽한 분홍색의 건강한 세포도 있지만, 끈적끈적한 변색된 점액 같은 물질로 덮여 있는 세포도 있다는 것을 알아차려라. 이런 것이 암세포를 나타낸다. 이제 상상의 붓과 특수한 액체 세제를 가지고 이 세포들을 하나씩 닦아서, 마침내 하나하나가 반짝거리고 정상적이고 건강한 색깔을 회복할 때까지 닦는다.

③ 암에 걸린 신체 부위를 상상해 보고, 암을 시커멓고 끈적끈적한 침착물로 보라. 이제 상상으로 당신이 좋아하는 색깔의 레이저 빔을 가지고 암을 태워 버리고, 건강한 세포는 그대로 남겨 두어라. 이 빛은 특수한 레이저 광선이므로 오로지 암세포만을 태운다. 이제 상상의 솔과 쓰레받기를 가지고 찌꺼기를 깨끗이 털어 버리거나 흡입 호스로 말끔히 빨아내는 것을 상상하라.

④ 요술 지팡이를 가지고 암세포에 마법을 건다고 상상하라. 당신 스스로 주문을 만들 수도 있고, 해리 포터의 주문을 사용할 수도 있다. 각각의 암세포를 변화시킬 수 있는 것으로 보고, 색깔을 바꾸어 건강한 분홍색 세포로 변형시켜라. 암세포 하나하나마다 전부 이렇게 하라.

⑤ 아름다운 녹색의 완벽한 수정을 상상해 보라. 수정을 암 옆에 둔다고 상상하라. 녹색의 수정이 녹색 빛을 쏘아 암세포를 녹이는 것을 눈여겨보라. 하루에 수차례씩 이 수정에 주의를 집중하고, 이 빛이 암을 녹이는 것을 눈여겨보라. 더구나 당신이 이 수정을 상상할 때마다 당신은 거기에 에너지를 주입하여 더욱 강력하게 만들도록 하라.

⑥ 암세포를 자신의 일부로 보고, 그들을 공격하는 대신 사랑과 관심으로 대

하고 싶어 하는 사람들도 있다. 그러니 암세포와 나란히 앉아 그들을 껴안고 사랑한다고 말해 주는 것을 상상해 보라(암세포는 자신이 당신을 해치고 있다는 사실은 모르고 있을 것이다. 어쩌면 자신이 도움을 주고 있다고 생각할지도 모른다). 암세포가 자기들도 당신을 사랑한다고 말하는 것을 상상하라. 그러고 나서 암세포에게 이제는 헤어져야 한다고 말해 주라. 이제 암세포들이 저마다 활짝 웃으며 기쁘게 당신의 몸을 떠나는 것을 상상하라.

DNA 요법

다음 두 가지 이미지힐링은 DNA를 이미지화하는 것이 필요하다. 종양의 약 50퍼센트는 TP53 유전자로 돌연변이를 일으키는 것으로 알려져 있다(그런 변화가 암에 걸리게 되는 것을 의미하는 것은 아니다. 단지 그들의 생활 방식이 암을 촉진하기 때문에 그들은 건강한 생활 방식을 추구하는 사람들에 비해 암에 걸릴 확률이 훨씬 높다는 뜻이다. 다시 말하자면 태도와 환경, 식습관과 생활 방식이 중대한 역할을 한다).

TP53 유전자는 종양의 성장을 멈추게 하는 데 도움이 되는 '종양 억제 유전자'로 알려져 있는데, 흔히 '수호천사 유전자'라는 애칭으로도 불린다.

① TP53 천사가 상처 입은 듯이 땅 위에 누워 있는 것을 상상해 보라. 녀석을 상처 입은 작은 생물로 보라. 이제 그 천사에게 약과 음식을 주어 다시 생명을 찾도록 간호하라. 천사가 빛의 불꽃을 내뿜으면서 더 강인해지는 것을 보라. 천사가 체력을 완전히 회복하는 것을 보라.

그러고 나서 이 수호천사 유전자가 TP53의 DNA로 뛰어드는 것을 상상해 보라. 천사의 색깔을 한 빛의 파문이 DNA 전체로 퍼져 가는 것을 상상해 보라. 그런 다음 종양이 그냥 줄어들거나 녹아 버리거나 '펑' 하고 사라져 버리는 것을 상상하라.

② 만약 당신이 기술을 잘 이해하는 사람이라면, 스스로 컴퓨터 소프트웨어 프로그램을 만드는 것을 상상해 보라. 단, 그 프로그램은 당신의 DNA가 완벽하게 건강을 회복하는 법을 찾을 수 있도록 가르치는 유전자 프로그램으로 번역되어야 한다. 인간의 몸은 건강을 찾는 다양한 길을 사용할 능력이 있다. 우리 몸은 한 유전자가 결함이 있더라도 대부분의 다른 유전자를 통해 건강을 유지하는 능력을 가지고 있다.

신체 내부의 암에 걸린 부위로 들어가서, 단지 상상의 컴퓨터에 적힌 명령어로 이루어진 유전자 프로그램에 명령어를 입력해라. 예를 들어 이런 명령어를 입력할 수 있다.

"TP53 유전자를 정상 기능으로 회복하라."

"완벽한 건강을 회복하기 위한 대안 유전자 프로그램을 만들어라."

"암 촉진 유전자의 스위치를 꺼라."

"종양 억제 유전자의 스위치를 켜라."

"몸의 완벽한 건강을 회복하라."

심지어 "내 몸은 완벽하게 건강하다."라고 입력하거나 당신이 원하는 것을 나타내는, 당신이 선택한 말을 적을 수도 있다. 각각의 단어를 타이핑해 입력하는 것을 상상해 보라. 타이핑하는 동안 이런 단어들이 화면에 나타나는 것을 보라.

일단 당신의 명령 프로그램을 적었으면, 키보드의 '엔터'를 누르고 단어들이 떠올라 한 번에 한 가지씩 명령이 당신의 DNA와 결합하는 것을 보

라. 명령의 색깔을 알아차려라. 색깔이 있는가?

단어들이 떠오를 때 어떤 유전자들은 환해지고 다른 유전자들은 어두 워지면서 유전자들이 어떤 영향을 받게 되는지를 상상하라. 종양 내부의 DNA를 상상해 보고, DNA가 당신의 명령에 따라 유색의 빛을 발산하는 것을 보라. 그런 다음 종양이 완전히 사라질 정도로 줄어들어, 마치 밸브를 열어 갑자기 모든 공기가 빠진 것처럼 '펑' 소리를 내며 사라지는 것을 상상하라.

❈ 칸디다^{Candida}

칸디다는 효모균 감염이며, 흔히 질 내의 칸디다증^(아구창)으로 나타난다. 이 병은 대체로 면역 무방비 상태의 사람들이 걸리는 것으로 알려져 있다.

흡입 호스나 진공청소기를 가지고 버섯균 지대를 걷고 있다고 상상해 보라. 흡입력을 느끼려고 해 보고 그 소리를 상상해 보라.

대신에 감염 이미지힐링을 할 수도 있다. 면역 체계를 강화하고자 한다면, 면역 강화 이미지힐링을 할 수도 있다.

❈ 셀룰라이트^{Cellulite}

① 지방 셀룰라이트 부위의 세포를 상상해 보라. 이 세포들이 늘어선 지방과 라드, 젤리 벽돌 같은 것이라고 상상해 보라. 상상의 흡입 호스나 진공청소

기를 가지고 셀룰라이트 세포를 모조리 흡입한다고 상상하라. 당신이 흡입할 때 셀룰라이트 세포들이 저마다 저항하지만, 점차 진공청소기 속으로 빨려 들어가는 것을 느껴 보라. 흡입력이 호스를 진동시키는 것을 느끼고, 지방이 흡입되면서 나는 소리를 들어라.

셀룰라이트 세포들이 전부 흡입되거나 용해되었으면, 완벽하게 건강해 보이는 피부만 남아 있는 것을 확인하라. 피부가 팽팽해지고 완벽하고 아름다운 모습을 회복한 것을 보라.

② 지방을 먹어 치우는 수많은 작은 세포들을 상상해 보라. 가령 작은 팩맨이나 피라니아 물고기, 혹은 셀룰라이트를 좋아하는 토끼가 셀룰라이트를 먹어 치우고 아름답고 건강한 피부를 남겨 놓는 것을 상상하라.

❀ 수두 Chickenpox

수두는 수두 대상포진 바이러스에 의해 발생하는 피부 감염이다.

① 마법의 용해액을 상상해 보라. (생각나는 대로 어떤 색깔이든) 그 용액을 수두 발진에 퍼부어라. 그 용액이 곧바로 발진에 스며드는 것을 보라. 수두 발진 옆에 서서 발진이 눈앞에서 녹아내리는 것을 보라. 마치 산성 용액을 부은 듯이 '펑' 하는 소리를 내며 사그라지는 것을 보라. 나중에 남는 찌꺼기가 있다면 상상의 진공청소기를 사용해서 말끔히 빨아내라. 완벽하게 건강한 피부 외에 발진 흔적이 조금도 남지 않도록 당신의 청소에 자부심을 느껴라.

② 상상의 지우개를 가지고 발진 세포들이 완전히 사라질 때까지 하나씩 지워

나가는 것을 상상하라. 이런 생각이 불편하다면, 컴퓨터로 포토샵 같은 사진 편집 소프트웨어를 사용하는 것을 상상하라. 당신의 얼굴이나 다른 신체 부위를 화면에 떠올리고, 지우개 도구를 사용해서 수두 발진을 쓱 문질러 버려라. 그러고 싶다면 실제로 포토샵으로 이렇게 할 수도 있다. 자기 사진을 찍은 다음 사진을 편집하라. 그 일을 하는 동안, 당신이 하는 일과 뇌 안의 뉴런들, 그리고 온몸의 세포들 사이에 상징적인 연결이 있다고 확신하라.

③ 당신의 수두 발진에게 말을 걸어 떠나라고 요구하는 것을 상상해 볼 수도 있다. 세포들이 하나씩 당신의 몸에서 떨어져 날아가는 것을 상상하라.

이것 대신에, 혹은 추가로 바이러스 이미지힐링을 사용해 보라.

❀ 클라미디아 Chlamydia

클라미디아는 요도(남성)나 자궁 경부(여성)가 클라미디아 트라코마티스 박테리아에 감염되어 발생하는 성병이다.

여기서 사용하기 좋은 것은 감염 이미지힐링이다. 또한 감염 이미지힐링의 마지막에 하거나 단독으로 다음과 같이 해 볼 수도 있다.

감염된 부위를 걸어가면서 그 위에 마법의 파란 치료용 젤을 바르는 것을 상상하라. 완화용 젤을 바르고 시원한 느낌을 상상해 보라. 젤을 바르면서 부어오른 부위가 가라앉고 빨개진 피부가 건강한 분홍색으로 회복되는 것을 상상하라.

만성피로증후군^{Chronic Fatigue Syndrome}

근육통성 뇌수척염^{ME} 참조.

감기^{Colds}(독감)

감기는 주로 감기 바이러스에 감염되어 발병한다(이와 달리 독감은 인플루엔자바이러스에 감염되어 발병한다). 감기는 보통 인후염과 미열의 원인이 된다.

감기나 독감을 당신의 몸을 상징하는 방이나 동굴 안에 떠다니는 수많은 거품이라고 상상해 보라. 커다란 파이프에서 거품이 흘러나오는 것을 상상하라(적은 수의 거품, 아마 2~5개).

첫 번째 파이프로 가서 마치 잠수함의 문을 밀폐하기 위해 사용하는 바퀴처럼 생긴 밸브가 있다고 상상해 보라. 이제 밸브를 돌려 거품이 흘러나오는 것을 멈추게 하라. 이렇게 하면서 거품의 흐름이 점점 더 느려지는 것을 보라. 흐름이 완전히 멈추면 밸브를 잠가 다시 열리지 않도록 하라. 다른 파이프에도 이런 과정을 반복하라.

이제 거품들을 터뜨려라. 이 이미지힐링은 당신 마음대로 어떤 기관에나 적용할 수 있다. 거품을 터뜨리면서 거품들이 저마다 '펑' 소리를 내는 것을 보라. 감기나 독감이 완전히 몸에서 떠날 때까지 마지막 거품까지 모조리 터뜨려라.

그렇지 않으면 감염이나 바이러스 이미지힐링을 사용하라. 감기는 바이러스 감염이기는 하지만 대체로 세균 감염 이미지힐링이 더 적합하

다. 왜냐하면 사람들은 감기를 세균으로 생각하기 때문이다. 원한다면
인후염 이미지힐링을 사용할 수도 있다(식도염 참조).

⊗ 베인 상처^{Cuts}

① 당신 자신이 베인 상처 안으로 들어가는 것을 상상하고 협곡처럼 벌어진
양쪽을 보라. 마법의 실을 가지고 협곡의 밑바닥부터 꼭대기까지 양쪽을
깁는 것을 상상해 보라. 한 땀마다 베인 상처의 양쪽 끝을 잡아당겨 이음매
없이 잘 기워진 것을 보라. 상처의 양쪽 끝이 너무나 잘 기워져서 어디에 베
인 상처가 있었는지도 모를 정도로 완벽한 모습을 상상하라. 뒤로 물러서
서 당신의 걸작을 감상해 보라. 심지어 피부 세포들도 당신이 완성한 걸작
에 갈채를 보내는 것을 보게 될 것이다. 스스로 등을 두드려 주라(이렇게 함으
로써 치료를 촉진하는 행복한 화학물질이 생성될 것이다).

② 공사 현장 인부들이 상처 부위를 복구하고 있다고 상상해 보라. 그들이 새
로운 피부를 만드는 것을 보라. 면역 세포들이 상처 부위의 세균을 모조리
해치우는 것을 상상하라. 그런 다음 피부의 양쪽 끝을 잡아당겨 이음매 없
이 잘 기워진 것을 보라.

③ 또한 친절하게 상처 부위에 말을 거는 것을 상상해 보라. 상처의 안쪽을 다
정하게 두드리는 것을 상상해 보라(신체 접촉은 재생을 위해 필요한 성장 호르몬을 생성한
다). 베인 상처의 양쪽 끝이 서로 사랑하는 사이여서 더 이상 헤어져 있기를
바라지 않는다고 상상해 보라(왜 자기들이 헤어져 있느냐고 그들이, 혹은 당신이 논쟁을 했을
수도 있다). 그들이 서로 접근해서 다정하게 껴안는 것을 보라. 로맨틱하고 감
동적인 음악을 들으면서 이 이미지힐링을 할 수도 있다.

🞕 낭포성 섬유증^{Cystic Fibrosis}

낭포성 섬유증은 폐나 간, 췌장, 위장의 점액선에 영향을 미치는 유전병으로, 탁한 점액이 생성되는 원인이 된다. 그 때문에 기도가 막히게 되고 점액이 증가하면 심각한 기관지염이나 폐렴을 유발할 수 있다. 다음 이미지힐링과 더불어, 기관지염 이미지힐링을 할 수도 있다(흡연 찌꺼기 반점에 관한 것만 제외하면 된다).

① 낭포성 섬유증은 CFTR 유전자가 돌연변이를 일으켜 발생한다. 따라서 CFTR을 상처 입은 듯이 땅 위에 누워 있는 작은 캐릭터로 이미지화할 수 있다. 심지어 티셔츠나 외투에 'CFTR'이라고 적힌 것을 볼 수도 있다.

이제 굉장한 관심과 애정을 보이며 간호하여 CFTR을 되살려 보라. 약과 음식을 제공하라. CFTR이 더 강해져서 밝은 빛을 발산하는 것을 보라.

일단 CFTR이 건강해지면 DNA로 들어가는 것을 상상해 보라. DNA가 엄청난 힘으로 구부러지고, 빛의 파동이 거침없이 이동하는 것을 보라. 폐나 감염의 원인이 되는 부위에서 점액이 줄어드는 것을 상상해 보라.

유전자 결함을 보상하고 당신의 DNA가 건강을 회복하는 다른 길을 찾도록 유도하기 위해 새로운 유전자 프로그램을 만드는 것을 상상해 볼 수도 있다. 나는 인간의 몸이 우리가 믿었던 것보다 훨씬 더 많은 치유의 기적을 행할 능력이 있다는 것을 믿는다. 비행기에서 엔진 하나가 결함이 있더라도 다른 엔진들이 그 결함을 메워 주기 때문에 안전하게 돌아올 수 있는 것과 마찬가지로, 우리 몸은 하나의 유전자가 결함이 있더라도 대체로 다른 경로로 건강을 제공해 줄 다른 유전자 프로그램을 이용할 능력이 있다.

② 당신의 DNA가 건강을 회복하는 다른 길을 찾도록 유전자 프로그램을 바꾸는 컴퓨터 프로그램을 만드는 것을 상상해 보라. 상상의 컴퓨터로 그 프로그램을 만들면서, 당신의 DNA와 신체가 건강을 회복하는 다른 경로를 이용할 수 있다고 확신하라. 상상의 컴퓨터에서 간단한 명령어로 구성된 유전자 프로그램을 입력하라.

"완벽한 건강을 회복하기 위해 대안적인 유전자 프로그램을 만들라."

"치유 유전자의 스위치를 켜라."

"몸을 완벽하게 건강 상태로 회복하라."

"내 몸은 완벽하게 건강하다."

"낭포성 섬유증의 증상이 사라지고 있다."

그 대신에 당신 스스로 선택한 명령어를 쓸 수도 있다. 활자 하나하나를 타이핑하는 것을 상상해 보라. 타이핑하면서 이 단어들이 화면에서 사라지는 것을 보라.

일단 명령 프로그램을 적었다면 키보드의 '엔터'를 누르고 당신의 DNA와 결합해서 떠오르는 단어들을 보라. 한 번에 한 가지 명령어를 적어 보라. 단어들이 떠오를 때 어떤 유전자들은 환해지고 다른 유전자들은 어두워지면서 유전자들이 어떤 영향을 받게 되는지를 상상해 보라. DNA가

감염된 부위 전체에 색깔이 있는 빛을 발산하는 것을 보라. 그런 다음 감염
이 차츰 줄어들어 자취를 감추고, 점액이 녹는 것을 상상해 보라.

방광염Cystitis

방광염은 방광과 요도의 세균 감염이다. 감염 이미지힐링을 사용하
라. 작열감을 완화하는 데도 도움이 될 것이다.

방광 내부로 들어가는 것을 상상하라. 세포들이 빨갛게 부어오른 것을 보라.
이제 마법의 파란 냉각수를 가지고 있다고 상상해 보라. 그 액체는 걸쭉하고
끈적끈적해서 피부에 닿는 순간 아주 시원하게 느껴진다. 이제 세포 하나하나
마다 냉각수를 바르고, 세포들이 시원해져서 빨개진 피부가 건강한 분홍색을
회복하는 것을 보라.

우울증Depression

① 뇌나 심장의 한가운데 녹색이나 분홍색, 흰색의 공이 있다고 상상해 보라.
그 공을 작은 촛불처럼 보라. 이것은 당신의 행복을 나타낸다. 공의 크기에
주목하라.

이제 행복을 나타내는 다이얼을 상상하면서 단계를 높여 보라. 이렇
게 하면서 빛이 점점 더 크고 밝아지는 것을 보라. 내면의 강인함과 행복 사
이에 상징적인 연결이 있다고 마음속으로 확신하라.

계속해서 다이얼을 돌리면서 빛이 점점 더 크고 밝아지는 것을 보라.
빛이 머리나 심장, 당신의 온몸으로부터 퍼지는 것을 보라. 빛이 당신의 동

맥과 정맥을 통해 흐르는 것을 보라. 그 빛이 세포와 기관들을 간지럽히고 있다고 상상하고, 세포와 기관들이 미소 짓는 것을 보라. 당신의 피부 위로 빛이 흘러넘치는 것을 보고, 피부 세포들이 미소 짓는 것을 상상해 보라. 당신 자신이 이 강력한 빛에 둘러싸여 있는 것을 보라. 그리고 당신의 힘과 행복이 대단하다고 확신하라.

② 살면서 당신이 정말로 행복했던 시절을 생각해 보라. 대단히 행복했던 시절 말이다! 이제 작고 투명한 빛의 공 안에 행복했던 그 순간을 붙잡아 당신의 심장이나 뇌 안으로 옮겨라. 그 순간을 수많은 순간들로 늘리고, 공들이 당신의 몸 주위에 떠다니는 것을 눈여겨보라. 나는 또한 자축하기 위해 빅토리 댄스를 추라고 권하고 싶다. 경쾌한 댄스곡을 틀어 두는 것도 좋을 것이다.

③ 당신을 우울하게 하는 것을 보라. 당신 자신에게 다가가 당신 자신을 껴안아 줘라. 의기소침한 당신 자신의 머리에 손을 얹고, 치유의 빛이 머리에서부터 몸 전체에 고루 환히 비치는 것을 상상하라. 이렇게 하면서 동정과 사랑을 느껴 보라. 이것은 고에너지(고진동) 빛을 만들기 때문에 당신의 우울한 자아의 에너지를 높이는 데 도움이 된다.

⊗ 당뇨병Diabetes

당뇨병에는 주로 제1형 당뇨병과 제2형 당뇨병이라는 두 가지 유형이 있다. 제1형 당뇨병은 면역 체계가 췌장에서 인슐린을 생산하는 베타 세포를 파괴하여 고혈당을 유발하는 자가면역질환이다. 제2형 당뇨병은 인슐린 저항성insulin resistance(혈당을 낮추는 인슐린 기능이 떨어져 세포가 포도당을 효과적으로 연소하지 못하는 것 - 옮긴이)과 인슐린 감수성^{insulin sensitivity}(일정량의 인슐린을 투여했을 때의 혈당 저하도 - 옮긴이)이 저하되어 고혈당을 유발하는 원인이 된다. 제2형 당뇨병은 과체중 성인에게 흔히 발병한다.

제1형 당뇨병

자가면역질환 이미지힐링을 사용하라.

① 추가로 췌장에 녹색 치유의 빛이 환히 비치는 것을 상상해 보라(녹색은 재생을 상징한다). 손상된 베타 세포들을 좀먹은 것으로 생각하고, 재생시키는 녹색 빛으로 그 세포들을 환히 비추면서 세포들이 건강을 완전히 회복하는 것을 보라.

② 대안으로 녹색 옷을 입은 공사 현장 인부들이 세포를 재건하고 있는 것을 상상해 보라. 췌장이 다시 새것처럼 좋아지도록 하려고 그들이 세포 하나하나를 완벽하게 재생시키는 작업을 하는 것을 보라.

제2형 당뇨병

일부 연구 결과 제2형 당뇨병에서 저하된 인슐린 감수성은 세포 표면의 인슐린 수용체에 기인하는 것으로 나타났다. 따라서 이 이미지힐링에서는 잠들어 있는 인슐린 수용체를 깨우는 것을 상상해 보라.

세포를 표면에 가지각색의 수많은 작은 빵 반죽 조각들이 붙어 있는 풍선으로 상상해 보라. 이것들은 세포 표면의 수용체를 상징한다. 앞에서 말했듯이 수용체는 분자들이 자신의 정보를 다른 세포에 전달하기 위한 도킹 포트다. 인슐린 수용체에 대해 먼저 알아차려라. 그것이 어떻게 보이는가? 무슨 색깔인가?

인슐린 분자들이 인슐린 수용체에 접근하는 것을 상상하라. 하지만 수용체는 잠들어 있다. 어쩌면 코를 골며 자고 있는지도 모른다. 수용체를 조금 흔들면서 이제 일어나라고 부탁하는 것을 상상하라. 세포 속으로 들어가야 할 수많은 인슐린이 있다고 말해 보라.

수용체가 깨어나서 스스로 흔드는 것을 상상해 보라. 수용체가 뭐라고 말을 하거든 귀 기울여 줘라. 그리고 나서 인슐린이 세포 속 구멍으로 사라지기 전에 인슐린과 수용체가 서로 껴안는 것을 상상해 보라. 그런 다음 일렬로 줄지어 선 인슐린 분자들이 세포 속의 구멍을 통해 사라지기 전에 수용체와 서로 껴안는 것을 눈여겨보라.

⊗ **설사**^{Diarrhoea}

설사는 흔히 어떤 종류의 감염 때문에 발생한다. 그러니 감염 이미지힐링을 사용하라.

⊗ **폐기종**^{Emphysema}

폐기종의 증상은 허파 꽈리의 벽이 파괴되어 숨이 차게 되는 것이다.

① 당신은 새로운 꽈리 세포를 한 봉지 가지고 있는데, 이 세포들로 벽의 구멍을 가득 채운다고 상상해 보라. 세포들이 구멍에 완벽하게 맞도록 새로운 세포의 표면에 마법의 액체를 칠하라. 각각의 구멍을 채우면서 새로운

세포 주위의 세포들이 새로운 세포들과 자연스럽게 결합하는 것을 알아 차려라.

② 살아오면서 당신이 수월하게 호흡할 수 있었던 시절을 생각해 보라. 행복한 한때를 떠올릴 수 있다면 좋을 것이다. 아주 수월하게 숨을 들이쉬고 내쉴 수 있었던 느낌을 기억해 보라. 그 순간을 상상해 보고 그 순간을 유색의 빛을 내는 공으로 바꾸어라. 이제 공을 당신의 허파로 가져와서 그 공이 늘어나서 모든 허파 꽈리를 채우는 것을 상상해 보라. 빛이 허파 꽈리의 벽과 결합해서 건강하고 새로운 꽈리 세포로 바뀌는 것을 보라.

⊗ 자궁내막증Endometriosis

자궁내막증은 자궁내막(자궁내막 조직)이 자궁 이외의 부위에서 성장하는 것이다. 증상은 월경시 수반되는 주기적인 출혈인데 이것이 염증의 원인이 된다. 난소 자궁내막증의 경우, 낭종이 자라기도 한다. 이 낭종은 짙은 갈색을 띠고 있어서 '초콜릿 낭종'으로 알려져 있다.

① 만약 임상적으로 난소 자궁내막증 진단을 받았다면, 당신의 난소에 짙은 갈색 침착물이 있다고 상상해 보라. 당신이 원하는 대로 어떤 모습으로든 난소를 상상할 수 있다. 난소를 울퉁불퉁하게 볼 수도 있고 질척거리는 것으로 볼 수도 있다.

이제 상상의 흡입 호스나 진공청소기를 사용해서, 난소의 모든 찌꺼기를 청소하고 편안하고 건강해 보이는 난소를 되찾도록 하라. 난소를 말끔히 청소하라. 난소에 작은 얼굴이 있는 것으로 보고 그 얼굴들이 이제 너무나 깨끗하고 건강하다고 미소 짓는 것을 보라.

그 대신에 강력 호스나 제트 워시jet wash를 사용해서 난소를 깨끗이 훑어 낼 수도 있다. 그런 다음 흡입 호스나 솔과 쓰레받기를 사용해서 찌꺼기를 말끔히 청소해라.

② 초콜릿 낭종을 좋아하는 동물이 있다고 상상해 보라. 그 녀석이 낭종이 반짝반짝하도록 마지막 한 조각까지 초콜릿 낭종을 먹어 치우는 것을 상상하라.

✽ 장염Enteritis (위장염Gastroenteritis)

실제로 장에는 위가 포함되지 않지만 장염은 흔히 위장염으로 불린다. 따라서 장염과 위장염에 같은 이미지힐링을 사용할 수 있다. 장염은 바이러스나 세균 감염으로 발생하는 소장의 염증이다.

염증이 생긴 세포들을 팽창한 풍선이라고 상상하고, 풍선에서 바람을 빼듯이 하나씩 공기를 빼 보라. 공기가 빠지고 감염된 세포들이 정상 크기로 회복되면서 쉭 하는 귀에 거슬리는 소리가 나는 것을 들어 보라. 이제 마법의 파란 냉각수를 발라라. 그 액체는 걸쭉하고 끈적끈적해서 피부에 닿는 순간 아주 시원하게 느껴진다.

이제 세포 하나하나마다 냉각수를 바르고, 세포들이 시원해져서 빨개진 피부가 건강한 분홍색을 회복하는 것을 보라. 이 냉각수는 마법의 약이기 때문에 특별한 효능이 있다. 이 약은 재감염을 예방하는 것은 물론이고, 어디나 감염을 완화시키는 화장품처럼 작용한다.

이 물건에 대한 이해를 돕기 위해 쿨링 젤에 대한 기억을 떠올려 보라. 삔 후에 근육을 냉각하는 동결 상태의 제품을 가지고 있다면 손에 약간 바르고 냉기를 느껴 보라. 그렇지 않으면 손등에 알코올을 약간 바르고 알코올이 증발할 때의 차가움을 느껴 보라. 그렇지 않으면 손등에 얼음물이나 찬물을 바르고 그 기억을 대신 사용하라.

⊛ 간질^{Epilepsy}

간질은 뇌 발작을 되풀이하는 질환군을 총칭하는 이름이다.

뇌 안으로 작은 내가 들어간다고 상상해 보라. 흥분한 작은 캐릭터들이 구경하고 경계하고 흔들리고 다소 두려워하는 것을 상상해 보라. 이것들은 간질 캐릭터들이다. 그들이 무엇을 하는지를 알아차려라.

이제 대장에게 걸어가라. 그들의 손을 잡고 이렇게 말하라. 두려워할 필요가 없다. 모든 것이 좋다. 당신들은 편히 쉬어도 좋다. 지금 떠나도 좋다. 대장이 당신에게 활짝 웃으며 두려워하는 것을 멈춘다. 그런 다음 당신은 그를 껴안는다. 그들이 가서 나머지 캐릭터들에게 좋은 소문을 퍼뜨리는 것을 보라. 그리고 그들이 전부 당신의 몸을 떠나는 것을 어떻게든 마음대로 상상해 보라.

⊛ 독감^{Flu}

독감은 인플루엔자 바이러스 감염으로 발생한다(대조적으로 감기는 감기의 병원체 감염으로 발생한다). 독감은 보통 열과 후두염, 기침, 전신이 쑤시고 아픈 통증의 원인이 된다. 감기, 감염, 바이러스, 인후염 이미지힐링을 사용하라.

 ### 림프샘종 Glands, Swollen Gland

① 림프샘을 팽창한 풍선처럼 그려 보라. 풍선이 얼마나 팽창했는지를 알아차려라. 이제 풍선의 매듭을 풀고 공기가 빠져나가는 것을 눈여겨보라. 공기가 빠지면서 쉭 하고 귀에 거슬리는 소리가 나는 것을 들어 보라(이런 소리를 듣는 것은 재미있기 때문에 누구든 미소 짓게 된다). 그리고 하나씩 풍선에서 공기가 빠지는 것을 보라. 각각의 풍선이 점점 더 작아져서 마침내 완전히 짜부라지는 것을 보라.

이 장면에 재미를 더하기 위해 각각의 풍선들이 녹고 있을 때 당신은 "내가 녹고 있어! 녹고 있어!"라고 외치는 것을 상상할 수도 있다. 〈오즈의 마법사〉에서 도로시가 동쪽의 마녀에게 물을 쏟았을 때 동쪽의 마녀가 외쳤던 것처럼 말이다. 주위에 아무도 보는 사람이 없다면 마치 녹는 연기를 하듯이 허공에 손을 흔들어라(주위에 보는 사람이 있더라도 신경 쓸 것 없다). 치유 장면이 약간 빅토리 댄스처럼 될 것이다.

② 발 디딜 틈 없이 혼잡한 림프샘이라는 나이트클럽을 상상해 보라. 수많은 사람들이 몰려 아주 미어터질 지경이다. 이제 경비원들이 사람들을 내쫓기 시작한다. 그렇게 해서 숨 쉬고 움직일 수 있는 훨씬 더 많은 공간이 생긴다. 림프샘은 더 이상 넘칠 듯이 채워지지 않고 더 이상 부어오르지 않는다.

318

❀ 임질^{Gonorrhoea}

임질은 가장 흔한 성병 중 하나다. 임질의 증상은 소변을 볼 때 작열감이 느껴지거나 때로는 분비물이 보이는 것이다. 감염 이미지힐링을 사용하거나 다음 이미지힐링을 하라.

통증이나 감염 부위를 상상하고 그곳의 세포 하나마다 진정시키는 마법의 파란 젤을 바르는 것을 상상하라. 우선 세포들을 빨갛게 염증이 생긴 것으로 보고 즉시 젤을 발라라. 세포들이 안도의 한숨을 쉬는 소리를 들어라. 그리고 부어오른 부위가 가라앉고 정상으로 회복되는 것을 보라.

빨갛게 염증이 생긴 세포들을 팽창한 풍선이라고 상상해 보라. 풍선에서 바람이 빠지는 것을 상상하고, 공기가 빠지고 세포들이 정상 크기와 색깔로 회복되면서 쉭 하고 귀에 거슬리는 소리가 나는 것을 들어 보라.

❀ 치질^{Haemorrhoids}

치질은 항문이나 직장 안에 비정상적으로 부어오른 정맥이다.

치질을 공기가 가득 찬 풍선처럼 그려 보라. 이제 풍선의 매듭을 풀고 공기가 빠져나가는 것을 눈여겨보라. 공기가 빠지면서 쉭 하고 귀에 거슬리는 소리가 나는 것을 들어 보라(이런 소리를 듣는 것은 재미있어서 누구든 미소 짓게 된다. 특히 이 소리는 그 부위에서 들리는 것이 아주 익숙하지 않은가!). 그리고 하나씩 풍선에서 공기가 빠지는 것을 보라. 각각의 풍선이 점점 더 작아져서 마침내 완전히 짜부라지는 것을 보라.

✿ 꽃가루 알레르기^{Hay Fever}

알레르기 이미지힐링을 사용하라. 그리고 원한다면 추가로 다음 이미지힐링을 하라.

꽃가루가 분분히 날리는 방금 손질한 잔디밭 위를 걷고 있다고 상상해 보라. 하지만 당신은 기분이 상쾌하고 꽃가루 알레르기 증상은 전혀 없다. 이제 더 이상 꽃가루로 병에 걸리지 않는다는 사실을 매우 기뻐하면서 웃어라. 빅토리 댄스를 춰라.

✿ 심장병^{Heart Disease}

심장병은 수많은 심장 혈관 질환을 포괄하는 집합적 용어다.

① 심장을 상상하고 손상된 세포들을 쪼그라든 자두 같은 것으로 상상해 보라. 이제 상상의 천과 분홍색과 녹색 마법의 액체 세제를 가지고^(분홍색은 사랑을, 녹색은 재생을 상징한다) 이 세포들을 하나씩 부드럽게, 마침내 하나하나가 완벽한 건강을 회복할 때까지 닦는다.

② 심장은 사랑을 상징한다. 그러니 심장에 더 많은 사랑을 집어넣는 것을 상상해 보라. 당신의 심장에 말을 거는 것을 상상하라. 당신이 심장을 아주 깊이, 무조건 사랑한다고 심장에게 말해 주라. 심장을 깊이 껴안아 주라.

이제 심장 박동을 상상해 보라. 아마도 당신은 실제로 심장 박동을 느끼거나 들을 수 있다. 이제 심장의 한가운데 차분한 분홍색이나 녹색 빛이 있다고 상상하고, 심장이 고동칠 때마다 그 빛이 조금씩 확대되는 것을 눈여겨보라. 심장이 뛸 때마다 그 빛이 점점 더 크고 환해지는 것을 눈여겨보라. 또한 분홍색이나 녹색의 작은 하트 모양의 거품들이 당신의 심장 위로 떠다니는 것을 보라(아마 당신은 천사들이 입김을 불어 거품을 만드는 것을 상상할 수도 있다). 이렇게 하면서 심장 근육이 더 튼튼하고 건강해지는 것을 보라. 이제 빛이 어떤 찌꺼기나 콜레스테롤 침착물도 녹이고 쉽게 당신의 동맥으로 퍼져 나가는 것을 보라.

그게 좋겠다는 생각이 든다면 이 이미지힐링을 한층 발전시킬 수도 있다. 빛이 계속해서 외부로 퍼져 나가 마침내 당신의 온몸이 잠기는 것을 눈여겨보라. 빛이 당신의 신체 기관을 두루 옮겨 다니는 것을 눈여겨보라. 빛이 세포 하나하나에 미칠 때 세포들이 웃으며 서로 껴안는 것을 보라. 이를테면(당신이 분홍색 빛을 사용하고 있다면) 세포들은 '간지러운 분홍색'이 된 것이다.

빛이 당신의 기관들로 두루 퍼져 나갈 때, 그 기관들이 가장 건강한 상태로 고동치고 수축하는 것을 눈여겨보라. 심장에서 흘러나온 빛이 온몸 구석구석까지 건강을 공급할 때, 세포들의 얼굴 위에 커다란 미소가 나타나는 것을 보라. 빛이 간과 신장을 비롯하여 여러 기관들로 옮겨가는 것을 눈여겨보라. 빛이 뇌로 여행하는 것을 지켜보고 뇌가 빛으로 반짝이는 것을 보라. 뇌세포들이 치유의 빛 속에서 목욕하면서 기쁘게 춤추는 것을 보라.

생각을 심장으로 되돌려, 심장 근육이 올림픽 챔피언처럼 거뜬히, 쉽게 수축하고 펌프질하여 수월하게 혈액을 온몸으로 보내는 것을 보라.

아름답지 않은가. 바로 옆에서 듣는 것처럼 힘찬 심장 고동 소리를 들어 보라.

간염은 A, B, C 등(D, E도 있기는 하지만 덜 흔하다) 간염 바이러스에 감염되어 발생하는 간의 염증이다. 감염 이미지힐링이나 바이러스 이미지힐링을 사용하라. 간염이 바이러스 감염임에도 흔히 감염을 세균으로 생각하기 쉽다. 이것은 우리가 문화적으로 생각하는 것이기 때문에 감염 이미지힐링을 사용하는 것으로 충분하다.

다음에 있는 이미지힐링을 감염이나 바이러스 이미지힐링과 병행하거나 마지막에 추가할 수 있다. 혹은 그 대신에 사용할 수도 있다. 감염의 결과로 간 손상이 있다면 이 방법이 도움이 될 것이다.

① 손상된 간세포가 쪼그라들어 검게 보인다고 상상해 보라. 이제 상상의 천과 분홍색과 녹색의 마법의 액체 세제를 가지고(분홍색은 사랑을, 녹색은 재생을 상징한다) 이 세포들을 하나씩 부드럽게, 마침내 하나하나가 완벽한 건강을 회복할 때까지 닦는다.

② 간세포들을 팽팽히 팽창한 풍선으로 그려 보라. 하나씩 공기가 빠지면서 쉭 하고 귀에 거슬리는 소리가 나는 것을 들어 보라. 이제 세포 하나하나마다 정상적인 크기와 건강한 분홍색으로 회복되는 것을 보라.

❀ HIV

HIV는 인체 면역결핍 바이러스^{human immunodeficiency virus, HIV}에 의한 감염이다. HIV와 에이즈^{AIDS}의 관계는 흔히 잘못 알려져 있다. 에이즈는 한 사람의 면역 세포 수치(특히 혈중 CD4 림프구)가 정해진 기준 이하로 떨어지고 그들이 특정 '기회감염'에 걸렸을 때 사용하는 용어다. HIV에 감염된 사람들이 모두 에이즈 진단을 받지는 않는다. 따라서 에이즈 바이러스는 없다. HIV 바이러스가 있을 뿐인데 HIV 바이러스 때문에 면역력이 기회감염이 일어나는 수준으로 저하되면 에이즈 진단을 받게 되는 것이다.

HIV 감염의 심각성은 바이러스가 면역 세포(흔히 T세포로 불리는 CD4 T림프구)의 수용체에 결합한다는 사실이다. 그때 면역 세포가 파괴된다. 하지만 T세포가 파괴되기 전에 더 많은 바이러스가 복제되어 혈류로 방출된다. 이런 식으로 바이러스가 증식하고 T세포 수치는 감소한다.

HIV의 경우, 바이러스 이미지힐링을 사용하라. 또한 면역 강화 이미지힐링을 병행하라. 또 어떤 종류든 에이즈 관련 질병에는 다음 이미지힐링을 사용하라.

바이러스가 면역 세포에 결합하는 수용체를 상상해 보라. 그들은 HIV가 자기들을 알아보고 그들에게 결합해서 세포가 될 수 있도록 공간을 변화시키는 게임을 하고 있다고 상상해 보라. 이 이미지힐링에 재미를 더하기 위해 수용체가 웃기는 가발이나 커다란 안경, 큰 이빨 등을 착용하여 변장하는 것을 볼 수도 있다. HIV 수용체가 재미있게 바이러스가 세포로 들어가는 것을 막는 다른 방법을 상상해 보라. 예를 들어 수용체가 스스로 뒤집어지거나 바이러스를 헷 갈리게 하는 소리를 낼 수도 있다. HIV 바이러스가 결국 포기하고 당신의 몸 을 떠나는 것을 보라.

 과다 긴장 Hypertension

고혈압 참조.

 면역 체계 Immune System

① 면역 세포는 골수에서 일생을 시작한다고 상상하라. 골수 안으로 들어간다 고 상상하고 면역 세포를 생산하는 공장을 보라. 부품들이 컨베이어 벨트 위에서 조립되고 있는 것을 상상하고, 이윽고 컨베이어 벨트의 끝에서 새 로운 면역 세포들이 펑 하고 나타나는 것을 보라. 어떻게든 면역 세포들이 당신이 원하는 형태나 색깔로 나타나는 것을 보라.

벽에는 면역 세포가 생성되는 속도를 가리키는 커다란 다이얼이 걸려 있다. 설정된 수치에 주의하라. 늦으면 속도를 높이고 컨베이어 벨트가 터 보 엔진을 단 것처럼 가속화되는 것을 눈여겨보라. 컨베이어 벨트의 끝에 서 펑 하고 나타나는 면역 세포들의 수가 늘어난 것을 눈여겨보라.

면역 세포들이 당신의 골수에서 만들어져 동맥과 정맥으로, 그리고 온몸으로 이동하는 것을 눈여겨보라. 특히 면역 세포들이 감염된 신체 부 위로 이동해서 세균이나 바이러스, 혹은 다른 병원균을 무엇이든 제압하 는 것을 보라.

② 공사 현장 인부들이 면역 세포를 만들어 내는 것을 상상해 보라. 그들이 뼈

로 이루어진 격납고 같은 커다란 공장에서 일하고 있는 것을 상상해 보라. 또 테이블마다 몇 명씩 부품을 조립하고 있는 것을 상상해 보라. 새로운 면역 세포가 만들어질 때마다, 미소 짓는 작은 얼굴을 가진 면역 세포가 기운차게 호흡하면서 침입자들을 소탕하기 위해 몸속으로 들어가고 싶어 하는 것을 보라.

감염 Infections

가벼운 병이나 심각한 질병은 대부분 감염 때문에 발생한다. 그러니 이 이미지힐링은 어떤 질병에나 적용될 수 있으며 세균성 감염이나 바이러스성 감염에 모두 사용할 수 있다.

① 상상의 흡입 호스나 진공청소기를 사용해서 세균을 모조리 빨아 내라. 세균을 어떻게든 마음대로 상상해 보라. 가령 작은 후춧가루나 갈색·검은색 찌꺼기, 혹은 색깔이 있는 작은 미생물로 보라. 당신의 흡입 장비가 내는 온갖 부스러기를 빨아내는 소리를 듣고 그 흡입력을 느껴 보라. 그 부위에 세균이나 바이러스, 혹은 다른 병원균이 조금도 남아 있지 않게 될 때까지 계속해서 청소하라.

② 상상의 파워 호스를 켜서 세균을 향해 분사하라. 호스를 통과하는 수압을 느끼고, 쉭 하는 소리를 들어보라. 세균 부스러기가 부서지는 것을 상상하라. 솔과 쓰레받기, 진공청소기로 세균 부스러기나 다른 찌꺼기를 말끔히 청소하라. 그렇지 않으면 게걸스러운 팩맨 같은 면역 세포들이 뛰어다니면서 세균 부스러기를 삼켜 버리는 것을 눈여겨보라. 이 장면에 재미를

더하기 위해 면역 세포들이 저마다 수많은 세균들을 먹어 치우고는 배가
불러 트림을 하는 것을 지켜보고 그 소리를 들어 보라.

③ 수정처럼 맑은 치유액이 당신의 머리 꼭대기에서부터 소나기처럼 쏟아져
감염을 씻어 내는 것을 상상해 보라. 치유액이 당신의 몸을 타고 발바닥으
로 흘러내리는 것을 상상하라. 처음에 감염을 씻어 내기 시작할 때는 이 액
체가 짙은 갈색으로 보이다가, 감염이 씻겨 나가면서 점점 더 밝은 색이 되
는 것을 보라. 마침내 감염이 완전히 씻겨 나가서 맑은 물만 발바닥으로 흘
러내린다.

④ 주위에 아픈 사람들이 있을 때 당신 자신을 감염으로부터 보호하려면,
자신이 커다란 거품으로 둘러싸여 있다고 상상해 보라. 당신을 향해 날
아드는 어떤 감염원이든 거품에 튕겨 나가는 것을 보라. 천사를 믿는다
면 보호 거품으로 당신을 둘러싸 달라고 그들에게 부탁할 수도 있을 것
이다. 당신이 혼잡한 장소에 있거나, 가까이에 기침이나 재채기를 하는
사람이 있거나, 가족들 중에 감기나 전염병 환자가 있으면 이 방법이 유
용하다.

❇ 불면증^{Insomnia}

① 침대에 누워 숨을 내쉴 때마다 모든 근육이 이완되어 침대 속으로 가라앉
는다고 상상해 보라. 이렇게 하면서 아주 천천히 마음속으로 '자라' 하고
말하라. '자아거어라아……'

② 맛있는 천연 건강 음료를 마셨다고 상상해 보라. 건강 음료는 숨을 쉴 때마
다 신체를 이완하는 효과가 있다. 건강 음료의 진정 효과가 모든 근육으로

흘러들어 가 근육을 이완한다. 이런 음료는 동시에 마음을 차분하게 해 주어 온갖 번민을 떨치게 해주기 때문에, 당신은 놀라울 정도로 평온하게 숙면을 취할 수 있다.

❈ 과민성 대장 증후군 Irritable Bowel Syndrome, IBS

과민성 대장 증후군의 증상은 설사나 복부 통증, 팽만감이다.

당신의 장을 상상하고 상냥하게 쓰다듬어 주라. 신경이 예민한 사람을 대하듯이 장을 대하라. 과민하고 성급한 사람들은 다정한 보살핌을 필요로 한다. 그러니 장이 더 이상 성내지 않도록 당신의 장에게 다정한 보살핌을 베풀어라. 장을 껴안고 상냥하게 쓰다듬어 주면서 사랑한다고 말해 주라. 장이 "나도 널 사랑해."라고 말하는 것을 상상해 보라.

장과 대화를 시작하라. 무엇이 잘못되었는지, 당신이 도울 수 있는 것이 없는지 장에게 물어보라. 평소에 섭취하는 음식이나 음료를 중단하라거나, 보통 먹지 않는 음식이나 음료를 섭취하라고 말할지도 모른다. 아니면 스트레스를 받지 말라고 말할 수도 있다. 상의 충고에 귀 기울여라

직관적으로 장을 상상할 때 처음에는 욕설을 퍼붓거나 야유하는 조그마한 화난 얼굴을 가진 모습으로 나타날 수도 있다. 하지만 정성스러운 보살핌을 받은 후에는 한결 누그러진 표정으로 당신에게 활짝 웃어 주는 것을 그려 보라. 이미지힐링이 항상 진지한 것이어야 한다고 말하는 사람에게는 이 말이 어리석게 들릴 수도 있지만 중요한 것은 마음이다!

⊗ 낮은 자존감 ·Low Self-esteem

첫 번째 우울증 이미지힐링을 사용하라.

⊗ 루푸스 ·Lupus

루푸스는 자가면역질환이다. 루푸스 환자의 경우 면역 체계가 거의 모든 기관이나 조직을 공격할 수 있지만, 대체로 피부를 공격하는 것으로 알려져 있다. 대부분의 루푸스 환자들은 얼굴에 선홍색 발진이 있다.

자가면역질환 이미지힐링을 사용하라. 혹은 루푸스의 공격을 받은 부위를 치료하기 위해 특수한 이미지힐링을 할 수도 있다.

⊗ 말라리아 ·Malaria

말라리아는 감염된 모기에서 옮겨진 말라리아 병원충이라는 원충 감염에 의해 발생한다. 이 기생충은 침투하여 적혈구를 파괴한다. 말라리아 병원충은 주기적인 발열과 오한, 발한, 피로의 원인이 되며 심지어 황달이나 빈혈을 유발하기도 한다.

원충 이미지힐링이나 감염 이미지힐링을 사용하라. 또는 원한다면 면역 강화 이미지힐링을 사용할 수도 있다. 면역 강화 이미지힐링을 사용할 경우, 새로운 면역 세포가 이 원충에 접근해서 원충을 먹어 치우는 것을 보라. 이 장면에 재미를 더하기 위해 각각의 면역 세포가 배불리 먹고는 야단스럽게 트림을 해 대는 것을 상상해 보라.

⊗ 근육통성 뇌척수염^{ME}, 만성피로증후군^{CFS}

근육통성 뇌척수염의 증상은 만성적인 정신적·육체적 피로다.

뇌 안에 '당신의 활력'을 나타내는 빛의 공이 있다고 상상해 보라. 그 공의 크기와 색깔, 그 공이 당신에게 얼마나 밝게 보이는지를 알아차려라. 순간적으로 공이 그다지 밝지 않게 보일 수도 있는데, 이것은 당신이 나약하다고 느끼는 것을 상징한다. 하지만 실제로 당신의 활력은 이보다 훨씬 더 강하다. ME 환자는 빛이 약해져 있기 때문에 그 빛을 되살려야 한다.

다이얼을 돌려 강도를 높이는 것을 상상하고 빛이 점점 더 밝아지는 것을 보라(이것은 전반적으로 당신의 활력을 증대하기에 대단히 좋은 이미지다). 활력의 빛이 격렬해지는 것을 눈여겨보라. 활력을 가리키는 다이얼의 눈금을 볼 수도 있을 것이다. 눈금이 올라가는 것을 눈여겨보라. 빛이 밝아질수록 다이얼의 눈금이 올라가는 것을 보라. 빛이 밝아질수록 빛이 외부로 확대되어 당신의 온몸을 밝히는 것을 느껴 보라.

빛이 근육 전체로, 피부로 퍼져 가는 것을 보라. 빛이 기관으로도 확대되어 온몸이 당신의 활력을 나타내는 이 아름답고 강력한 빛으로 빛나는 것을 보라. 그 빛은 이때까지 감추어져 있었지만 이제는 더 이상 감추어지지 않는다. 빛을 드러내자 당신은 튼튼하고 건강하고 강한 사람이 되었다. 이것에 대해 확신하라. 심지어 당신이 스스로 미친 듯이 뛰고 달리며 웃고 있다고 상상해 보라.

상상의 빅토리 댄스를 추는 것으로 마쳐라. 스스로 굉장한 활력을 가진 것을 자축하여 춤을 추고 있는 당신 자신을 그려 보라. 이런 일은 실제로 뇌에서 화학물질을 만들어 내는데 규칙적으로 할수록 더 큰 효과가 있다. 조만간 당신은 진짜 빅토리 댄스를 출 수 있게 될 것이다.

ME에 대한 일부 이론에 의하면, ME는 체내에 쌓인 독소에 의해 발생하는 것으로 알려져 있다. 따라서 체내의 독소를 제거하기 위해 독소 이미지힐링을 사용할 수도 있다.

⊗ 홍역Measles

홍역은 홍역 바이러스에 감염돼 발생하며 붉은 발진과 발열이 특징이다. 홍역에 대해서는 바이러스 이미지힐링을 사용할 수 있다. 혹은 특별히 피부 발진을 위한 이미지힐링을 할 수도 있다.

① 발진 안의 세포들이 제각기 빨갛다고 상상해 보라. 이제 상상의 천과 유색 액체 세제를 가지고 이 세포들을 하나씩 부드럽게 닦아라. 마침내 하나하나가 깨끗해져서 정상 색깔로 회복된다.

② 혹은 아래에 있는 아름다운 피부색이 드러나도록 상상의 지우개를 가지고 각각의 세포들에서 빨간색을 지워 버릴 수도 있다.

⊗ 수막염Meningitis

수막염은 중추신경계의 신경을 덮고 있는 보호막인 뇌막의 감염이다. 크게 바이러스성 수막염과 세균성 수막염 두 종류가 있다. 바이러스성 수막염이 덜 심각하다. 감염 이미지힐링을 사용하라. 추가로 다음 이미지힐링을 사용할 수도 있다.

당신 자신이 완벽하게 무장하고 있다고 상상하라. 당신의 임무는 오로지 감염을 철저히 제거하는 것이다. 수막염이 어떤 모습인지는 마음대로 상상하라. 이제 완전히 감염을 제거할 때까지 발사하고 폭파하고 흡입하고 청소하고 뿌리고 레이저를 쏘는 등 모든 수단을 동원하라. 이 일에 필요한 만큼 강력한 결단력을 발휘하라. 또한 당신의 모든 장비가 감염증을 악화시킬 수 있으므로 마법 같은 솜씨로 장비를 다루어라. 수막에 해가 되는 것은 아무것도 없다.

감염된 부위가 완전히 깨끗해질 때까지 필요한 만큼 얼마든지 시간을 써라. 당신 주위를 둘러보고 당신이 한 일을 확인하라. 당신이 원하는 어떤 식으로든 모든 부스러기를 말끔히 청소하라(솔과 쓰레받기, 진공청소기, 게걸스러운 팩맨 같은 면역 세포들이 부스러기를 깨끗이 먹어 치우는 것 등).

✛ 다발성 경화증^{Multiple Sclerosis, MS}

다발성 경화증은 면역 체계가 축삭돌기(뉴런의 팔)를 감싸는 수초(髓鞘)^{myelin sheath}를 공격하는 자가면역질환이다. 따라서 축삭돌기로 전달이 어려워진다. 수초는 흰색을 띠는 지방 물질이다. 자가면역질환 이미지힐링을 사용하라. 추가로 다음과 같이 수초를 재생시키는 것을 상상해 보라.

어떤 식으로든 보호막이 없는 신경을 상상해 보라. 예를 들어 당신은 그것을 절연 피복이 닳아 빠진 노출된 구리선이나 나무껍질이 벗겨진 나무로 볼 수 있을 것이다. 그렇지 않으면 의학책이나 인터넷에서 그림을 찾아보라.

공사 현장 인부들이 흰색 지방 물질인 수초를 보강하여 신경을 복구하고 있다고 상상해 보라. 원한다면 당신 스스로 수초를 덧씌워라.

✸ 근육 파열 Muscle Tears

공사 현장 인부들이 근육 파열을 복구하고 있다고 상상하라. 그들이 새로운 근육 섬유를 만들고 짜 맞추어 파열된 양 끝을 연결하는 것을 보라. 또한 이 부위로 혈액이 흘러들어 근육에 자양분이 될 영양소를 운반하는 것을 상상해 보라.

당신 자신이 근육 파열이 있는 부위에 다가가는 것을 상상해 보라. 마법의 실로 그 부위를 다시 꿰매는 것을 상상해 보라. 한 땀 한 땀 정성스레 근육 조직을 잡아당겨 이음매 없이 잘 기워진 것을 보라.

✸ 비만 Obesity

비만 환자의 경우, 다이어트 이미지힐링을 할 수 있다. 그렇지 않으면 다음 중 한 가지 이미지힐링을 하면 된다. 다이어트 이미지힐링은 식습관과 생활 방식 변화를 병행할 때 최대의 효과를 얻을 수 있다.

① 지방 세포들이 얼음 덩어리처럼 녹는 것을 상상해 보라. 각각의 세포들이 흥건히 녹아내리는 것을 보라. 세포들을 하나씩 차례로 녹여라. 그런 다음 찌꺼기를 말끔히 청소하라(예를 들어 상상의 빗자루나 양동이, 흡입 호스를 가지고).

렙틴이라는 화학물질은 뇌에서 '배부르다'는 포만감의 신호를 만들어 내지만, 뚱뚱한 사람은 이 신호에 대해 내성이 더 강하다는 것을 밝힌 과학적 증거가 있다. 따라서 비만한 사람은 다른 사람에 비해 포만감을 느끼지 못하고, 그 때문에 과식하게 되는 것이다. 실제로 비만 유전자(렙틴을 생성하는 유전자)가 결함이 있기 때문에 과식하기 쉬운 사람들이 있다.

② 만약 당신이 결함이 있는 비만 유전자^{ob gene}를 가지고 있기 때문에 충분한 렙틴을 생성하지 못한다는 말을 들었다면, 비만 유전자를 상처 입은 듯이 땅 위에 누워 있는 작은 캐릭터로 상상해 보라. 심지어 '비만'이라고 적힌 티셔츠나 외투를 볼 수도 있을 것이다.

특별한 관심과 애정을 보이며 간호하라. 비만에 약과 영양제를 제공하라. 비만 유전자가 더 튼튼해져서 빨갛게 달아오르는 것을 보라. 비만 유전자가 일단 건강해지면서 DNA 속으로 들어가는 것을 상상해 보라. DNA가 엄청난 힘으로 구부러지고 빛의 파동이 거침없이 이동하는 것을 보라. 이제 당신이 원하는 부위의 지방이 사라지는 것을 상상해 보라.

당신의 몸이 렙틴에 둔감해서 '배부르다'는 신호를 잘 들을 수 없다면 다음과 같은 이미지힐링을 해 보라. 정상적으로 렙틴은 뇌의 시상하부로 이동하고 거기서 렙틴 수용체와 결합한다. 그러니 이 이미지힐링을 할 경우, 렙틴 수용체가 렙틴 신호를 잘 듣지 못한다고 가정하는 것이다.

③ 렙틴 분자가 뇌의 시상하부를 돌아다니면서 '배부르다'고 외쳐 대지만 들리지 않는다고 상상해 보라(아마 밝은 색깔의 작은 유기체 모양이 될 것이다). 렙틴 수용체가 잠들어 있다. 렙틴 수용체가 세포의 표면에 붙어 있는 것을 상상해 보라(이번에도 색깔이 있는 형태지만 렙틴 분자에 맞는 것이어야 한다).

렙틴 수용체에게 다가가서 흔들어 깨워 보라. 렙틴 수용체가 갑자기 일어나면서 이런 말을 할 것이다. "미안해, 내 알람이 울리지 않았어." 그렇지 않으면 녀석이 일어나는 것을 상상해 보라. 렙틴이 '배부르다'고 외치고 거수경례를 한다. 렙틴이 구멍으로 사라져 세포로 들어가기 전에 렙틴이 더 가까이 다가와 둘이 껴안고 악수를 한다.

④ 당신이 도달하고자 하는 이상적인 체중을 가지고 있다고 상상해 보라. 그런 체중에 도달하게 한 모든 일에 대해 즐겁고 고마운 마음을 표현하라. 당신 자신이 하고 싶었던 몇 가지 일을 하는 것을 상상하고, 이상적인 체중과 체형을 가지게 된 당신에 대한 사람들의 반응을 상상해 보라.

그 이미지를 어떤 색깔이든 마음대로 빛으로 바꾸고, 지방을 제거하고 싶은 지방이 있는 부위로 빛을 이동시켜 보라. 지방이 제거되면서 몸이 당신이 바라던 사이즈와 체형으로 바뀌는 것을 상상해 보라.

통증Pain

① 당신의 통증 수준을 가리키는 다이얼이 있다고 상상하고 천천히 다이얼을 낮추어 보라. 계속해서 더 심한 통증이 밀려오는 것을 느낀다면, 다이얼을 어느 단계로 설정할 것인지를 결정하고 다시 낮추어라.

② 통증 신호가 통증 부위의 신경(통증 신경)에서 뇌의 신경세포로 이동하는 것

을 상상해 보라.

　　두 신경이 신경들 사이의 간격을 건너 서로 대화를 나눈다. 그러니 통증 신호를 전하는 두 신경의 말단 사이에 차단용 폴리스티렌 조각을 끼워 넣는다고 상상해 보라. 통증 신호가 쉬잇 하는 소리를 내는 전기처럼 전선을 따라 춤추다가, 폴리스티렌에 부딪쳐 그만 쉬잇 하는 소리를 내며 아무런 신호도 통과하지 못한다고 상상해 보라. 이것은 마법의 폴리스티렌 조각이어서 통증 신호만을 차단한다. 다른 색깔의 신호가 폴리스티렌을 뛰어넘는 것을 보라. 통과할 수 없는 것은 오직 통증뿐이라는 것을 확인하라.

③ 다음은 전문적으로 말하자면 이미지힐링이 아니지만 많은 사람들이 상당한 효과를 얻고 있는 방법이다. 통증을 느끼지 않으려고 저항할수록 통증은 더욱 격렬해진다. 그러니 통증에 저항하는 대신 통증을 느껴 보라. 통증에 온전히 주의를 집중하라. 통증을 알아차리는 상태가 되면 당신은 몸이 아니며 몸과 몸의 고통을 알아차리고 있다는 사실을 깨닫는 단계로 의식 수준이 높아지게 된다. 이것은 미묘한 변화지만 이처럼 무의식적으로 깊이 받아들임으로써 통증을 누그러뜨릴 수 있다.

두근거림 Palpitations

부정맥 참조.

파킨슨병 Parkinson's Disease

파킨슨병의 증상은 대뇌 기저핵에 분포하는 도파민의 생성 및 방출이 감소하는 것이 원인이 되어 발생하는 근육 떨림과 경직이다. 대뇌 기저핵은 운동을 관장하는 영역^{motor area}(운동령(領), 대뇌피질에서 운동 발현에 관계되는 영역 – 옮긴이)과 연결되는 부분으로, 선조체는 기저핵의 핵심이다.

① 뇌세포가 도파민을 생성할 것이라고 상상해 보라. 뇌세포가 스펀지 같은 것으로 이루어져 있다고 그려 보라. 이제 뇌세포를 짜내는 것을 상상하고, 도파민이 뿜어져 나오는 것을 상상해 보라. 도파민을 어떤 색깔을 가진 수많은 작은 거품들로 상상하고, 이 거품들이 뇌세포의 가지 위로 떠다니는 것을 상상해 보라.

거품들이 저마다 가지에 닿는 순간, 전기파가 당신의 뇌를 통해 신경을 따라 당신이 움직이고자 하는 각각의 근육으로 이동하는 것을 상상해 보라. 당신의 손을 완벽하게 움직이는 것을 상상해 보라.

이번엔 충분한 도파민을 생성하고 방출하지 못하는 뇌의 영역 내부를 상상해 보라. 스펀지를 짜내는 대신에, 상상의 다이얼을 올리고 작은 도파민 분자들이 만들어져 뿜어 나오는 것을 보라.

② 대뇌 기저핵에 '도파민 공장^{Dopamine Factory}'이라는 커다란 간판이 붙은 도파민 공장이 있다고 상상해 보라. 공장장이 뛰어 들어오며 이렇게 말하는 것을 상상해 보라. "곧 대량 주문이 쇄도할 겁니다. 생산성을 높여야 해요."

수많은 공사 현장 인부들이 도파민을 제조해서 커다란 트럭에 실어 뇌로 방출하는 것을 상상해 보라. 작은 도파민 분자들이 '운동령'이라는 간판이 붙은 뇌의 영역에 있는 가지의 끝을 향해 헤엄쳐 건너는 것을 상상해 보라. 운동령은 움직임을 관장하는 영역이다.

도파민 분자들이 뇌세포의 가지들로 흡수되는 것을 보고 전기적 충동이 신경을 따라 흘러가는 것을 보라.

추가로 6장에서 파킨슨병 환자들과 뇌졸중 재활을 위한 이미지힐링 사용 사례를 다시 읽어 보라. 실험 대상자들이 한 대로 해 보라(한 시간 동안 일주일에 두 번씩, 완전히 회복된 것처럼 근육을 움직이는 것을 상상하라. 원한다면 더 많이 할 수도 있다).

❀ 소화궤양Peptic Ulcer

소화궤양은 헬리코박터파일로리Helicobacter pylori균에 의해 발생하며, 증상은 특히 기름진 음식을 먹었을 때 느끼는 비정상적인 통증이다. 헬리코박터균을 완화하려면 감염 이미지힐링을 사용하라.

궤양을 자갈과 찐득거리는 것들로 가득 찬 위 안의 구덩이로 상상해 보라. 구강 궤양(구강염)에 걸렸다면 위궤양에서 한 것처럼 상상하라. 상상의 흡입 호스나 진공청소기를 사용해서 자갈과 찐득거리는 것들을 모조리 빨아낸다고 상상해 보라. 이제 인부들이 그 구덩이를 새로운 위 내벽 세포로 채우고 있는 것을 상상해 보라. 새로운 세포들이 젤리 같은 벽돌처럼 완벽하게 맞추어져 마침내 구덩이가 완전히 메워지고 위 내벽이 완벽한 모습으로 복구되는 것을 보라.

❀ 폐렴Pneumonia

폐렴은 보통 세균 감염으로 발생하는 폐의 염증이다. 감염 이미지힐링을 사용하라. 또한 면역 강화 이미지힐링을 사용할 수도 있다.

허파로 들어가는 것을 상상하고, 빨갛게 염증이 생긴 부위를 알아차려라. 부어오른 세포들을 하나하나 살펴보라. 이제 풍선에서 바람을 빼듯이 하나씩 공기를 빼 보라. 부어오른 세포에서 공기가 빠지면서 쉭 하고 귀에 거슬리는 소리가 나는 것을 들어 보라. 세포들이 정상적인 크기와 건강한 분홍색으로 회복되는 것을 보라.

❀ 원충 감염Protozoa Infections

원충은 몸에 침입할 수 있는 단세포 동물이다. 원충은 기생충과 마찬가지로 자신이 침입한 세포들을 공략한다. 예를 들어 말라리아 병원충은 말라리아의 원인이 되는 종류의 원충으로 적혈구에 침투한다.

① 어떤 기생충도 침투하지 못하도록 막는 보호 거품으로 당신의 세포들을 둘러싼다고 상상해 보라. 기생충들이 들어오려고 하지만 거품에 부딪쳐 튕겨 나가는 것을 눈여겨보라. 몇 차례 시도한 후에 기생충들이 포기하고 당신의 몸을 떠나는 것을 보라.

② 기생충들에게 말을 걸어 그들이 당신을 해치고 있으니 이제 당신의 몸에서 떠나 달라고 부탁하라. 그들이 당신을 해치고 있다는 사실을 모르고 있었다는 것을 알아차려라. 그들은 단지 먹이를 찾고 있었을 뿐이다. 세상에는

먹을 것이 널려 있다고 그들에게 말하라. 이제 기생충들이 당신의 몸을 떠나는 것을 보라. 그들이 안전하게 원하는 모든 것을 먹을 수 있는 멀리 떨어진 숲에 자리 잡는 것을 상상해 보라.

�֍ 류머티즘성관절염^{Rheumatoid Arthritis}

류머티즘성관절염은 면역 체계가 관절을 공격하는 자가면역질환이다. 자가면역질환 이미지힐링을 사용하라. 혹은 관절염 이미지힐링을 사용하라.

✖ 흉터^{Scars}

흉터는 섬유 조직이다. 섬유 조직을 하나씩 자르는 것을 상상하라. 한 가닥씩 자르면서 조직이 팅 하고 울리는 소리를 들어 보라. 조직이 사라지면 마법의 스킨 페인트를 사용해서 새로운 피부층에 페인트칠하는 것을 상상하라. 층마다 고루 발렸으면 완벽하게 형성된 피부층, 즉 건강한 피부 세포가 된 것을 알아차려라. 완벽하게 건강한 피부를 보게 될 때까지 점점 더 많은 건강한 세포층을 추가하라. 그렇지 않으면 앞에서 소개한 두 번째 수두 이미지힐링에서처럼 당신의 얼굴을 포토샵으로 상상하고 완벽해 보이는 피부를 만들 수도 있다.

✖ 좌골신경통^{Sciatica}

좌골신경통은 좌골신경의 압박으로 발생한다.

① 좌골신경통을 이미지화하려면 좌골신경이 바위 아래에서 압박을 받고 있는 것을 상상해 보라. 좌골신경을 어떻게든 마음대로 그려보라(아마 팽팽한 밧줄 모양이 될 것이다). 이제 바위를 굴려 좌골신경을 풀어 주는 것을 상상해 보라. 좌골신경이 정상 위치로 돌아가면서 좌골신경의 긴장이 줄어드는 것을 보라.

② 마치 나무나 바위에 단단히 묶인 밧줄처럼, 좌골신경이 정상적인 자리를 벗어나 뼈나 근육 주위에 오른쪽이나 왼쪽으로 팽팽히 뻗은 것을 상상해 보라.

뼈나 근육을 천천히 풀어 주어 좌골신경이 부드럽게 제자리로 되돌아가는 것을 상상하라. 되돌아가면서 당신의 손에 신경을 붙잡고 있는 것처럼 긴장이 완화되는 것을 느껴 보라.

❀ 부비강염Sinusitis

부비강염은 폐렴 연쇄상 구균이나 헤모필루스 인플루엔자라는 세균 감염으로 발생한다. 부비강(副鼻腔)은 두개골 속의 공기로 차 있는 공간이다. 부비강염은 부비강에서 코로 이어지는 좁은 구멍이 막히는 원인이 된다. 말하자면 콧물이 자유롭게 흘러내리지 못한다. 결과적으로 압력이 높아져 얼굴과 머리의 통증을 유발한다.

① 몹시 팽창한 풍선이라고 상상해 보라. 풍선이 얼마나 팽창해 있는지를 알아차려라. 공기가 빠지면서 쉭 하고 귀에 거슬리는 소리가 나는 것을 들어 보라. 이제 다시 부비강에 콧물이 자유롭게 흐르는 것을 상상하라.

② 빨갛게 부푼 세포들을 상상해 보라. 너무 부풀어서 터널(부비강과 코 사이의 통로)
이 막혀 콧물이 흐르지 못하는 것을 상상하라. 밸브가 있다고 상상하고 밸
브를 돌려 마치 풍선의 공기를 빼듯이 세포들이 수축되는 것을 상상하라.
공기가 빠지면서 쉭 하고 귀에 거슬리는 소리가 나고 세포들이 보통 크기
로 회복되는 것을 보라. 빨갛게 부푼 세포들이 짜부라지면서 콧물이 수월
하게 터널을 통과하는 것을 보라.

감염을 완화하기 위해 감염 이미지힐링을 추가로 사용할 수 있다.

⊗ 식도염 Sore Throat

인후염 참조.

⊗ 척수손상 Spinal Cord Injury

일부 척수손상 환자들은 척추가 부러진 경우도 있지만, 대부분의 부
상은 척추는 그대로 있지만 운동신경이 손상되는 경우가 주원인이다.
다음 이미지힐링은 손상된 신경을 다시 연결하는 것을 상징하기 때문에
어느 질병에나 사용할 수 있다.

① 광섬유 케이블을 본 적이 있다면 그것이 수백 가닥의 광섬유로 이루어져
있다는 사실을 알 것이다. 척수손상을 개별 섬유 가닥들 중 몇 개가 끊어진
것으로 상상해 보라. 즉 척추의 신경이 손상된 것으로 생각하라.
　이제 마법의 실로 손상된 신경을 하나씩 다시 연결하는 것을 상상해

보라. 신경의 한쪽 끝을 묶고 나서 다른 쪽 끝까지 꿰매고 양쪽 끝을 잡아당겨 연결하라. 개별 신경이 회복되면 새로 복구된 부분에 당신이 좋아하는 색깔로 전기파가 흐르는 것을 상상해 보라.

그런 다음, 파동이 당신의 뇌에서부터 신체 각 부위로 흐르는 것을 보라(어느 부위든 처음에 연결되어 있다고 느껴지는 곳부터 시작하라). 당신이 점점 더 많은 신경을 복구하면서 당신의 뇌에서부터 온몸으로 파동이 전해지는 것을 보라.

② 그렇지 않으면 마법의 실을 이용하는 대신에 끊어진 신경의 끝에 마법의 비료를 뿌리는 것을 상상할 수도 있다. 이제 절단 부위의 다른 쪽 끝을 향해 신경이 자라는 것을 눈여겨보라(식물이나 꽃이 자라는 것을 저속도 촬영 사진으로 보듯이). 잘 자라 두 끝이 서로 연결되어 끊긴 부위가 치료될 때까지 좀 더 많은 비료를 주라. 그런 다음 앞에서와 같이 전기적 충동을 느껴 보라.

③ 골수 안으로 들어가는 것을 상상해 보라. 활동하지 않고 있는 줄기세포들로 가득 찬 방이나 굴, 동굴을 상상해 보라. 줄기세포들과 대화를 나누면서 그들에게 척수 세포가 되어 달라고 부탁하라. 줄기세포들이 들떠서 "알겠어요!"라고 말하는 것을 상상해 보라. 그들은 단지 명령을 기다리고 있는 중이다.

줄기세포들이 골수로부터 척수손상이 있는 부위로 이동하는 것을 상상해 보라. 건강한 척수 세포들이 어떻게 보이는지를 눈여겨보고, 이제 줄기세포들이 그런 유형의 세포로 바뀌어 건강한 세포 옆에서도 자연스럽게 어울리는 것을 눈여겨보라. 새로운 세포들이 자리를 차지하면서 척수손상이 완전히 회복되는 것을 보라.

④ 6장에서 설명한 사지 마비 환자들이 성공을 거둔 상상의 운동 연구에서와 마찬가지로, 당신도 상상의 운동을 해 볼 수 있다. 예를 들어 손가락 운동 같은 한 가지 운동을 선택하라. 수없이 반복해서 손가락을 움직이는 것을 상상해 보라. 이 이미지힐링은 당신의 뇌 지도를 재생시키는 데 도움이 될 것이다.

⊛ 발진Spots

여드름 참조.

⊛ 스트레스Stress

다음 이미지힐링은 당신이 스트레스를 받고 있다고 느낄 때 할 수 있는 방법이다.

① 스트레스를 팽창한 풍선이라고 상상해 보라. 풍선이 얼마나 팽창해 있는지를 먼저 알아차려라. 이제 심호흡을 하면서 풍선의 매듭을 풀어 공기가 서서히 빠져나가는 것을 눈여겨보라. 공기가 빠지면서 쉭 하는 소리가 나는 것을 들어 보라. 풍선이 완전히 쪼그라드는 것을 보라. 이 장면에 재미를 더하기 위해 당신이 숨을 내쉴 때 스트레스 풍선이 수축하면서 귀에 거슬리는 소리를 내는 것을 상상해 보라. 완전히 이완되고 마음이 안정될 때까지 필요한 만큼 반복해서 이 이미지힐링을 사용할 수 있을 것이다.

일단 마음이 안정되면 당신의 스트레스 풍선이 완전히 짜부라졌는지, 즉 당신의 스트레스 수준이 제로까지 감소했는지를 알아차려라. 이 이미지힐링은 많이 할수록 더 잘 알아차리게 되어 일단 이완한 후에는 필요할 때만 하면 된다.

② 마음속의 스트레스를 상상해 보라. 스트레스를 쉬잇 하는 소리를 내면서 번쩍이는 빛의 공으로 보라. 이제 그 위에 '스트레스 수준'이라는 단어가 적힌 다이얼을 상상해 보라. 다이얼이 가리키고 있는 스트레스 수준에 주목하라. 심호흡을 하라. 숨을 내쉬면서 다이얼의 수준을 낮추어라. 이렇게 하면서 빛이 점점 더 줄어들다가 이윽고 '펑' 하는 소리를 내며 완전히 사라지는 것을 눈여겨보라.

③ 한 잔의 물을 상상해 보라(무슨 색깔이든 어떻게든 마음대로 상상해 보라). 이 물은 안정의 물이다. 이제 한 잔 마시는 것을 상상해 보라. 안정의 물이 당신의 목구멍으로부터 몸으로 흘러드는 것을 상상해 보라. 이제 머리와 얼굴, 어깨, 팔, 손, 몸통 등 몸 전체로 흘러내리는 것을 느껴 보라.

④ 당신이 스트레스를 느끼는 모든 일과 사람, 상황을 상상해 보라. 그런 것을 한곳에 모으고, 이제 그 이미지를 점점 더 작게 줄여 나가면서 완두콩만큼 작아질 때까지 계속 낮추어 가라. 이제 완두콩만 해진 것을 손에 들고 튀겨 날려 버려라. 당신이 괴력의 소유자여서 아주 가볍게 십 리 밖으로, 아니 지구 밖으로 튀겨 버리는 것을 상상해 보라.

뇌졸중 Stroke

뇌졸중은 혈액 공급의 감소로 인한 뇌 기능의 급격한 손실을 설명하기 위해 사용되는 용어다. 뇌졸중은 흔히 신체 한쪽 부분의 감각이 둔해지는 증상이 따른다. 다음 이미지힐링은 손상된 뇌 영역을 재건하기 위해 만들어진 것이다.

손상된 뇌 영역의 내부가 나무와 덤불이 다 타 버린 들판과 같다고 상상해 보라. 마치 산불이라도 났던 것처럼 보인다. 아니면 산림을 벌채해서 남은 거라곤 불모지뿐인 것처럼 보인다. 이제 새로운 씨앗을 뿌린다고 상상해 보라. 땅에 씨앗을 하나 심고, 그 씨앗이 나무(뉴런)로 자라는 것을 눈여겨보라. 의학 교과서나 인터넷에서 그런 그림을 찾아볼 수 있을 것이다. 신경의 연결망 모습과 나뭇가지 모습의 유사성에 주목하라.

마치 식물이나 꽃이 씨앗으로부터 다 자란 나무로 성장하는 모습을 찍은 저속도 촬영 사진을 몇 초 만에 보고 있는 것처럼, 이런 일이 몇 초 만에 일어나는 것을 보라. 나무의 가지가 새로 자라나는 것을 눈여겨보라.

이제 다른 씨앗을 뿌리고, 그 씨앗이 나무로 자라는 것을 보라. 그리고 그 나무의 가지가 자라나는 것을 눈여겨보라. 또 나뭇가지가 자라면서 두 나무의 나뭇가지가 서로 향해 가지를 뻗어 연결되는 것을 보라.

두 가지가 연결될 때, 전기 충격이 한 가지에서 다른 가지로 흐른 다음 움직임이 부자유스러운 신체 부위로 흘러내려 가는 것을 상상해 보라. 더 많은 씨앗을 뿌리고 그 씨앗이 자라는 것을 눈여겨보라. 나뭇가지들이 이웃한 나무의 가지들과 연결되는 것을 보고 전기 충격을 눈여겨보라. 숲 전체에 나무를 다시 심어라.

이 이미지힐링을 할 수 있는 두 가지 방법이 있다. 우선 각각의 이미지힐링과 더불어 점점 더 많은 나무를 심어 수 주, 혹은 수개월 후에는 다시 숲이 우거진 모습을 볼 수 있을 것이다. 새로운 연결이 만들어진 것을 눈여겨보라.

둘째, 숲 전체에 씨앗을 뿌리고 나무들이 점차 자라는 것을 상상해 보라. 이런 식으로 수 주, 혹은 수개월 동안 온 숲의 나무들이 씨앗에서 작은 나무로, 이어 키 큰 나무로 자라는 것을 볼 수 있을 것이다. 각별한 관심과 인내심을 가지고 아기 나무를 기를 수도 있다. 어쩌면 어린아이에게 말을 하듯이 나무들에게 말을 걸고 그들이 어떻게 서로 연결될 수 있는지 알려줄 수도 있다. 이윽고 울창하게 우거진 숲을 보라

이미지힐링을 사용한 뇌졸중 재활 사례를 다시 읽어 보라. 날마다 완전히 회복된 것처럼 근육을 움직이는 것을 상상해 보라.

⊗ 매독^{Syphilis}

매독은 스피로헤타^{spirochete}과에 속하는 트레포네마 팔리덤^{Treponema pal-lidum}균에 감염되어 발생하는 성병이다.

감염 이미지힐링을 사용하라. 트레포네마 팔리덤균은 스피로헤타^(나선상 구균)이다. 그러니 이 이미지힐링의 효과를 높이기 위해 세균을 파스타 같은 작은 나선형의 균으로 상상해 보라.

⊗ 식도염^{Throat}(인후염이나 후두염)

감염을 완화시켜 인후염을 완화시키려면 감염 이미지힐링을 사용할 수 있다. 그렇지 않으면 다음 이미지힐링을 하라.

빨갛게 부어오른 부위에 마법의 냉각수를 스프레이로 뿌리는 것을 상상해 보라. 시원한 느낌을 상상해 보라. 냉각수도 지우개 역할을 하는 것을 상상

해 보라. 빨개진 피부가 건강한 분홍색으로 회복되는 것을 상상해 보라. 마치 풍선의 바람을 빼듯이 부어오른 부위가 가라앉고 완전히 낫는 것을 상상해 보라.

🞕 독소 ^{Toxins}

수은, 코발트, 납, 돌가루(규토), 석면, 식품 오염 물질, 농약, 공업 용제, 화학물질 등 많은 물질이 인체에 독성이 있다. 이 이미지힐링은 당신의 몸에서 제거하기를 바라는 것이 있다고 느끼는 모든 부위의 질병에 적용할 수 있다. 예를 들어 암이나 세균, 원충 감염, ME, 통증에도 이 이미지힐링을 적용할 수 있다.

① 수정처럼 맑은 세정액이 당신의 머리 꼭대기에서부터 흘러서 당신의 몸을 타고 발바닥까지 흘러내리는 것을 상상해 보라. 세정액이 머리와 얼굴, 어깨, 팔, 손, 몸통, 엉덩이, 다리, 발 등 몸 전체로 흘러내리는 것을 느껴 보라.

처음에 씻어 내기 시작할 때는 발바닥에서 흘러내리는 액체가 짙은 색으로 보일 것이다. 체내 독성이 그 정도로 진하다는 의미다. 하지만 계속해서 세정액이 당신의 몸으로 흘러들면서 점차 밝은 색이 되는 것을 보라. 마침내 수정처럼 맑은 물이 당신의 머리 꼭대기로부터 발바닥까지 흘러내리고, 체내에는 독소가 전혀 남아 있지 않게 된다.

② 정원에서 흙을 걸러 내는 데 사용하는 어떤 원형의 그물이 있다고 상상해 보라. 당신의 머리 꼭대기에서부터 신체를 통해 내려와 발로 나가는 독소

입자들을 잡아내는 그물을 상상해 보라. 그물에 걸린 독소를 확인하고, 독소들을 햇살 아래로 옮겨 처리하도록 하라. 땅의 여분의 열을 공급하여 독소를 태우도록 하라.

③ 독소를 온몸의 조직이나 기관에 들러붙은 자잘한 먼지나 진흙 가루로 상상하고 독소들을 빨아들이는 상상의 진공청소기를 사용해 보라.

✥ 결핵 Tuberculosis, TB

결핵은 결핵균^{mycobacterium tuberculosis bacteria}에 의해 발생한다. 결핵균은 작은 막대 모양의 미생물이다(이것이 당신의 이미지힐링에 아주 특별한 의미가 있을 수 있다).

① 당신이 결핵균에 감염되어 일부 세포가 병에 걸렸다고 상상한다면, 그 세포들을 하나씩 건강한 세포로 회복시키는 것을 상상해 보라. 병에 걸린 세포들에게 세포가 필요로 하는 온갖 맛있는 것으로 만들어진 특별한 영양제를 제공한다고 생각하라. 한 숟가락씩 약을 먹을 때마다 세포들이 웃으면서 "으음."이라고 말하는 것을 보라. 그들의 얼굴에 화색이 돌아오는 것을 상상해 보라. 그리고 세포들이 점점 더 건강해지는 것을 보라. 녹색 재생의 빛으로 빛나는 것을 보라. 완벽한 건강을 회복한 것을 보라.

② 골수 안으로 들어가는 것을 상상해 보라. 활동하기 전 휴식 상태에 있는 줄기세포들로 가득 찬 방이나 굴, 동굴을 보라. 줄기세포들과 대화를 나누면서 그들에게 결핵 때문에 손상된 세포가 되어 달라고 부탁하라. 줄기세포들이 들떠서 "알겠어요!"라고 말하는 것을 상상해 보라. 그들은 단지 명령

을 기다리고 있었던 것이다.

줄기세포들이 골수로부터 나가 가령 폐라든가 결핵 때문에 손상된 부위로 이동하는 것을 보라. 건강한 세포들이 이 부위에서 어떻게 보이는지를 알아차려라(항상 주위에 건강한 세포들이 있을 것이다). 이제 줄기세포들이 그런 유형의 세포로 바뀌어 건강한 세포 옆에서도 자연스럽게 어울리는 것을 눈여겨보라. 새로운 세포들이 자리를 차지하면서 척수손상이 완전히 회복되는 것을 보라.

❀ 궤양˙Ulcer

소화궤양 참조. 소화궤양 이미지힐링은 모든 유형의 궤양에 적용될 수 있다.

❀ 하지 정맥류˙Varicose Veins

하지 정맥류는 과도하게 팽창한 정맥으로 주로 다리에 나타난다.

과도하게 팽창한 정맥을 상상해 보라. 팽창한 정맥의 꼭대기에 밸브가 있다고 상상하라. 이제 밸브를 돌려 천천히 공기를 빼라. 풍선이나 에어 베드의 공기를 빼는 것처럼 바람이 빠지면서 귀에 거슬리는 소리가 나는 것을 상상하라. 이렇게 하면서 풍선이 짜부라지는 것을 상상해 보라. 팽창한 정맥이 정상으로 수축하는 것을 상상하기 위해 이 이미지를 사용하라. 각각의 정맥마다 이 이미지힐링을 하라.

❀ 바이러스 ^{Viruses}

다음 이미지힐링은 모든 바이러스 감염에 적용될 수 있다.

① 바이러스가 면역 세포와 결합하는 면역 세포의 수용체를 상상해 보라. 바이러스가 그들을 알아보고 세포에 결합할 수 없도록 형태를 바꾼다고 상상해 보라. 이 이미지힐링에 흥미를 더하기 위해 수용체가 웃기는 가발이나 커다란 안경, 큰 이빨 등을 착용하여 변장하고 있는 것을 상상해 볼 수도 있다.

바이러스가 세포로 들어가는 것을 막는 다른 방법을 상상해 볼 수도 있다. 예를 들어 수용체가 스스로 뒤집어지거나 바이러스를 헷갈리게 하는 소리를 낼 수도 있다. 바이러스가 결국 세포로 들어가는 것을 포기하고 당신의 몸을 떠나는 것을 보라.

② 바이러스에게 말을 걸어 그들이 당신의 몸을 해치고 있다고 말하라. 그들이 이런 사실을 깨닫지 못하고 있다고 상상해 보라. 그들과 다정하게 대화를 나누면서 떠나 달라고 부탁하라. 그런 다음 그들이 활짝 웃으며 당신의 몸을 떠나는 것을 보라.

③ 당신의 몸 안에서 컴퓨터를 사용하는 것을 상상해 보라." 세계적인 안티 바이러스 프로그램을 업로드하라(혹은 모든 바이러스를 소멸시킬 수 있는 프로그램을 의미하는 다른 제목)."라는 명령을 타이핑해서 입력하라. '엔터'를 눌러라. 단어들이 화면 위를 날아 (마음에 떠오르는 어떤 색깔이든) 빛으로 바뀌는 것을 보라. 그 빛이 수백만의 빛으로 늘어나 당신의 몸 전체로 이동하는 것을 보라. 그 빛이 마음이 데려가는 대로 어디든지 당신의 혈류, 기관, 목구멍, 코 등으로 가는

것을 보라. 당신의 온몸이 빛으로 빛나는 것을 보라.

⊗ 사마귀와 무사마귀 ^{Warts and Verrucas}

사마귀와 무사마귀는 인유두종 바이러스 ^{human papilloma virus, HPV}에 의해
발생하는 작은 부위의 거칠어진 피부다. 사마귀와 무사마귀는 편평하거
나 도드라질 수 있다.

① 유색의 산을 가지고 사마귀와 무사마귀에 걸린 세포 위에 바르는 것을 상
  상해 보라. 사마귀들이 녹아내리는 것을 눈여겨보라. 쉬잇 하는 소리를 들
  어 보라. 세포들이 녹으면서 사마귀와 무사마귀가 점점 더 작아지는 것을
  상상해 보라.

② 사마귀에게 말을 걸어 더 이상 그들이 필요하지 않다고 말해 주라. 그들이
  삶의 일부가 되어 준 것을 고마워하라. 세포들이 활짝 웃으며 손을 흔들어
  인사하고 떠나는 것을 지켜보라.

⊗ 다이어트 ^{Weight Loss}

다음 이미지힐링은 운동과 건강식을 병행하면 최대의 효과를 얻을
수 있다.

① 작은 팩맨이나 피라니아 물고기들이 당신이 제거하고 싶은 지방을 먹어 치
  우는 것을 상상해 보라. 그들이 지방을 아주 맛있게 먹어 치우는 것을 보라.
  그들이 점점 더 뚱뚱해지는 것을 눈여겨보라. 정말로 배를 가득 채우자 그

들이 만면에 흡족한 미소를 띠고 당신의 몸을 떠나는 것을 상상해 보라. 그들이 새로 온 배고픈 팩맨이나 피라니아들에게 자리를 내주는 것을 그려보라.

② 지방이 많은 부위의 세포들을 상상해 보라. 세포들을 따라다니면서 호스로 지방을 흡입하는 것을 상상해 보라. 각각의 세포에서 지방이 빠지면서 피부가 팽팽해지고 정상 세포로 돌아가는 것을 상상해 보라. 각각의 세포가 당신이 원하는 그대로 보이는 것을 상상해 보라.

③ 몸의 지방 안에 '지방 연소'라는 표지가 붙은 작은 피스톤이 있다고 상상해 보라. 피스톤이 아주 천천히 오르내린다고 상상하라. 이것은 지방이 연소되는 속도를 나타낸다. 속도 설정이 있는 피스톤의 측면에 작은 다이얼이 있는 것을 눈여겨보라. 다이얼을 올리고 작은 피스톤이 점점 더 빨리 움직이는 것을 눈여겨보라. 그렇지 않으면 피스톤 옆에 감독이 서 있다고 상상해 보라. 그에게 속도를 높이라고 부탁하라. 그리고 열성적으로 "알겠어요!"라고 말하는 것을 들어라.

이제 공장 굴뚝을 상상해 보라. 하지만 보통의 굴뚝이 아니다. 당신의 지방을 태우고 있는 굴뚝이다. 굴뚝 꼭대기에서 연기가 흘러나오는 것을 눈여겨보고, 증기기관차의 경적 같은 소리를 내는 것을 상상해 보라. 본래 이 굴뚝은 거의 보이지 않았지만, 이제는 아래쪽에 불이 있는 것이 분명해 보였다. 연기가 당신의 몸에서 이동하는 것을 보라.

❀ 기생충 감염 Worm Infections

기생충 감염은 전 세계적으로 환자가 약 30억 명이나 될 정도로 흔하다. 특히 열대지방이나 개발도상국에 만연해 있다. 장 내에는 많은 기생충이 살고 있지만 일부는 성충이 되면 다른 기관으로 이동하기도 한다.

기생충이 그다지 좋아하지 않는 종류나 색깔의 빛을 비춰라. 이제 기생충이 있는 신체 내부에 다양한 색깔의 작은 빛을 상상해 보라. 이제 다이얼을 올리고 빛이 점점 더 밝아지는 것을 상상해 보라. 빛이 기생충을 해치지는 않지만 그들에게는 너무 강해지는 것을 보라. 마치 우리가 뜨거운 햇볕을 피해 그늘로 들어가려는 것과 같다. 기생충이 몸을 떠나는 것을 보라.

자연과 영혼의 만남은 지성을 풍요롭게 하고
더 풍부한 상상력을 선사해 준다.

– 헨리 데이비드 소로 Henry David Thoreau

DNA
이미지힐링

여기에서는 두 가지 이미지힐링을 소개하려고 한다. 첫 번째 것은 몇 년 전에 만들었는데 모든 경우에 적용될 수 있기 때문에 이 책에 포함시키는 것이 좋을 것 같다는 생각이 들었다. 더 특수한 두 번째 이미지힐링은 결함 있는 유전자를 가졌다는 말을 듣는 사람의 질병에 적용될 수 있을 것이다.

DNA는 약 2만 5,000개의 유전자로 이루어져 있다. 나는 이 유전자들을 크리스마스트리 전구로 상상하기를 좋아한다. 왜냐하면 끊임없이 스위치가 점멸하기 때문이다. 유전자 스위치가 켜질 때 유전자들은 단백질, 효소, 호르몬 등 여러 물질을 생성한다. 따라서 유전자 스위치가 점멸하는 것을 통해 신체가 성장하고 복구된다.

이 이미지힐링의 요점은 상징적으로 질병을 유발하거나 지속하게 하는 단백질을 생성하는 유전자의 스위치는 _끄고_, 질병을 치료하는 단백질을 생성하는 유전자의 스위치는 켜는 것이다. 이런 유전자 설정을 나는 '유전자 프로그램'이라고 부른다.

이것이 바로 상징적인 이미지힐링이다. 신경 조직은 DNA에 연결되어 있지 않으며, 우리는 자신이 선택한 특정한 유전자 스위치를 켜거나 _끄지_ 않는다. 나는 상징적인 이미지힐링을 할 때 우리가 일어나기를 바라는 것을 자신의 신체에게 지시한다고 확신한다. 그래서 몸은 도달할 필요가 있는 생물학적 경로는 무엇이든 모두 사용한다. 이 이미지힐링은 마음-DNA 상호작용에 관심이 있는 사람들에게 유용하며, 이것을 통해 사람들은 자신의 이미지힐링을 이전의 것과 다른 방식으로 더 구체화시킬 수 있다.

**첫 번째
이미지힐링**

질병이 발생한 신체 부위를 집중해서 상상해 보라. 그 신체 내부로 들어가 DNA를 보라. DNA가 어떻게 보이는지 모른다면 인터넷이나 책에서 DNA의 그림을 찾아보라. DNA를 두 가닥의 꼬인 스파게티처럼 꼬여 있는(머리카락을 땋은 것처럼 서로 꼬여 있는) 가닥으로 상상해 보라. 이제 DNA 가닥 전체를 마음속으로 상상하라.

이제 마음속으로 '내게 이 질병을 지속시키는 단백질을 생성하는 유전자 프로그램을 보여 달라'고 말하라. 일부(하나나 둘, 혹은 당신이 옳다고 느끼는 만큼 많은 수의) 유전자가 다른 유전자에 비해 더 빛나고 있다고 상상해 보라.

심호흡을 하라. 숨을 내쉬면서 다이얼을 낮추어 완전히 '꺼짐'으로 설정하라. 빛이 점점 더 어두워지다가 이윽고 숨을 완전히 내쉬면서 빛이 아예 사라지는 것을 상상해 보라.

이번에는 마음속으로 '내게 이 질병을 치유할 수 있는 단백질을 생성하는 유전자 프로그램을 보여 달라'고 말하라. 일부(하나나 둘, 혹은 당신이 옳다고 느끼는 만큼 많은 수의) 유전자가 쉬고 있는 유전자에 비해 빛나고 있다고 상상해 보라. 숨을 내쉬면서 다이얼을 올려 완전히 '밝음'으로 설정하라. 빛이 점점 더 밝아지다가 이윽고 숨을 완전히 들이쉬면서 빛이 아주 환해지는 것을 보라. 숨을 내쉬면서 유전자들이 밝음을 유지하고 있는 것을 보라.

이제 당신의 세포로부터 되돌아 나오는 것을 상상하라. 세포들을 보면서 마음속으로 이렇게 말하라. '치유된 것을 보여주세요.' 당신의 세포들이 새로운 생명으로 호흡하는 것을 상상해 보라. 마음의 눈에 띄는 모든 변화를 알아차려라. 때로는 뚜렷한 변화나 다른 이미지들이 이미지힐링과 함께 무의식적으로 떠오르기도 한다.

예를 들어 이 이미지힐링을 어디에 적용하느냐에 따라 병든 세포나 신체 부위가 정상으로 회복되는 것을 상상해 보라. 암에 걸렸다면 마치 종양에 달린 밸브를 열어 공기를 완전히 빼 버린 것처럼 종양이 줄어들어 아예 없어지는 것을 보라.

이런 이미지들을 치유가 이루어졌다는 확증으로 받아들여라. 이제 당신의 온몸을 상상하고 자신의 몸이 쉽게 움직이는 것을 보라. 자신이 완벽하게 건강한 것을 보라.

이렇게 말하라. "고맙습니다. 치유되었습니다. 치유되었습니다." 이 것이 바로 이 이미지힐링을 마치는 방법이다. 이렇게 함으로써 성취와 종결의 느낌을 갖게 된다. 이 이미지힐링을 전부 끝내는 데 고작 몇 분밖 에 걸리지 않는다.

다음 이미지힐링은 암과 낭포성 섬유증을 위한 것과 같지만 다른 질 병을 위해 여기서 다시 언급할 필요가 있다고 생각한다.

유전학이 상당한 진전을 보이고 있지만 어떻게 유전자가 질병을 발 생시키고 치료하는지에 대한 유전학적 지식은 계속 확장되고 있으며, 우리는 수년 전만 해도 불가능해 보이던 것을 지금 알고 있다. 결함이 있 는 유전자라도 대부분 우리 신체는 생각보다 훨씬 더 잘 기능할 수 있는 능력이 있다고 나는 믿는다. 사람에 따라서는 거의 병에 걸리지 않는 완 벽한 건강을 누릴 수도 있다고 생각한다.

두 번째
이미지힐링

결함이 있는 유전자가 마치 상처 입은 듯 이 땅 위에 누워 있는 것을 상상해 보라. 그것을 상처 입은 작은 생물로 보라. 이제 굉장한 관심과 애정을 보이면서 그 유전자가 생명을 되찾도 록 간호하라. 약과 영양제를 주라. 그 유전자가 더 건강해지면서 빛을 내 는 것을 보라. 시간이 지나면서 점차 완벽한 건강을 찾는 것을 보라. 상 상해 보라. 그리고 나서 일단 건강해지면 그 유전자가 DNA로 들어가는 것을 상상하라. 굉장한 관심과 애정을 보이며 결함이 있는 유전자가 생명을 되찾도록 간호하는 것을 상상해 보라. DNA가 엄청난 힘으로 신축성을 보이고 빛의 파동이 거침없이 이동하는 것을 보라. 이제 질병이 사라지는 것을 상상해 보라.

제1장

메이오 클리닉^{Mayo Clinic}의 낙관론자와 비관론자에 관한 연구에 대해서는 토시히코 마루타^{Toshihiko Maruta} 등의 《메이오 클리닉 회보^{Mayo Clinic Proceedings}》(August 2002), 또는 웹사이트 www.sciencedaily.com/releases/2002/08/020813071621.htm를 참조하라.

2004년 999명의 네덜란드인에 관한 연구에 대해서는 《일반 정신의학 회보^{Archives of General Psychiatry}》(2004, 61, 1126-35)에 실린 E. J. Giltay, J. M. Geleijnse, F. G. Zitman, T. Hoekstra와 E. G. Schouten 공저 'Dispositional optimism and all-cause and cardiovascular mortality in a prospective cohort of elderly Dutch men and women'를 참조하라.

수녀에 관한 연구에 대해서는 《성격과 사회심리학 회보^{Journal of Personality and Social Psychology}》(2001, 80(5), 804-13)에 실린 D. D. Danner, D. A. Snowdon와 W. V. Friesen 공저 'Positive emotions in early life and longevity: findings from the nun study'를 참조하라.

자원봉사자들을 감기와 독감 바이러스에 노출시킨 연구에 대해서는 《심신의학^{Psychosomatic Medicine}》(2006, 68, 809-15)에 실린 S. Cohen, C. M. Alper, W. J. Doyle, J. T. Treanor와 B. Turner 공저 'Positive emotional style predicts resistance to illness after experimental exposure to rhinovirus or influenza A virus'를 참조하라.

200명의 전기통신 회사 중역들에 대한 기사는 《Vibrant Life, March-April》(2003)에 실린 Peggy Rynk 저 'The value of a healthy attitude: how faith, anger, humor, and boredom can affect your health'를 참조하라.

긍정적인 태도가 심장 질환에 가장 좋은 예방책이라는 사실을 밝힌 586명을 대상으로 수행한 연구에 대해서는 《American Heart Association Annual Scientific Sessions》(Anaheim, CA, 12 November 2001)에 실린 D. M. Becker 저 'Positive attitude is best prevention against heart disease'를 참조하라. 이 연구에 대한 설명을 보려면 웹사이트 www.hopkinshospital.org/health_info/Heart/Reading/positive_attitude를 방문하라.

866명의 심장병 환자와 긍정적인 태도에 관한 연구에 대해서는 《American Psychosomatic Society》(March 2003)에 실린 B. Brummett 저 'Positive outlook linked to longer life in heart patients'를 참조하라. 이 연구에 대한 설명을 보려면 웹사이트 dukemednews.org/av/medminute.php?id=6511를 방문하라.

정서적 활력에 관한 연구에 대해서는 《일반 정신의학 회보^{Archives of General Psychiatry}》(2007, 64(12), 1393-1401)에 실린 L. D. Kubzansky와 R. C. Thurston 공저 'Emotional vitality and incident coronary heart disease: benefits of healthy psychological functioning'를 참조하라.

결혼 생활이 힘들면 심장도 힘겨워 한다는 연구에 대해서는 다음을 참조하라.
- 《American Psychosomatic Society 64th Annual Meeting》(Denver, CO, 3 March 2006)에 실린 T. W. Smith, C. Berg, B. N. Uchino, P. Florsheim와 G. Pearce 공저 'Marital conflict behavior and coronary artery calcification'.

- 《심신의학Psychosomatic Medicine》(2007, 69(5), 441 - 48)에 실린 T. W. Smith, B. N. Uchino, C. A. Berg 등의 'Hostile personality traits and coronary artery calcification in middle-aged and older married couples: different effects for self-reports versus spouse ratings'.
- 《Cleveland Clinical Journal of Medicine》(2007, 74(1), S99 - S104)에 실린 P. Pearsall 저 'Contextual cardiology: what modern medicine can learn from ancient Hawaiian wisdom'.

적대감에 대한 25년간의 연구에 대해서는 《심신의학Psychosomatic Medicine》(1983, 45(1), 59 - 63)에 실린 J. C. Barefoot, W. G. Dahlstrom와 R. B. Williams 공저 'Hostility, CHD incidence, and total mortality: A 25-year follow-up study of 255 physicians'를 참조하라.

심장 질환의 지표로서 적대감에 관한 연구에 대해서는 《미국 의사협회지Journal of the American Medical Association》(2003, 290(16), 2190 - 92)에 실린 R. B. Williams, J. C. Barefoot와 N. Schneiderman 공저 'Psychosocial risk factors for cardiovascular disease: more than one culprit at work'를 참조하라.

핀란드 사람들의 삶의 만족도에 관한 연구에 대해서는 《미국 전염병학 회지American Journal of Epidemiology》(2000, 152(10), 983 - 91)에 실린 H. Koivumaa-Honkanen, R. Honkanen, H. Viinamaki, K. Heikkila, J. Kaprio와 M. Koskenvuo 공저 'Self-reported life satisfaction and 20-year mortality in healthy Finnish adults'를 참조하라.

'돈으로 행복을 살 수 있다'는 연구에 대해서는 《University of British Columbia Media Release》(20 March 2008)에 실린 Elizabeth Dunn 저 'Money buys happiness when you spend on others: UBC and Harvard research'를 참조하라. 미디어에 공개된 내용을 보려면 웹사이트 www.publicaffairs.ubc.ca/media/releases/2008/mr-08-032.html를 방문하라.

노화에 대한 마음가짐의 효과에 대해서는 《성격과 사회심리학 회지Journal of Personality and Social Psychology》(2002, 83(2), 261 - 70)에 실린 B. R. Levy, M. D. Slade, S. R. Kunkel와 S. V. Kasl 공저 'Longevity increased by positive self-perceptions of ageing'를 참조하라.

긍정적인 태도가 혈압에 좋은 영향을 미친다는 연구에 대해서는 《심신의학Psychosomatic Medicine》(2006, 68, 727 - 33)에 실린 G. V. Ostir, I. M. Berges, K. S. Markides와 K. J. Ottenbacher 공저 'Hypertension in older adults and the role of positive emotions'를 참조하라.

노쇠함과 마음가짐의 연관에 대한 연구는 《심리와 노화Psychology and Aging》(2004, 19(3), 402 - 08)에 실린 G. V. Ostir, J. Ottenbacher와 K. S. Markides 공저 'Onset of frailty in older adults and the protective role of positive affect'를 참조하라.

삶의 만족도와 장수 사이의 관련성에 대해서는 《노인학 회지The Journals of Gerontology Series B: Psychological Sciences and Social Sciences》(2006, 61, 319 - 26)에 실린 T. M. Lyyra, T. M. Tormakangas, S. Read, T. Rantanen와 S. Berg 공저 'Satisfaction with present life predicts survival in octogenarians'를 참조하라.

포지트 사이언스Posit Science Corporation의 연구에 대해서는 다음을 참조하라.
- 《미국 국립 과학원 회보Proceedings of the National Academy of Sciences》(USA, 2006, 103(33), 12523 - 28)에 실린 H. W. Mahncke, B. B. Connor, J. Appelman, O. N. Ahsanuddin, J. L. Hardy, R. A. Wood, N. M. Joyce, T. Boniske, S. M. Atkins와 M. M. Merzinich 공저 'Memory enhancement in healthy older adults using a brain plasticity-based training program: a randomized, controlled study'.
- 《Progress in Brain Research》(2006, 157, 81 - 109)에 실린 H. W. Mahncke, A. Bronstone와 M. M. Merzinich 공저 'Brain plasticity and functional losses in the aged: scientific basis for a novel intervention'.

1959년 하버드 대학교 연구진의 연구에 대해서는 Ellen J. Langer 박사의 《Mindfulness》^(Da Capo Press, 1990)를 참조하라.

뇌를 사용하는 것이 알츠하이머병에 걸릴 위험을 감소시킨다는 정보에 대해서는 《미국 의사협회지 Journal of the American Medical Association》(2002, 287(6), 742-48)에 실린 R. S. Wilson, C. F. Mendes de Leon, L. L. Barnes, J. A. Schneider, J. L. Bienias, D. A. Evans와 D. A. Bennett 공저 'Participation in cognitively stimulating activities and risk of incident Alzheimer's disease'를 참조하라.

사전 주입 실험에 대해서는 다음을 참조하라.
- 《성격과 사회심리학 회지 Journal of Personality and Social Psychology》(1996, 71(2), 230-44)에 실린 J. A. Bargh, M. Chen와 L. Burrows 공저 'Automaticity of social behavior: direct effects of trait construct and stereotype activation on action'.
- 《심리와 노화 Psychology and Aging》(2004, 19(3), 495-505)에 실린 T. M. Hess, J. T. Hinson와 J. A. Statham 공저 'Explicit and implicit stereotype activation effects on memory: do age and awareness moderate the impact of priming?'.

제2장

베네데티 Benedetti 교수의 연구 내용을 인용한 부분은 《Annual Review of Pharmacology and Toxicology》(2008, 46, 33-60)에 실린 F. Benedetti 저 'Mechanisms of placebo and placebo-related effects across diseases and treatments'를 참조하라. 이 논문은 플라세보 효과에 관한 최근 연구에 대한 훌륭한 논평이다.

파킨슨병 환자가 플라세보를 복용했을 때 도파민 생성에 대해서는 다음을 참조하라.
- 《Science》(2001, 293(5532), 1164-66)에 실린 R. de la Fuente-Fernádez, T. J. Ruth, V. Sossi, M. Schulzer, D. B. Calne와 A. J. Stoessl 공저 'Expectation and dopamine release: mechanism of the placebo effect in Parkinson's disease'.
- 《Behavioural Brain Research》(2002, 136(2), 359-63)에 실린 R. de la Fuente-Fernádez, A. G. Phillips, M. Zamburlini, V. Sossi, D. B. Calne, T. J. Ruth와 A. J. Stoessl 공저 'Dopamine release in human ventral striatum and expectation of reward'.

플라세보 진통에 있어서 아편과 유사한 마취제의 생성에 관해 처음으로 밝혀진 증거는 《Lancet》(1978, 654-57)에 실린 J. D. Levine, N. C. Gordon와 H. L. Fields 공저 'The mechanism of placebo analgesia'를 참조하라.

진짜 약과 가짜 약의 치료를 추적 연구하여 플라세보 효과에 대한 설명과, 환자가 프로작 Prozac의 진짜 약이나 플라세보를 복용하는 동안 뇌 스캔에서 나타난 유사성에 대한 논의에 대해서는 《신경 과학 저널 Journal of Neuroscience》(2005, 25(45), 10390-402)에 실린 F. Benedetti, H. S. Mayberg, T. D. Wager, C. S. Stohler와 J.-K. Zubieta 공저 'Neurobiological mechanisms of the placebo effect'를 참조하라.

플라세보에 민감한 반응을 보이는 사람들의 MRI 뇌 스캔에 대해서는 다음을 참조하라.
- 《신경 과학 저널 Journal of Neuroscience》(2005, 25, 7754-62)에 실린 J.-K. Zubieta, J. A Bueller, L. R. Jackson, D. J. Scott, Y. Xu 등의 'Placebo effects mediated by endogenous opioid activity on m-opioid receptors'.
- 《미국 국립 과학원 저널 Proceedings of the National Academy of Sciences》(USA, 2007, 104(26), 11056-61)에 실린 T. D. Wager, D. J. Scott와 J.-K. Zubieta 공저 'Placebo effects on human m-opioid activity during pain'.

임상 시험 결과를 보려면 다음 웹사이트를 방문하라.
www.clinicaltrialstoday.com/centerwatch_clinical_tria/clinical_trial_results/

만성피로증후군에 대해 아시클로비르를 실험한 연구에 대해서는《New England Journal of Medicine》[1988, 319(26), 1692–98]에 실린 S. E. Strauss, J. K. Dale, M. Tobi, T. Lawley, O. Preble, R. M. Blaese, C. Callahan와 W. Henle 공저 'Acyclovir treatment of the chronic fatigue syndrome. Lack of efficacy in a placebo-controlled trial'를 참조하라.

히드로코르티손을 사용한 연구에 대해서는 다음 웹사이트를 방문하라.
www.hhs.gov/news/press/1996pres/961013.html

전립선비대증에 대한 플라세보 효과에 대해서는 다음 웹사이트를 방문하라.
www.accessmylibrary.com/coms2/summary_0286-9308314_ITM

천식에 대한 플라세보 효과에 대해서는 다음을 참조하라.
- 《심신의학 Psychosomatic Medicine》[1969, XXX, 819–25]에 실린 T. Luparello, H. A. Lyons, E. R. Bleecker와 E. R. McFadden 공저 'Influences of suggestion on airway reactivity in asthmatic subjects'.
- 《심신의학 Psychosomatic Medicine》[1969, XXXI, 134–43]에 실린 E. R. McFadden, T. Luparello, H. A. Lyons와 E. R. Bleecker 공저 'The mechanism of action of suggestion in the induction of acute asthma attacks.

경기력을 향상시키는 플라세보 효과에 관한 연구에 대해서는《신경 과학 저널 Journal of Neuroscience》[2007, 27(44), 11934–39]에 실린 F. Benedetti, A. Pollo와 L. Colloca 공저 'Opioid-mediated placebo responses boost pain endurance and physical performance: is it doping in sport competitions?'를 참조하라.

호텔 객실 청소부 연구에 대해서는 다음 웹사이트를 방문하라.
www.npr.org/templates/story/story.php?storyId=17792517

여학생들의 믿음이 수학 성적에 미치는 영향에 대한 연구는《Science》[2006, 314(5798), 435]에 실린 I. Dar-Nimrod와 S. J. Heine 공저 'Exposure to scientific theories affects women's math performance'를 참조하라.

플라세보 연구에 대한 수많은 정보들과 그중에서도 플라세보 효과 환자들에 관한 정보에 대해서는 다니엘 모어만 Daniel Moerman 저 『의미와 약 그리고 플라세보 효과 Meaning, Medicine and the 'Placebo Effect'』(Cambridge University Press, 2002)를 참조하라.

1954년 출혈성 궤양 연구는 앞에서 소개한 다니엘 모어만 Daniel Moerman 의 저서에 기록되어 있다. 숨겨진 팔 통증에 관한 연구에 대해서는 F. Benedetti 저 『Pain』[1996, 64(3), 535–43]에 실린 'The opposite effects of the opiate antagonist naloxone and the cholecystokinin antagonist proglumide on placebo analgesia'를 참조하라.

'과장된', 또는 '미적지근한' 메시지를 받은 환자들의 치과용 주사에 관한 연구에 대해서는 《Psychopharmacology》[1978, 57(3), 253–61]에 실린 S. L. Gryll와 M. Katahn 공저 'Situational factors contributing to the placebo effect'를 참조하라.

긍정적인 상담과 부정적인 상담의 효과에 관한 연구에 대해서는《영국 의학 저널 British Medical Journal》[1987, 294, 1200–02]에 실린 K. B. Thomas 저 'General practice consultations: is there any point in being positive?'를 참조하라.

낙관론자와 비관론자들이 플라세보 효과에 어떻게 반응하는지에 관한 연구에 대해서는 다음을 참조하라.

- 낙관론자들에 대한 연구는《Journal of Psychosomatic Research》(2005, 58(2), 212 – 17)에 실린 A. L. Geers, S. G. Helfer, K. Kosbab, P. E. Weiland와 S. J. Landry 공저 'Reconsidering the role of personality in placebo effects: dispositional optimism, situational expectations, and the placebo response'.
- 비관론자들에 대한 연구는《Journal of Psychosomatic Research》(2007, 62(5), 563 – 70)에 실린 A. L. Geers, K. Kosbab, S. G. Helfer, P. E. Weiland와 J. A. Wellman 공저 'Further evidence for individual differences in placebo responding: an interactionist perspective'.

시클로스포린을 사용한 조건화된 면역 억제 연구에 대해서는《FASEB Journal》(2002, 16, 1869 – 73)에 실린 M. U. Goebel 등 공저 'Behavioral conditioning of immunosuppression is possible in humans'를 참조하라.

면역과 성장호르몬 수치에 관한 베네데티Benedetti의 조건 붙이기 연구에 대해서는《신경 과학 저널Journal of Neuroscience》(2002, 23, 4315 – 23)에 실린 F. Benedetti, A. Pollo, L. Lopiano, M. Lanotte, S. Vighetti와 I. Rainero 공저 'Conscious expectation and unconscious conditioning in analgesic, motor, and hormonal placebo/nocebo responses'를 참조하라.

플라세보 효과가 80퍼센트 이상이라는 2008년 항우울제 분석에 대한 연구는《PLoS Medicine》(February 2008, 5(2), e45, 0260 – 68)에 실린 I. Kirsch, B. J. Deacon, T. B. Huedo-Medina, A. Scoboria, T. J. Moore와 B. T. Johnson 공저 'Initial severity and antidepressant benefits: a meta-analysis of data submitted to the food and drug administration'를 참조하라.

제3장에 서술된 많은 연구는 2장에서도 인용한 다니엘 모어만Daniel Moerman의 탁월한 저서에서 인용된 것이다. 플라세보 효과와 그 영향에 대해 깊이 이해하고자 하는 사람들에게 이 책을 적극 추천한다.

C. G. 헬먼C. G. Helman의 인용에 대해서는 D. Peters 저『대체 의학에서의 플라세보 효과 이해: 이론, 실제 및 연구Understanding the Placebo Effect in Complementary Medicine: Theory, Practice and Research』(Churchill Livingstone, 2001), 「플라세보와 노세보: 믿음의 문화적 구조」장을 참조하라.

파란색과 분홍색 진정제와 흥분제에 관한 연구는《Lancet》(1972, 1(7763), 1279 – 82)에 실린 B. Blackwell, S. S. Bloomfield와 C. R. Buncher 공저 'Demonstration to medical students of placebo responses and non-drug factors'를 참조하라.

미국과 유럽에서 수행된 플라세보 주사와 플라세보 알약에 관한 연구에 대해서는《Journal of Neurology》(2000, 247(3), 183 – 88)에 실린 A. J. de Craen, J. G. Tijssen, J. de Gans와 J. Kleijnen 공저 'Placebo effect in the acute treatment of migraine: subcutaneous placebos are better than oral placebos'를 참조하라.

프랑스에서 수행된 타가메트Tagamet 연구에 대해서는《Gastroenterologie Clinique et Biologique》(1977, 1(11), 855 – 60)에 실린 R. Lambert 등 공저 'Treatment of duodenal and gastric ulcer with cimetidine. A multicenter double-blind trial'를 참조하라. 브라질에서 수행된 연구에 대해서는《Arquivos De Gastroenterologia》(1981, 18(2), 51 – 3)에 실린 J. A. Salgado, C. A. de Oliveira, G. F. Lima Jr와 L. de Paula Castro 공저 'Endoscopic findings after antacid, cimetidine and placebo for peptic ulcer –importance of staging the lesions'를 참조하라. 이 두 가지 연구 결과는 위에서 인용한 다니엘 모어만의 저서에 있다.

잔탁^{Zantac}의 등장으로 인한 타가메트^{Tagamet}의 효능 감소에 관해서는 다니엘 모어만^{Damiel Moerman}의 저서에 설명되어 있다. 또한 이 내용은 허버트 벤슨^{Herbert Benson}의 『영원한 치유^{Timeless Healing}』(Scribner, 1995)에서도 언급되어 있다.

영국의 킬 대학교^{University of Keele} 아스피린 연구에 대해서는 《영국 의학 저널^{British Medical Journal}》(1981, 282, 1576-78)에 실린 A. Branthwaite와 P. Cooper 공저 'Analgesic effects of branding in treatment of headaches'를 참조하라.

비아그라라는 이름이 약품의 효능을 향상시켰다는 주장에 대해서는 《Advances in Psychiatric Treatment》(2006, 12, 287-96)에 실린 A. K. Vallance 저 'Something out of nothing: the placebo effect'를 참조하라.

위궤양 치료 시험에서 플라세보 약 네 알이 두 알보다 더 효과적이라는 연구에 대해서는 《British Journal of Clinical Pharmacology》(1999, 48(6), 853-60)에 실린 A. J. de Craen, D. E. Moerman, S. H. Heisterkamp, G. N. Tytgat, J. G. Tijssen와 J. Kleijnen 공저 'Placebo effect in the treatment of duodenal ulcer'를 참조하라.

클로피브레이트 시험에 대해서는 《New England Journal of Medicine》(1980, 303(18), 1038-41)에 실린 Coronary Drug Project Research Group 저 'Influence of adherence to treatment and response of cholesterol on mortality in the coronary drug project', New England Journal of Medicine를 참조하라.

프로프라놀롤 시험에 대해서는 《미국 의사협회지^{Journal of the American Medical Association}》(1993, 270(6), 742-44)에 실린 E. J. Gallagher, C. M. Viscoli와 R. I. Horwitz 공저 'The relationship of treatment adherence to the risk of death after myocardial infarction in women'를 참조하라.

항생제 시험에 대해서는 《소아 과학 저널^{Journal of Pediatrics}》(1983, 102(1), 125-33)에 실린 P. A. Pizzo, K. J. Robichaud, B. K. Edwards, C. Schumaker, B. S. Kramer와 A. Johnson 공저 'Oral antibiotic prophylaxis in patients with cancer: a double-blind randomized placebo-controlled trial'를 참조하라.

실제 유방과 가짜 유방 결찰 연구에 대해서는 다음을 참조하라.
- 《American Journal of Cardiology》(1960, 5, 483-86)에 실린 E. G. Dimond, C. F. Kittle와 J. E. Crockett 공저 'Comparison of internal mammary artery ligation and sham operation for angina pectoris'.
- 《New England Journal of Medicine》(1959, 260(22), 1115-18)에 실린 L. A. Cobb, G. I. Thomas, D. H. Dillard, K. A. Merendino와 R. A. Bruce 공저 'An evaluation of internal-mammary-artery ligation by a double-blind technique'.

나프록센의 사용에 대해 환자가 알고 있는 경우와 모르고 있는 경우에 관한 연구는 《Clinical Trials Meta-Analysis》(1994, 29(1), 41-7)에 실린 J. F. Bergmann, O. Chassany, J. Gandiol, P. Deblois, J. A. Kanis, J. M. Segrestaa, C. Caulin와 R. Dahan 공저 'A randomised clinical trial of the effect of informed consent on the analgesic activity of placebo and naproxen in cancer pain'를 참조하라.

베네데티^{Benedetti}가 인용한 '플라세보 효과의 존재는 우리가 인간 능력 한계의 개념을 더 확장해야 한다는 사실을 말해 준다'는 연구에 대해서는 《신경 과학 저널^{Journal of Neuroscience}》(2005, 25(45), 10390-402)에 실린 F. Benedetti, H. S. Mayberg, T. D. Wager, C. S. Stohler와 J.-K. Zubieta 공저 'Neurobiological mechanisms of the placebo effect'를 참조하라.

제4장

심포니오케스트라 음악인들의 뇌 변화에 관한 연구는 《뉴로이미지Neurolmage》(2002, 17(3), 1613 - 22)에 실린 V. Sluming, T. Barrick, M. Howard, E. Cezayirli, A. Mayes와 N. Roberts 공저 'Voxel-based morphometry reveals increased gray matter density in Broca's area in male symphony orchestra musicians'를 참조하라.

점자를 배우는 시각 장애인의 뇌 지도 변화에 관한 연구는 노먼 도이지Norman Doidge 저 《The Brain That Changes Itself》(Penguin, 2007)를 참조하라.

학생들이 시험공부를 할 때 뇌 지도 변화에 관한 연구는 《신경 과학 저널Journal of Neuroscience》(2006, 26(23), 6314 - 17)에 실린 B. Draganski, C. Gaser, G. Kempermann, H. G. Kuhn, J. Winkler, C. Buchel와 A. May 공저 'Temporal and spatial dynamics of brain structure changes during extensive learning'를 참조하라.

런던 택시 기사들을 대상으로 한 연구에 대해서는 《Hippocampus》(2006, 16, 1091 - 101)에 실린 E. A. Maguire, K. Woollett와 H. J. Spiers 공저 'London taxi drivers and bus drivers: a structural MRI and neuropsychological analysis'를 참조하라.

수학자들의 뇌 변화를 보여 주는 연구에 대해서는 《미국 신경 방사선학 회지American Journal of Neuroradiology》(2007, 28(10), 1859 - 64)에 실린 K. Aydin, A. Ucar, K. K. Oguz, O. O. Okur, A. Agayev, Z. Unal, S. Yilmaz와 C. Ozturk 공저 'Increased gray matter density in the parietal cortex of mathematicians: a voxel-based morphometry study'를 참조하라.

뇌에 대한 명상의 효과에 관한 연구는 《Neuroreport》(2005, 16(17), 1893 - 97)에 실린 S. W. Lazar, C. E. Kerr, R. H. Wasserman, J. R. Gray, D. N. Greve, M. T. Treadway, M. McGarvery, B. T. Quinn, J. A. Dusek, H. Benson, S. L. Rauch, C. I. Moore와 B. Fischl 공저 'Meditation experience is associated with increased cortical thickness'를 참조하라.

에릭 캔들Eric Kandel이 인용한 정신 요법에 의한 뇌 변화에 대한 논의는 앞에서 노먼 도이지의 저서에 언급되어 있다.

풍요로운 환경 덕분에 해마의 부피가 15퍼센트 증가를 보이는 것에 관한 연구는 《Annals of Neurology》(2002, 52, 135 - 143)에 실린 G. Kemperman, D. Gast와 F. H. Gage 공저 'Neuroplasticity in old age: sustained fivefold induction of hippocampal neurogenesis by long-term environmental enrichment'를 참조하라. 또한 《Experimental Neurology》(2003, 183(2), 600 - 09)에 실린 L. Lu, G. Bao, H. Chen, P. Xia, X. Fan, J. Zhang, G. Pei와 L. Ma 공저 'Modification of hippocampal neurogenesis and neuroplasticity by social environments'를 참조하라.

해마에서 신경 생성의 발견에 관한 연구는 《Nature Medicine》(1998, 4(11), 1313 - 17)에 실린 P. S. Eriksson, E. Perfilieva, T. Bjork-Eriksson, A.-M. Alborn, C. Nordborg, D. A. Peterson와 F. H. Gage 공저 'Neurogenesis in the adult human hippocampus'를 참조하라.

성인의 신경 생성이 마지막 순간까지 계속된다는 연구는 바로 앞에서 언급한 논문에서 찾아볼 수 있다. 과학자들은 말기 환자들로부터 생물학적 지표, 즉 브로모데옥시우리딘BrdU을 주사할 수 있는 허락을 받았다. 환자가 사망했을 때 신경 생성이 발견되었다. 신경 생성에 대해 잘 정리한 연구에 대해서는 《Journal of Neuroscience Research》(2002, 69, 745 - 49)에 실린 P. Taupin와 F. H. Gage 공저 'Adult neurogenesis and neural stem cells of the central nervous system in mammals'를 참조하라.

제5장

생각과 감정이 어떻게 뇌를 변화시키는가에 관해 잘 설명한 연구에 대해서는 조 디스펜자^{Joe Dispenza} 저
『꿈을 이룬 사람들의 뇌^{Evolve Your Brain}』(Health Communications Inc., 2007)를 참조하라.

적대감이 상처 치유를 더디게 한다는 연구에 대해서는《일반 정신의학 회보^{Archives of General Psychiatry}》(2005,
62(12), 1377 – 84)에 실린 J. K. Kiecolt-Glaser, T. J. Loving, J. R. Stowell, W. B. Malarkey, S. Lemeshow,
S. L. Dickinson와 R. Glaser 공저 'Hostile marital interactions, proinflammatory cytokine
production, and wound healing'를 참조하라.

상처 부위에서 성장호르몬 수치 및 유전자의 '하향 조절'과 '상향 조절'에 대한 스트레스의 영향에
관한 연구는《Gene Expression, 2005》(12(4 – 6), 273 – 87)에 실린 S. Roy, S. Khanna, P.-E. Yeh, C.
Rink, W. B. Malarkey, J. Kiecolt-Glaser, B. Laskowski, R. Glaser와 C. K. Sen 공저 'Wound site
neutrophil transcriptome in response to psychological stress in young men'를 참조하라.

사회적 지지가 상처 치유 속도를 빨라지게 한다는 연구에 대해서는《정신 신경 내분비학^{Psychoneuroendoc}
^{rinology}》(2004, 29(8), 1004 – 11)에 실린 C. E. Detillion, T. K. S. Craft, E. R. Glaser, B. J. Prendergast와 A. C.
DeVries 공저 'Social facilitation of wound healing', Psychoneuroendocrinology를 참조하라.

유전자를 이기는 마음의 힘은 후성 유전학으로 불린다. 후성 유전학에 대해 좀 더 배우려면 Bruce
Lipton 저 『The Biology of Belief』(Hay House, 2008). 또는 Dawson Church 저 『당신의 유전자에
존재하는 지니^{The Genie in Your Genes}』(Elite Books, 2007)를 참조하라.

신경 생성에 관한 정보 및 줄기세포에서 마음이 DNA와 상호 작용한다는 주장에 관한 정보에
대해서는 Ernest L. Rossi 저 『The Psychobiology of Gene Expression』(Norton, 2002)를 참조하라.

제6장

손가락에 통증을 일으키는 실험에 관한 연구에 대해서는《Psychological Science》(1996, 7(3),
174 – 76)에 실린 G. Montgomery와 I. Kirsch 공저 'Mechanisms of placebo pain reduction: an
empirical investigation', Psychological Science를 참조하라.

캡사이신과 관련된 연구에 대해서는《신경 과학 저널^{The Journal of Neuroscience}》(1999, 19(9), 3639 – 48)에 실린
F. Benedetti, C. Arduino와 M. Amanzio 공저 'Somatotopic activation of opioid systems by
targetdirected expectations of analgesia', The Journal of Neuroscience를 참조하라.

나는 이메일로 파브리치오 베네데티^{Fabrizio Benedetti}에게 이런 질문을 했다. 두 가지 다른 질병을 가진
사람이 특정 질병에 대해서는 플라세보^(진짜 약이라고 믿음)를 처방받았지만 다른 질병에 대해서는
플라세보를 처방받지 않은 경우에, 두 가지 질병 중 한 가지가 호전되는가? 예를 들어 두통이 있는
파킨슨병 환자가 플라세보를 파킨슨병 치료약으로 알고 복용하면 환자의 떨림은 감소하지만 두통은
감소되지 않는가? 아니면 그 반대인가? 베네데티^{Benedetti} 교수는 일반적인 경우 아마 그럴 것이라고
동의했다.

손가락이나 발가락, 혀의 움직임을 상상할 때 그 부위를 관장하는 뇌의 영역이 활성화되는 것으로
나타난 카롤린스카 연구소^{Karolinska Institute}의 연구에 대해서는《신경생리학 회지^{Journal of Neurophysiology}》(2003,
90(5), 3304 – 16)에 실린 H. H. Ehrsson, S. Geyer와 E. Naito 공저 'Imagery of voluntary
movement of fingers, toes, and tongue activates corresponding body-part-specific motor
representations'를 참조하라.

피아노 학습에 관한 연구에 대해서는《신경생리학 회지Journal of Neurophysiology》(1995, 74(3), 1037 - 45)에 실린 A. Pascual-Leone, D. Nguyet, L. G. Cohen, J. P. Brasil-Neto, A. Cammarota와 M. Hallet 공저 'Modulation of muscle responses evoked by transcranial magnetic stimulation during the acquisition of new fine motor skills'를 참조하라.

상상의 운동을 통해 자원자들의 손가락이 35퍼센트 강해졌다는 연구에 대해서는 《Neuropsychologia》(2004, 42(7), 944 - 56)에 실린 V. K. Ranganathan, V. Siemionow, J. Z. Liu, V. Sahgal와 G. H. Yue 공저 'From mental power to muscle power - gaining strength by using the mind'를 참조하라. 또한《신경생리학 회지Journal of Neurophysiology》(1992, 67(5), 1114 - 23)에 실린 G. Yue와 K. J. Cole 공저 'Strength increases from the motor program: comparison of training with maximal voluntary and imagined muscle contractions'를 참조하라.

상상한 무게에 따라 근육 활성화에 차이를 보인다는 연구에 대해서는《International Journal of Psychophysiology》(2007, 66(1), 18 - 27)에 실린 A. Guillot, F. Lebon, D. Rouffet, S. Champely, J. Doyon와 C. Collet 공저 'Muscular responses during motor imagery as a function of muscle contraction types'를 참조하라.

사지가 마비된 사람이 마음으로 이메일까지 열 수도 있었다는 연구에 대해서는《네이처Nature》(2006, 442, 164 - 71)에 실린 L. R. Hochberg, M. D. Serruya, G. M Friehs, J. A. Mukand, M. Saleh, A. H. Caplan, A. Branner, D. Chen, R. D. Penn와 J. P. Donoghue 공저 'Neuronal ensemble control of prosthetic devices by a human with tetraplegia'를 참조하라.

가상현실 시뮬레이터에서 정신적 걷기에 관한 연구에 대해서는《Brain Research》(2006, 1071(1), 145 - 52)에 실린 G. Pfurtscheller, R. Leeb, C. Keinrath, D. Friedman, C. Neuper, C. Guger와 M. Slater 공저 'Walking from thought', Brain Research를 참조하라.

자원자들이 손이나 입, 발을 움직이는 것을 보고 있을 때의 거울 뉴런 연구에 대해서는《유럽 신경 과학 회지European Journal of Neuroscience》(2001, 13(2), 400 - 04)에 실린 G. Buccino, F. Binkovski, G. R. Fink, L. Fadiga, L. Fogassi, V. Gallese, R. J. Seitz, K. Zilles, G. Rizzolatti와 H.-J. Freund 공저 'Action observation activates premotor and parietal areas in a somatotopic manner: an fMRI study'를 참조하라.

「베컴처럼 차라」라는 논문에 대해서는《Quarterly Journal of Experimental Psychology》(2006, 59(12), 2033 - 39)에 실린 P. Bach와 S. P Tipper 공저 'Bend it like Beckham: embodying the motor skills of famous athletes'를 참조하라.

관찰 훈련을 통하여 자원자들의 손가락 힘이 증가했다는 연구에 대해서는 《Neuropsychologia》(2007, 45(13), 3114 - 21)에 실린 C. A. Porro, P. Facchin, S. Fusi, G. Dri와 L. Fadiga 공저 'Enhancement of force after action observation: behavioural and neurophysiological studies'를 참조하라.

뇌졸중 환자가 일상적인 활동을 하는 사람들을 지켜보는 것만으로도 뇌졸중이 호전되었다는 연구에 대해서는《뉴로이미지NeuroImage》(2007, 36, Supplement 2, T164 - 73)에 실린 D. Ertelt, S. Small, A. Solodkin, C. Dettmers, A. McNamara, F. Binkofski와 G. Buccino 공저 'Action observation has a positive impact on rehabilitation of motor deficits after stroke'를 참조하라.

다른 사람이 기타를 연주하는 것을 보는 동안 거울 뉴런이 활성화되었다는 연구에 대해서는 《Neuron》(2004, 42, 323 - 34)에 실린 G. Buccino, S. Vogt, A. Ritzl, G. R. Fink, K. Zilles, H.-J. Freund와 G. Rizzolatti 공저 'Neural circuits underlying imitation learning of hand actions: an event-related fMRI study'를 참조하라.

어떤 동작을 묘사하는 문장을 듣는 것만으로도 뇌가 활성화되었다는 연구에 대해서는《Cognitive Brain Research》(2005, 24(3), 355 - 63)에 실린 G. Buccino, L. Riggio, G. Melli, F. Binkofski, V. Gallese와 G. Rizzolati 공저 'Listening to action-related sentences modulates the activity of the motor system: a combined TMS and behavioral study'를 참조하라. 또한《Journal of Cognitive Neuroscience》(2005, 17(2), 273 - 81)에 실린 M. Tettamanti, G. Buccino, M. C. Saccuman, V. Gallese, M. Danna, P. Scifo, F. Fazio, G. Rizzolatti, S. F. Cappa와 D. Perani 공저 'Listening to action-related sentences activates frontoparietal motor circuits'를 참조하라.

다른 사람이 이야기하는 것을 듣는 것만으로도 혀 근육이 활성화된다는 연구에 대해서는《유럽 신경과학 저널European Journal of Neuroscience》(2002, 15(2), 399 - 402)에 실린 L. Fadiga, L. Craighero, G. Buccino와 G. Rizzolati 공저 'Speech listening specifically modulates the excitability of tongue muscles: a TMS study'를 참조하라.

거울 뉴런 연구에 대한 훌륭한 논평으로는《Cognitive and Behavioural Neurology》(2006, 19(1), 55 - 63)에 실린 G. Buccino, A. Solodkin와 S. L. Small 공저 'Functions of the mirror neuron system: implications for neurorehabilitation'를 참조하라.

다른 사람의 신체 일부를 보는 것만으로도 자기 신체의 그 부분에 대한 민감성이 높아지게 된다는 연구에 대해서는《Experimental Brain Research》(2007, 178(4), 509 - 17)에 실린 P. Bach, N. A. Peatfield와 S. P. Tipper 공저 'Focusing on body sites: the role of spatial attention in action perception'를 참조하라.

만성 폐쇄성 폐 질환(COPD) 치료에 이미지 유도를 이용한 연구에 대해서는《Occupational Therapy International》(2004, 11(3), 145 - 59)에 실린 S. W.-S. Louie 저 'The effects of guided imagery relaxation in people with COPD'를 참조하라.

중년 여성의 골관절염 치료에 이미지 유도를 이용한 연구에 대해서는《Research in Nursing & Health》(2006, 29(5), 442 - 51)에 실린 C. L. Baird와 L. P. Sands 공저 'Effect of guided imagery with relaxation on health-related quality of life in older women with osteoarthritis'를 참조하라.

간질성 방광염 치료에 이미지 유도를 이용한 연구에 대해서는《대체의학지Journal of Alternative and Complementary Medicinee》(2008, 14(1), 53 - 60)에 실린 D. J. Carrico, K. M. Peters와 A. C. Diokno 공저 'Guided imagery for women with interstitial cystitis: results of a prospective, randomized controlled pilot study'를 참조하라.

유방암 재발 위험을 줄이는 데 대한 이미지 유도 치료법의 효과에 대해서는《통합 종양학 학회지Journal of the Society of Integrative Oncology》(2008, 6(2), 67 - 75)에 실린 L. Freeman, L. Cohen, M. Stewart, R. White, J. Link, J. L. Palmer와 D. Welton 공저 'Imagery intervention for recovering breast cancer patients: clinical trial of safety and efficacy'를 참조하라.

담낭 제거 수술(담낭 절제술)을 받은 환자를 치료하는데 이미지 유도를 이용한 연구에 대해서는 《Research in Nursing & Health》(2007, 11(4), 235 - 44)에 실린 C. Holden-Lund 저 'Effects of relaxation with guided imagery on surgical stress and wound healing'를 참조하라.

섬유 조직염 통증 치료에 이미지 유도를 이용한 연구에 대해서는《Journal of Psychiatric Research》(2002, 36(3), 179 - 87)에 실린 E. A. Fors, H. Sexton와 K. G. Gotestam 공저 'The effect of guided imagery and amitriptyline on daily fibromyalgia pain: a prospective, randomized, controlled trial'를 참조하라.

이미지힐링 능력의 효과에 대해서는 다음 연구를 참조하라.

- 《건강과 의학의 대안 치료법Alternative Therapies in Health and Medicine》(2006, 12(2), 60-66)에 실린 E. Watanabe, S. Fukuda, H. Hara, Y. Maeda, H. Ohira와 T. Shirakawa 공저 'Differences in relaxation by means of guided imagery in a healthy community sample'.
- 《BMC 보완 대체 의학BMC Complementary and Alternative Medicine》(2005, 5. 21)에 실린 E. Watanabe, S. Fukuda와 T. Shirakawa 공저 'Effects among healthy subjects of the duration of regularly practicing a guided imagery program'.
- 《Research in Nursing and Health》(1998, 21(3), 189-98)에 실린 K. Kwekkeboom, K. Huseby-Moore와 S. Ward 공저 'Imaging ability and effective use of guided imagery'.

뇌졸중 재활에 이미지힐링을 이용한 연구에 대해서는 다음을 참조하라.
- 《Stroke》(2007, 38(4), 1293-97)에 실린 S. J. Page, P. Levine와 A. Leonard 공저

척수손상 후 재활에 이미지힐링을 이용한 연구에 대해서는《Experimental Brain Research》(2007, 177(2), 233-42)에 실린 S. C. Cramer, E. L. Orr, M. J. Cohen와 M. G. Lacourse 공저 'Effects of imagery training after chronic, complete spinal cord injury'를 참조하라.

파킨슨병 환자들에게 이미지힐링을 이용한 연구에 대해서는《Neurorehabilitation and Neural Repair》(2007, 21(1), 68-75)에 실린 R. Tamir, R. Dickstein와 M. Huberman 공저 'Integration of motor imagery and physical practice in group treatment applied to subjects with Parkinson's disease'를 참조하라.

이미지힐링 연구의 요약에 대해서는《Physical Therapy》(2007, 87(7), 942-53)에 실린 R. Dickstein와 J. E. Deutsch 공저 'Motor imagery in physical therapist practice'를 참조하라.

천식 환자 치료에 이미지힐링 요법을 이용한 연구에 대해서는《대체 의학지Journal of Alternative and Complementary Medicinee》(2005, 11(1), 57-68)에 실린 L. W. Freeman와 D. Welton 공저 'Effects of imagery, critical thinking, and asthma education on symptoms and mood state in adult asthma patients: a pilot study'를 참조하라.

제7장

스트레스와 면역 체계 사이의 연관에 관한 2004년 메타 분석에 대해서는《Psychological Bulletin》(2004, 130(4), 601-30)에 실린 S. Segerstrom와 G. E. Miller 공저 'Psychological stress and the human immune system: a meta-analytic study of 30 years of inquiry'를 참조하라.

스트레스에 따른 상처에 분비되는 체액의 화학적 구성에 대한 연구는《심신의학Psychosomatic Medicine》(2003, 65, 865-69)에 실린 E. Broadbent, K. J. Petrie, P. G. Alley와 R. J. Booth 공저 'Psychological References stress impairs early wound repair following surgery'를 참조하라.

스트레스가 HIV와 바이러스 복제에 미치는 영향에 대한 연구는《Proceedings of the National Academy of Sciences》(USA, 2001, 98(22), 12695-700)에 실린 S. W. Cole, B. D. Naliboff, M. E. Kemeny, M. P. Griswold, J. L. Fahey와 J. A. Zack 공저 'Impaired response to HAART in HIV-infected individuals with high autonomic nervous system activity'를 참조하라.

수줍음과 바이러스 복제율의 연관성에 대한 18개월 동안의 연구에 대해서는《생물학적 정신의학Biological Psychiatry》(2003, 54(12), 1444-56)에 실린 S. W. Cole, M. E. Kemeny, J. L. Fahey, J. A. Zack와 B. D. Naliboff 공저 'Psychological risk factors for HIV pathogenesis: mediation by the autonomic nervous system'를 참조하라.

학생들에게 연속 4일 동안 잊지 못할 충격적인 경험을 기록하게 한 연구에 대해서는《Journal of Abnormal Psychology》(1986, 95(3), 274–81)에 실린 J. W. Pennebaker와 S. K. Beall 공저 'Confronting a traumatic event: toward an understanding of inhibition and disease'를 참조하라.

잊지 못할 충격적인 경험과 B형 간염 예방접종의 효과에 대한 연구는《Journal of Consulting and Clinical Psychology》(1995, 63(5), 787–92)에 실린 K. J. Petrie, R. J. Booth, J. W. Pennebaker, K. P. Davison와 M. G. Thomas 공저 'Disclosure of trauma and immune response to hepatitis B vaccination program'를 참조하라.

HIV 환자들의 바이러스 양와 CD4 세포 수치를 기록한 효과에 대한 연구는《심신의학Psychosomatic Medicine》(2004, 66, 272–5)에 실린 K. J. Petrie, I. Fontanilla, M. G. Thomas, R. J. Booth와 J. W. Pennebaker 공저 'Effect of written emotional expression on immune function in patients with Human Immunodeficiency Virus infection: a randomized trial'를 참조하라.

정서적 지지가 유방암 환자의 건강에 미치는 영향에 대한 연구는《뇌, 행동, 면역Brain, Behavior, and Immunity》(2007, 21(7), 953–61)에 실린 B. L. Andersen, W. B. Farrar, D. Golden-Kreutz, C. F. Emery, R. Glaser, T. Crespin와 W. E. Carson 3rd 공저 'Distress reduction from a psychological intervention contributes to improved health for cancer patients'를 참조하라.

유방암 환자와 전립선암 환자의 건강에 마음챙김에 기반한 스트레스 완화mindfulness-based stress reduction, MBSR의 효과에 대해서는 다음 연구를 참조하라.
- 《뇌, 행동, 면역Brain, Behavior, and Immunity》(2007, 21(8), 1038–49)에 실린 L. E. Carlson, M. Speca, P. Faris와 K. D. Patel 공저 'One-year pre–ost intervention follow-up of psychological, immune, endocrine and blood pressure outcomes of mindfulness-based stress reduction (MBSR) in breast and prostate cancer patients'.
- 《정신 신경 내분비학Psychoneuroendocrinology》(2004, 29(4), 448–74)에 실린 L. E. Carlson, M. Speca, K. D. Patel와 E. Goodey 공저 'Mindfulnessbased stress reduction in relation to quality of life, mood, symptoms of stress and levels of cortisol, dehydroepiandrosterone sulfate (DHEAS) and melatonin in breast and prostate cancer outpatients'.
- 《심신의학Psychosomatic Medicine》(2000, 62(5), 613–22)에 실린 M. Speca, L. E. Carlson, E. Goodey와 M. Angen 공저 'A randomized, wait-list controlled clinical trial: the effect of a mindfulness meditation-based stress reduction program on mood and symptoms of stress in cancer outpatients'.

2형 당뇨병 환자의 포도당 수치를 조절하는데 MBSR을 이용한 연구에 대해서는《건강과 의학의 대안 치료법Alternative Therapies in Health and Medicine》(2007, 13(5), 36–8)에 실린 S. Rosenzweig, D. K. Reibel, J. M. Greeson, J. S. Edman, S. A. Jasser, K. D. McMearty와 B. J. Goldstein 공저 'Mindfulness-based stress reduction is associated with improved glycemic control in type 2 diabetes mellitus: a pilot study'를 참조하라.

건강한 성인들이 명상을 통해 기분이 좋아지고 스트레스와 걱정이 감소되었다는 연구에 대해서는《건강과 의학의 대안 치료법Alternative Therapies in Health and Medicine》(2007, 13(1), 38–44)에 실린 J. D. Lane, J. E. Seskevich와 C. F. Pieper 공저 'Brief meditation training can improve perceived stress and negative mood'를 참조하라.

유전자 단계에까지 영향을 미치는 명상의 효과에 대한 연구는《PloS ONE》(2008, 3(7), e2576, 1–8)에 실린 J. A. Dusek, H. H. Otu, A. L. Wohlhueter, M. Bhasin, L. F. Zerbini, M. G. Joseph, H. Benson와 T. A. Liberman 공저 'Genomic counter-stress changes induced by the relaxation response'를 참조하라.